S・レイガン
E・ウィッテンバーグ-ライルス
J・ゴールドスミス
S・サンチェス-ライリー
改田明子 訳

希望のナラティヴを求めて

緩和ケアのコミュニケーション

Communication as Comfort

新曜社

COMMUNICATION AS COMFORT

Multiple Voices in Palliative Care

by Sandra L. Ragan, Elaine M. Wittenberg-Lyles,

Joy Goldsmith and Sandra Sanchez-Reilly

Japanese translation published by arrangement with Tylor & Francis Group LLC through The English Agency (Japan) Ltd.

まえがき

膨大な数の人々が、望んでいると言われている死に方とは矛盾した仕方で亡くなっている。最近の米国医学会誌（2004）の論文が証明するように、亡くなりゆくアメリカ人は、医療者と侵襲的な医療機器に囲まれてではなく、家庭で愛する人々に囲まれて、痛みはなく、安らかに亡くなり、身辺整理もして彼らの最後の望みを伝え、自らの人生ストーリーを語り尽くすための贅沢な時間をもって死にたいと望んでいる。それなのに実際には不適切な疼痛管理を受け、医師からの情緒的なサポートはほとんどなく、コミュニケーションは乏しい。

本書の使命は、進行した重篤な病い、そして終末期の病いにおけるコミュニケーションの複雑性を描き出すこと、そして最も無防備な、人生の重大時期にあるほとんどの人が医療システムで扱われている現状への解毒剤として、緩和ケア、すなわち患者の病気を治すのではなく、患者の苦しみを和らげるために設計された医療ケアを提案することである。私たちは、重篤な病いを抱える患者や終末期の患者と医師や介護者、家族の間のコミュニケーションを覆い、特徴づけている、現在支配的な生物医学モデルに挑戦し、それとは異なる緩和ケアのコミュニケーション——患者の苦しみ、そして患者が経験するであろう多様な（身体的、心理的、社会的、スピリチュアルな）痛みを理解し、軽減しようとする患者中心アプローチ——

を主張する。

多くの緩和ケアのテキストが、医師が緩和ケアを提供するときにコミュニケーションは重要な役割を果たすことに言及しているものの、コミュニケーションの観点から緩和ケアの問題を考察した書物は、私たちの知るところではこれまでない。私たちは、コミュニケーションの研究者として、これらの問題を描き出し、その複雑な事情を説明することができる独自の理論と洞察を持っている。本書は、緩和ケアに関する医学文献と医療に対する生物心理社会的アプローチを主張する医療コミュニケーション研究者、すなわちオースティン・バブロウ、マリファラン・マットソン、バーバラ・シャーフ、マーシャ・ヴァンダーフォード、デイル・ブラッシャー等々による文献を統合するものである。

本書は、3人の医療コミュニケーション研究者と1人の老人医療と緩和医療の認定医による共著である。執筆陣に医師が加わることによって、現代医療の考え方と実践への貴重な洞察と経験が提供された。それは、ほとんどの医療コミュニケーションに関する書物に欠けているものである。緩和ケアにおけるこの医師の経験は、本書を情報豊かなものにし、信頼に足るものとし、単なる学問ではない実践的/臨床的な領域へと踏み込ませてくれた。そしてまた、私たちの観察と分析は、数種類の異なるかたちのエスノグラフィー・データによって補強されている。私たちの最大のデータ収集先は、テキサス州サンアントニオにある南テキサス退役軍人医療システムの老人緩和ケアチームの臨床場面である。そこでは、第四著者であるサンドラ・サンチェス-ライリー医師が緩和ケア臨床プログラムの指導者として働いている。ここでのデータには、患者についてのコンサルテーション、緩和ケアチームのミーティング、チーム・メンバーへのインタビュー、そしてサンドラ・サンチェス-ライリー医師が運営する緩和ケア・フェローシップの研究員医師へのインタビューが含まれている。それに加えて、原発不明の腺がんを経験している患者とその家族によるインターネット上のメーリングリストから質的なデータが得られた。この医療機関外での患者と介護者の集いの場でのストーリーは、広範囲にわたる緩和ケアのコミュニケーションのニーズを明らかにしている。本書の第三のデータ収集先は、病んで亡くなりつつある患者やその家族の手紙、ストーリーやインタビューへの応答である。彼らは、その病気について、私たちに進んで語ってくださった。最後に、進行した終末期の病いの特徴を描いたメディアや小説の情報源も、以下の各章に織り交ぜられている。

緩和ケアのコミュニケーションは内在的に複雑であるがゆえに、私たちは緩和医療の背景を構成する多様な声を描き出したいと考えた。そこで、これらの多様な声と視点に沿って本書を構成することにした。1章と2章では、緩和ケアの基本原理、ホスピスと緩和ケア運動の歴史について述べ、緩和ケアの実践を説明するコミュニケーション理論について簡単に概観する。その後の部分は、緩和ケアを構成する４つの視点に分けた。患者の視点（3章）、医師の視点（4章）、家族・介護者の視点（5章）、多職種緩和ケアチームの視点（6章）である。7章では、４人の著者それぞれの緩和ケアの経験に読者を招き入れて、本書を閉じる。

本書によって、緩和ケアのコミュニケーションとその重要性を、多様な読者に伝えることができると私たちは信じている。なぜなら、緩和ケアにおけるコミュニケーションの役割に焦点を当てたテキストは他になく、本書は、医療コミュニケーションの学生、指導者、そして研究者にはとくに有用だろう。しかしながら、また、医療専門職――医師、看護師、多職種緩和ケアチームのメンバー（ソーシャルワーカー、心理士、チャプレンなど）、それにホスピスの専門職とボランティアにとっても、その実践と研究に役立つだろう。そしてまた、重篤な、もしくは終末期の（またはその両方の）病いに直面している（または直面するかもしれない）人々とその家族、またそれ以外の介護者にとっても、本書は貴重なガイドとなるだろう。つまり、本書は死すべき運命にある私たち皆にとって意味があるのだ。

序文

合衆国に限らずほとんどどの国でも、医師の教育と訓練は、ある根本的な前提に支配されている。生物医学的な科学者として訓練されるほど、よい医師になる、という前提である（Bloom, 1998）。そして、医師が働く医療システムもまた、同様の前提に支配されてきた。病気に焦点を当てるほどよい治療、とされるのである。これらの前提をうまく表現しているのが、1975年に医療化に関連して述べられた以下のことばである。「患者が、傷んだ身体は修理のため病院に残して、社会的な自我や情緒的な自我は家につれて帰れればいいのだが」（Ryndes and von Gunten, 2006）。言い換えれば、行動科学は現代医療の企てにとって重要ではない。

これらの前提を追求することによって、2つの重要な結果がもたらされた。第一に、このことばが皮肉たっぷりに明かしているように、患者は苦しみを受ける。患者が、肉体を持ち、感情があり、社会的で、スピリチュアルな「まるごとの人間」としてケアされることがなければ、医療システムは、患者にもその家族にも実際苦しみを引き起こすだろう。第二に、コミュニケーション科学にとっての受難である。もし患者が、生物科学的な専門性を要する単なる生物化学的な過程と生物物理学的な過程の寄せ集めであるのなら、誰がコミュニケーションを必要とするだろうか。

患者は、この欠陥を知っている。医師の診療を待っている患者に、継続的な医学教育において医師は何を学ぶべきかと尋ねたところ、医科学について学ばなければならないと答えた者はたったの12パーセントであった。患者の56パーセントは、医師はコミュニケーションについて学ばなければならない、と考えていた。それとは対照的に、医師に継続的な医学教育において学ばなければならないと考えていることを尋ねると、90パーセントが、医科学についてもっと学ばなければならないと答えた。誰も、コミュニケーションについてもっと学ばなければならないとは考えていなかった（Morgan et al. 2001）。

この異常事態は、どのようにして起こったのだろうか。なぜ、まるごとの人間としてのケアが、例外ではなく標準とならないのだろうか。なぜ、緩和ケアが重篤な病いと診断された日から治療計画のなかに統合されないのだろうか。その答は、教えられることのなかにではなく、行われることのなかにある。現代医療教育におけるロールモデルは誰だろうか。食物連鎖の頂上にいるのは誰だろうか。アカデミックな医療では、それは研究者である。彼らは、アカデミックな医学の「ロック・スター」だ。彼らはいかにしてそこに到達したのだろうか。できるだけ速やかに、目の前の患者から離れることによってである。現代の病院や医療のシステムにおける治療の管理運営ピラミッドの頂上にいるロールモデルは、誰だろうか。ビジネススクールで訓練された管理者である。ビジネススクールの授業は、画一的な工業製品を作る工場から導き出されている。工場労働者の観察から私たちのビジネスについての考え方に革命をもたらした人々は、すべてのシステムが彼らのなすべき成果を達成するように完璧に設計されているのを観察した。医師も医療専門職も、現代のシステムによって報酬を受けること（そして他の人を見て学んだこと）を行う。もし私たちが違う行動を望むならば、私たちの望む結果を生み出すロールモデルが必要であり、そのような行動への報酬が必要なのである。
サンドラ・L・レイガン博士、イレーヌ・E・ウィッテンバーグ‐ライルス博士、ジョイ・ゴールドスミス博士、サンドラ・サンチェス‐ライリー医学博士による本書は、私たちが医療専門職のなかに見たいと望んでいる行動が何であるかを知る方法としてのコミュニケーション科学の主張を進展させた。それに加えて、彼らは現代の医療とは異なるアプローチについて注目すべき主張をしている。それは、すぐに亡くなってしまうことが予想される病いをも含む、非常に重篤な病気を患う患者の観察に基づくものであるが、その意義が限定的なものだと考えるのは誤りである。彼らは、コミュニケーション科学が、なぜ現代の証拠に基づく医療を補強するにちがいない非常に重要な原理であるのかについて、詳細に論じている。言い換えれば、非常に効果的な医療をとっておき、死ぬときのためだけに使うのはやめようではないか。誰にでも使おうではないか。実際、それはよりよい予後診断の患者にとってはより効果的でさえあるだろう。

チャールズ・F・フォン・ガンテン博士・医学博士
緩和ケア研究所長

謝辞

お名前を挙げた個々の人々に感謝申し上げるとともに、苦しむ人々のケアを主張した緩和ケアの開拓者たちの情熱と勇気に感謝を表します。彼らの苦労と決断が、すべての人に対するよりよい医療の始まりとなりました。多くの患者とご家族の皆様、そしてチームのメンバーにも感謝申し上げます。皆様は、最もプライベートな瞬間に私たちが立ち入ることを許し、心からの考えを語ってくださり、命や人生、そして死の淵にあって見いだすことのできる美しさについて私たちに教えてくださいました。

本書は、数年のときをかけて形作られ、多くの人々の影響を受けました。まず、アールバウム社の上級編集者リンダ・ベスゲイトに感謝申し上げます。彼女とは本書のアイディアについて最初に議論しましたが、寛大にも企画書が通るよう導いてくれました。そして、二人の「匿名の」評者にも、感謝申し上げます。（そのうちの一人は、エリッサ・フォスターで、原稿の改善点について昼食をとりながら教えてくれました。）もちろん、私は長年にわたり多くの友人たち――とくに、アテナ・デュプレ、ジャン・スミスとディック・スミス、マーサ・ホワイトとペリー・ホワイト、ジル・マクミランとトニー・マクミラン、マイク・ニコルソン、コリン・グリソンの皆様――の話に耳を傾け、彼らの知恵に聴き入りました。私の両親、アレックス・レイガンとシェリー・レイガン、そして私の姉、シェリー・レイガン・モアハウスにも感謝します。家族は、その生と死を通じて、生活の質（QOL）を構成するものについて私が考える導きとなってくれました。そして何よりもまず、共著者の方々、イレーヌ、ジョイ、サンドラに感謝します。皆様は、私と情熱を分かち合い、本書が完成するまでたゆまず努力してくださいました。執筆がこれほどまで満足のいく体験となったのは初めてです。

サンディ

本書に私が貢献できたのは、ジョージとコディの愛と支援のおかげです。ジョージはカーサ・ド・ライルのチーフコックかつ瓶洗いで（私が知っているなかでは一番の働き者）、コディは人生を愛おしむあらゆる理由を私にくれました。私の母にも感謝します。母は、私を導き続け、私の心をなだめ、涙を拭い、私の夢を信じてくれました。格別の感謝を、ホープ・マクミランとメアリ・ロスコーに捧げます。彼らは、言えばすぐに声をかけ慰めてくれ、いつでも喜んで話を聴いてくれます。最後に、私と毎日仕事をするというくじけそうな務めを果たしてくださったケティ・モナスの支えに感謝します。

イレーヌ

いつもいとわずに超高速のデータベースのサポートをしてくれる、よき友かつよき研究者のステファニー・ショートに感謝します。ボウリング・グリーン州立大学のモンタナ・ミラーは、このプロジェクトを通じて、最高の研究協力者の同意と保護情報を提供してくれました。カラン・シェリフ・レバンにも、考察と実行における協力、そして研究協力者のデータを共有させていただいたことを感謝します。私の夫ドニー・ケリーにも感謝します。このプロジェクトを通じて、私が医療コミュニケーションについての経験と情熱を表現できるように、段ボール箱を開けたり、原稿をファックスしたりしてくれました。このプロジェクトの一員に招いてくれ、緩和ケアコミュニケーションへの私の人生の転機を認めてくれたサンディ・レイガンにも感謝します。彼女は、途方もないメンターかつ友人でしたし、今でもそうであり続けています。最後に、私の両親デイル・ゴールドスミスとケティ・ゴールドスミスの思いやりと愛に感謝します。このプロジェクトには、彼らのケアが織り込まれています。

ジョイ

私の誠実なパートナーであり私の人生の愛である夫のマイケル、私の目の光であり私に人生をたくさん教えてくれた娘のローラ、ポーラ、エリザベスに。そして、知恵を与え、私を支え、勇気づけてくれた両親と姉妹に感謝します。コロンビアの私の家族、友人、私を今ある私という女性にしてくれた遺伝、そして私を喜んで受け入れてくれたアメリカの家族と友人に感謝します。私のキャリアで私に大きな影響を与えてくれたメンターの方々と先生方、そして人生をこの分野の発展に捧げた緩和ケアのパイオニアたちに感謝します。最後に、私の永遠のインスピレーション、私の「おばあちゃん」ベルタに感謝します。ベルタは、私に、強さ、忍耐、勇気、そして何よりもまして、安らかに亡くなることの美しさについて私の知っているすべてのことを教えてくれました。

サンドラ

目次

装幀＝難波園子

1　緩和ケアのコミュニケーション

ミリセント・クラマーは、フィリップ・ロスの小説『エブリマン』の登場人物である。彼女は、背中の痛みの治療のため3回手術を受けたが、手術のたびに痛みはひどくなっていた。

痛くて痛くて、もうこれ以上我慢できません。痛くて何もかもメチャクチャです。あと1時間はもう無理、よくそんなふうに思います。痛みを無視しろ、と自分に言い聞かせることもあります。たいしたことじゃない、と言ってみます。「気にするな。それは幻だ。わずらわしいだけ、ただそれだけだ。それに力を与えるな。協力するな。餌をやるな。反応するな。忘れろ。逃げきれ。自分が勝つか、痛みが勝つか、勝負は自分次第だ。」私は、これを一日に百万回も繰り返します……。そして、スーパーのフロアの真ん中で倒れてしまい、そんな言葉はみんな無駄になる。なんて恐ろしいこと。ああ、本当に残念です。でも、涙は嫌いです。(p.89)

いろいろとごめんなさい。……痛みのせいで一人ぼっち。……とても恥ずかしい。

……自分自身の面倒が見られないこと。楽にしてほしいなんて、哀れな願い……依存、無力感、孤独、恐怖。そういうことが、身の毛もよだつほど恐ろしく、恥ずかしいのです。痛みにおじけづいてしまう。痛みと仲良くするなんて不可能です。(p.91)

(10日後、彼女は睡眠薬を大量に飲み、自殺した。)

現実の患者から。M氏は転移性腎臓がんを患う75歳の男性である。

助けてくれ！　これ以上我慢できない……。誰か助けて。ここは病院だろ？　助けてくれるんだろ？　俺を助けられるはずじゃないのか？　家に帰りたい。ああ、助けて……。痛くて我慢できない。どこが痛いですかだって？　そこらじゅうだ。数字で言うといくつだって？　10段階の20だ。混乱してるって？　ちゃんと考えられないって？　何を指しているんだ。ナースコール？　痛かったら看護師を呼べだって？　何で先生が呼ばないんだ。先生は医者だろ。ナースコールはどこ？　眼鏡をかけてないから。俺の眼鏡はどこだ？先生、どうか助けて。痛くて我慢できない。

あまりにも多くの人が、ロスの『エブリマン』に登場するミリセント・クラマーや現実の患者M氏のように、痛みの中で生き、痛みの中で死ぬ。彼らが訴えている痛みは、基本的に身体的な痛みだが、心理的痛み、スピリチュアルな痛み、社会的な痛みも見られる。現代ホスピス運動の創始者であるシシリー・ソンダース夫人が言うように、人間が感じるトータル・ペイン（全人的痛み）には、身体的痛み、情緒的痛み、スピリチュアルな痛み、社会的な痛みがある（O'Neill and Fallon, 1997）。それがはっきりと言葉で表現されるかどうかはともかく、患者はこれらのさまざまな痛みを経験している。また、あまりにも多くの患者、とくに死を迎えつつある患者が、痛みから逃れられず苦しみ続けている。患者は、逃れることのできない痛みに伴う、恥、依存、無力感、孤独、恐れ、恐怖を感じながら生きて、死ぬ。そんなときに、コミュニケーションで救われることもない。自分の経験を誰にも理解してもらえない。楽になりたいと願う自分はなんて哀れなんだ、と。

本書の目的は、患者の苦痛を和らげるための医療ケアの提供がいかに必要とされているか、そして、そこでのコミュニケーションが、いかに難しい問題を抱えているかということを明らかにすることである。進行した終末期の病気に苦しむ患者も、合併症（2つ以上の治療が必要な状態があること）の診断を受けた患者も、身体的痛み、情緒的痛み、スピリチュアルな痛み、社会的な痛みを取り除くことができずに、生活の質（ＱＯＬ）と生活能力が著しく脅かされている人々である。現代の医療では、あまりにも病気を治すことを目指した治療が追求されるために、苦痛を和らげる緩和ケアはしばしば失敗している。このような現代の状況を広めた医療者に影響している医療文化とコミュニケーションの問題を描き出そう。そして、同時に、患者とその家族や介護者が抱える難問にもスポットを当てよう。彼らは、重篤な末期の病いに直面したとき、それを話題にするというコミュニケーション上の難しい問題を抱える。そして、その結果、医療者から緩和ケアを提案されたとしても、それを受け入れることができないという事態に陥ってしまう。

私たちの文化において、重篤な病いを抱える患者がどのように扱われるのかを決めるのは、医療現場での会話で語られる多様な立場からのさまざまな声である。本書では、患者の療養生活を決めるうえで最も重要だと考えられる4つの立場に注目した。患者、医師、家族・介護者、多職種医療チームである。

現在、医療の現場では、重篤な慢性疾患の患者や終末期の患者に適切に痛みを和らげる治療を提供することがしばしばできないでいる。本書の目標は、まずそういう失敗を詳しく描写し、分析することである。そして、このような失敗への対策としての緩和医療を提案し、緩和ケアを導入して患者が受け入れる際に、医師、患者、家族、医療チームが直面するコミュニケーションのジレンマを指摘する。さらに、これらのコミュニケーションに関わる難問の解決には、患者中心アプローチがふさわしく、それによって対応の失敗を克服できることを主張したい。患者中心アプローチとは、緩和ケアに関する会話の中で、患者の言葉を十分引き出し、最も優先されるべき言葉としての特権を与えようと考える立場である。本書を通じて、これらのことを示したい。さらに、現代医療では、重篤な病いに苦しみ、死にゆく患者と医療者のあいだのコミュニケーションは、おもに生物医学モデルに基づいて進められる。その生物医学モデルに挑戦し、患者も医療者も、ともに力づけることができるような新しい「スクリプト」を提案したい。

著者である私たちは、どの立場の当事者にとっても、終末期のコミュニケーションがより良いものとなるように、そしてそのために本書が役立つことを願っている。だから、本書は医療の提供者、患者、介護者などすべての読者に向けられたものである。なかでも、医療の専門家とコミュニケーションの専門家には、ぜひ読んでほしい。彼らは、緩和ケアの現場の中で、医療観と実際のコミュニケーションを変えてゆく力を持っているのだから。

すべての人にとって、緩和ケアは重要な問題である。そして、本書での議論に照らして、さまざまな文化に特徴的なコミュニケーションのパターンとニーズについて明らかにすることも大切な問題である。だが、本書を通じて明らかになる複雑な事情と関係づけながら、文化に固有のコミュニケーションの特徴を探求することは、別の機会に譲りたい。ただ、いくつかの本質的な問題は、緩和ケアのコミュニケーションの経験の中で家族が抱えるとてつもない重荷について考えるときに、避けて通ることはできない。

私たち著者は、患者が自分の診断と予後を知ることについては、欧米流の考え方を前提としている。だが、欧米の文化圏に住んでいながら、私たちがここで強調してきた研究の第一のポイントになる状況、つまり患者が自分の病状や予後について知るという状況とは相容れない考え方をする家族もいる。そのような家族もまた、緩和ケアでの会話に関わるどの立場の人に対しても、コミュニケーション上の難問を提示する。ある文化では、死を迎えつつある患者の状態について知り、意思決定をすることは家族の責任であり、大切な家族の一員が自分の死について気づかぬように完璧にその家族を守らなければならない（Ambuel and Mazzone, 2001）。このように、治療に携わる者と多職種チームは、ケアの提供に際して文化的な差異に注意し、気を配らなければならない。

本書の著者4人が、緩和ケアとその提供に最も効果のあるコミュニケーションの実践を支持していることに読者はすぐ気づくだろう。本書では、最近の医療や社会科学の研究から私たちの立場を支持する証拠を提供するが、この点に関して、私たちが客観的な立場に立っていると言うつもりはない。緩和医療に関する教育と実践の普及は、合衆国における一般医療の一番の目標になるべきであると私たちは確信している。その価値観は、そのまま本書に反映されている。それらは、以下の一連の前提からなっている。

1 医療へのアプローチとして、患者中心の、すなわち生物心理社会的アプローチをとる。

2 コミュニケーションの研究と理論に基づいて、緩和ケアの実践について調べることにより、そこにある問題を明らかにできる。

3 緩和ケアは、合衆国で発生する死に至るすべての病いに有効な手段だと言えるわけではないが、重篤な病状で死を迎えつつある患者の苦痛を和らげ、ひとりの人間として治療を受けたいという願いに応えることができる。

4 緩和ケアは、終末期に至ってからではなく、重篤な病いだと診断されたときから開始されるべきである。ただし、私たちの議論はしばしば終末期の患者に目を向けている。（私たちの膨大なデータは、終末期の患者との対話である。）それでも、緩和ケアの実践には、時間をかけた過程が大切だということは強調したい。

5 医師、医療者、患者、家族は、共謀して、重篤な病いと避けられない死についての合衆国流の「スクリプト」にしたがった扱い方を生み出している。医療領域のコミュニケーション研究者を含む社会科学者は、重篤な病いで死を迎えつつある患者に緩和ケアが提供されないのは、おもに医療者の貧しいコミュニケーションに責任があると非難するのが一般だが、緩和ケア中心の医療モードに入るためには、この問題に関わるすべての当事者が、まず生きるということについての考えとコミュニケーションのあり方を見直さなければならない。

6 緩和ケアに関する教育は、医療関連領域のすべての学生の教育に、その初期の段階で導入されるべきである。さらに、この教育は医療の専門家のみならず、そのような支援を受けることになる患者や家族にも必要なものである。そして、いずれの教育においても、コミュニケーションの訓練が中心とならなければならない。

本書に引用したデータは、多様な背景から抽出されたものである。私たちの目的は、ここで取り上げたナラティヴや病い、患者たちのあいだに何らかの一貫性を追求することではない。重篤な病いを患うこと、そして死を迎えることにまつわるストーリーを、臨床の現場やそれ以外の場で生み出されているままに再構成することである。終末期の診断についての会話に登場する患者たちは、サンアントニオの南テキサス退役軍人医療機構の老人緩和ケアチームが関わっている人々である。そこでのチームミーティング、治療のコンサルテーション、チームのメンバーへのインタビューといったエスノグラフィー・データが、一連のデータを構成している。医療場面以外のデータ収集先は、原発不明の腺がんを経験している患者と介護者のためのメーリングリストである。そこでのナラティヴからは、緩和ケアでのコミュニケーションへのニーズが幅広いものだということが明らかになった。このプロジェクトの第三のデータ収集先は、患者や介護者がインターネット経由で私たちの研究を知り、本書のために、重篤な終末期の病いについて手紙、ストーリー、語り、文章を寄せ、そしてインタビューに回答してくれたものである。患者の名前はすべて、仮名である。その他には、メディアや小説から取り上げたものも、終末期の病いを取り囲む複雑な問題を描き出すために、適宜含まれている。

アメリカ流の死――静寂の中で死にゆくこと

私たちが、どのように死を迎え、どのように重篤な病いを抱えて生きるかということに関して、小説はたいへん示唆的である。ダイアン・マイヤー医師は、ヘルツベリ緩和ケア研究所の所長で、かつマウント・サイナイ医学校の先進緩和ケアセンターの所長を務める米国医学界の緩和ケア運動の第一人者であるが、ビル・モイヤース（Moyers, 2000）の素晴らしいテレビ番組「私たち自身のこと――モイヤースの死について」の中で、病気を治すことを目指した医療ではなく緩和医療が必要だということを同僚に教えるときには、トルストイの短編小説、『イワン・イリッチの死』をよく使う、と述べている。イリッチは、明らかに死を迎えつつあるが、誰も――家族も医師も――彼の死が避けられないということを認めない。そのため、彼は、彼を慰め、愛する人々との生き生きとしたつながりをもたらしてくれただろう会話をすることもできずに一人で死ぬ。そのような会話があったなら、最後のときのスピリチュアルな痛み、情緒的な痛み、存在の痛みを和らげることができたはずである。マイヤー医師が証言しているように、患者の死を取り囲んでいる沈黙こそが、患者に孤独と苦しみをもたらしているのである。

合衆国で、人が実際にどのように死ぬかということと、このように死にたいと人が話すこととは、明らかにかけ離れている。ほとんどのアメリカ人は、自宅で愛する人々に囲まれて、侵襲的な医療技術は最小限にして死にたいと言うが、ほとんどの人が病院や施設で死んでいる（The SUPPORT Investigators, 1995）。

同様に、重篤な病気によってもたらされる激しい痛みにさらされ続けながら生きることを望む人はほとんどいない。それなのに、病んで死を迎える患者とその家族が病いと死をどのように経験するかということを調べた研究からは、苦痛にあふれた場面がはっきりと示されている。SUPPORTは、ロバート・ウッズ・ジョンソン基金による複数の機関が関わる史上最大規模の研究であるが、研究に協力した9000人の患者のうち、協力開始後50パーセントの患者が6ヵ月以内に亡くなっている（The SUPPORT Investigators, 1995）。この研究によると、衝撃的なことに、かなりの患者が、最後の数日間、集中治療室に入れられており、約半数の患者が、死を前にして症状のコントロールがされないままであった。

死を迎えつつあるアメリカ人は、緩和ケアの恩恵を受けることもなく、不適切な疼痛管理を受け、情緒的な支えもほとんどあるいはまったくなく、彼らに応対している医療者とのコミュニケーションもほとんどない（Teno et al., 2004）。この研究の重要な結果からは、次のような事態がわかる。亡くなった患者のうち、4人に1人は十分な疼痛治療を受けていない。2人に1人は、十分な情緒的支援を受けていない。21パーセントの患者が、尊重して扱われないことがあると言っている。また、4人に1人は、医師とのコミュニケーションや治療法の決定に不安があると言っており、3人に1人は、家族が受けている情緒的支援は不適切だ、と言っている。この研究によると、

> 質の高い終末期を過ごすために、医療者には次のことが求められている。（1）要望に応じた身体的緩和と情緒的支援を保証し、（2）患者とともに意思決定を進め、（3）死にゆく患者を尊重して関わり、（4）家族に情報と情緒的支援を提供し、（5）環境の変化に応じてケアを調整する。（p.88）

もちろん、私たちの文化が重篤な病い、苦しみ、死をどのように扱うかということに影響する要因は多様で複雑であり、適切な緩和治療のケアがないことは、それらの要因の一つにすぎない。米国流の死の批判者である、倫理学者ダニエル・キャラハン（Callahan, 2002）は、死と闘うことと死を受け入れることとの葛藤について、次のように論じている。多くの他の文化にもまして、合衆国の文化は死を避ける文化である。医学と医療技術の発展は、かつては死の宣告と考えられた多くの疾病の撲滅を可能にしてきたが、そのために私たちは、死は克服されたのであり、死はもはや避けることのできない生命の自然な結果ではない、と信じるようになった、と。

このような医学と医療技術の進歩は、アメリカ人の死のあり方を変えてきた。感染症、事故、傷害による突然の強烈な死は、もはや標準ではない（Callahan, 2000）。治療と高度な検査を受けることができるようになり、病いは一時的な状態ではなく、長く持続する状態になってきた。さらに、医学界では死の瞬間さえも微妙であり、論議の元になってきている（Callahan, 2000）。この生命の延長は、死因を感染症から慢性病に変えた。本質的に、死という行為は、死にゆくという医療の過程にとって代わられた。キャラハンはその結果を次のような言葉でまとめている。「長生きで不健康、長患いでゆっくりとした死、長期にわたる高齢者生活と認知症の増加」（p.47）。

このような変化の結果、現代アメリカ人の死の経験は、19世紀とかなり異なってきている。たとえば、1900年には50パーセントの子どもが15歳になるまでに家族の死を経験したが、1976年生まれの子どもではその割合は10パーセントになっている（Bern-Klug and Chapin, 1999）。1995年に亡くなった2

30万人のうち、3分の2以上が70歳以上の人であり、死と死にゆく人との話し方について学ぶ機会は、このような年老いた人々の死に限られてきている。それに加えて、慢性病による死が増加しているため、人は死にゆく人としてより長く生きるようになり、死にゆく人とのコミュニケーションの必要性がさらに増してきている（Bern-Klug and Chapin, 1999）。

現在、多くのアメリカ人は、医療技術によって避けられない死から逃れることができるようになると思っており、また、医療技術の進歩によって、生きているあいだに負ったあらゆる身体のダメージをも治すことができるようになると信じている（Ufema, 2004）。死を医療によって引き延ばすことができるようになった結果、私たちは死についてオープンに話し合うことができなくなっている。さらに、死をコントロールしようとしてきた結果として、死という出来事の意味がわからなくなってきている。「要するに、私たちは、私たち自身が、自然と死、そして生きることの意味についてどのように理解しているのかということに直面し、それを再構成しなければならない」（Babrow and Mattson, 2003, pp.42-3）。

バブロウとマトソンによると、逆説的なことではあるが、死の過程はより苦悩に満ちたものにさえなっている。この問題は、病気に焦点を当てて治療を行う科学的で生物医学的なアプローチと、病気を患う人と病気の両方に焦点を当てて考えるヒューマニスティックな生物心理社会的アプローチのあいだの、弁証法的な緊張関係の表れである、と彼らは論じている。死についてオープンに話し合うことを阻むものは、死に関する経験の欠如、健康と生命への社会の高い期待と強調、物質文化、そしてコミュニティを基盤とした宗教から個人化された宗教への変化である（Buckman, 1998）。合衆国では、死は文化的なタブーになってしまった（Kearl, 1996）。

その上、実際の経験から形成される現実的な死の理解は失われ、死についての「のぞき見趣味的な、子どもっぽい先入観」にとって代わられつつあり、そのため死が非現実的に描写されている（Littlewood, 1993, p.70）。この誤った描写は、死にゆく人を「避けられない死の現実を思い起こさせる存在として捉え、死にゆく人とのコミュニケーションに動揺をもたらしている。……［そして］死にゆく人々は、支えられるのではなく、避けられる」（Littlewood, 1993, p.70）。その結果として、多くの人が一人ぼっちで死にゆき、人々は愛する人に別れを告げる機会を失う。

死への恐れと、死についての話し方と話すことの是非に関連する恐れは、人々が終末期の病いを患う人に話しかけるしかたにも、互いに語り合うしかたにも影響する。死にゆく人の存在は、個人レベルでも社会レベルでも大いなる脅威として受け止められる（Littlewood, 1993）。その結果、多くの人は死にゆく人と話すとき、コミュニケーションに不安を感じる。この不安は、自分自身の死への恐れや愛する人の死への恐れ（またはその両方）、未経験のものへの恐れ、無力であることへの恐れ、受け入れられないことへの恐れ、健康を損なうことへの恐れ（たとえばエイズの場合）などから生じてくる。死にゆく人と話すことの不安は、死への恐怖と正の相関があり、年齢と負の相関があるが、一般的な会話への不安とは独立である（Servaty et al., 1996; Servaty and Hayslip, 1997 参照）。また、死の教育によって、死にゆく人と話すことへの不安に結びついた死への恐怖を和らげることができるとも考えられている。

死と死にゆくことにまつわる公共的な儀式と慣習（文化的なものも宗教的なものも含めて）が失われてきたことは、これらの文脈の中でのコミュニケーションへの不安につながっている（Callahan, 2000）。これらの慣習こそが、「死を前にして公の場でどのように振る舞えばいいのか——つまり、何を言うか、どのような表情をして、誰にいつ話せばいいのか――を知っていることの安心を教えてくれる」とキャラハンは論じている（p.33）。そのようなことがなければ、人はどのように振る舞えばいいのかわからない。さらに、死にゆく過程が死にゆく人の家族にとってとても親密な時間である、とムーニー（Mooney, 2003）は述べている。それは、「家族が、どうにもならない状況に直面して無防備になっているときであり」、「おびえて混乱しているときである」（p.16）。

死や臨終について語るときに用いられる特別の話し方もまた、死の不安に影響している。コアー（Corr, 1997; Golubow, 2002, p.154 に引用されている）によると、

> ほとんどの現代社会で、死が禁じられている様子は、死に関する日常会話、専門家のスピーチやコミュニケーションでの言葉からよくわかる。名づけることによって、現実は定義され決定づけられるのであるから、これらの言語的習慣に注目することは重要である。私たちがそれについてどのように話すかということは、私たちがどのような者であり、それについてどのように考えているかということをよく示している……。（p.36）

「逝ってしまった」とか「今はなき」といった婉曲話法の使用は、死すべき運命や死にゆく過程が私たちに否認されていることの例である（Golubow, 2002）。ある大都市の新聞の死亡記事には、そのような婉曲話法、「最後の闘いを終えた」、「主とともにいる」、「眠りについた」、「この世から去った」、「主のもとに召された」、「彼女の夫と再び一緒になり主に迎えられた」、「この世の旅を終え、主と夫の元に旅立っ

た」などの言葉であふれている（San Antonio Express-news, 2007/2/6, Section B, pp.6-7）。これらの慣用句の多くが、亡くなった人の家族や友人を慰めるものであるということを否定はしないが（とくに、それらの宗教的婉曲表現は、死んだ人が神や先だって死んだ人々と再び一緒になり、死に慰めを見いだすことを示唆している）、それでもなお、それらの婉曲表現は死すべき運命であることを普通で自然なことだと見ることに、私たちの文化が失敗していることをよく示していると言えよう。とくに終末期のケアにおいては、「終末期にあるという診断や死んでしまうという感覚についての恐れや不安が表現されないために」、医療者と患者はしばしばコミュニケーションに失敗する（Golubow, 2002, p.151）。

西洋医学と人間的な苦しみの無視

西洋医学が、生物医学的な考え方——科学的な証拠に基づいた医療に特権を与え、それのみが正当だとする考え方——に基づいて発展し、実践されてきたということには議論の余地はない。「現代における科学の優位性と成功は、科学的、すなわち客観的で測定可能、でなければ真実ではない、という広く信じられ、私たちを不自由にする偏見をもたらした」（Cassell, 2004, p.viii）。しかしながら、キャッセルが言うように、医療の非人間化と非個性化は、医学や医療技術の領域だけにとどまるものではない。むしろ、彼が指摘するように、現代医療に欠けているものは、「医療的ケアの対象となっている人間の適切な立ち位置への考慮」である（p.vi）。徐々にではあるが、病いを抱える人間がより中心になり、病気はその次の地位になりつつあるとキャッセルは認めているが、この変化は非常に遅い。私たちは現状に満足しているわけではないが、現在の習慣を変えることにはまだ抵抗があるのだ。

キャッセルらによると、現代の医療システムは、人間の苦しみを適切に扱っていない。キャッセルは、近年出版された『苦しみの性質と医療の目的』第2版において、次のように記している。

> 医療システムは、苦しみの扱い方の適切性に照らして検証されなければならない。本書は、現代医療がこの検証に失敗してきたという前提から始まる。事実、20世紀の医療が基づいている中心的な仮定の中に、苦しみを理解する基盤はない。痛み、呼吸困難、その他の身体的な苦痛については、立派にイエスだろう。だが、苦しみについては、ノーだ。苦しみには、人間が必然的に関与する。身体は苦しまない。人間が苦しむのだ。(p.v)

20、21世紀の医療は、生物学的な痛みをも不適切に扱っているという点について、キャッセルの意見に多くの人は同意するだろう。(たとえば、テノらによる研究(Teno et al. 2004)では、あまりにも多くの人々が痛みの中で生き、痛みの中で死んでいる。)キャッセルはさらに、医師は、病気ではなく患者を治療できるようにならねばならず、その患者には非常に大きな個人差が存在する、と論じている。「医療の科学的な基盤は、患者と医師の相互作用のレベルで存在する個人差を認識することもなければ、それを取り扱うための方法論を提供することもない」(p.19)。それに加えて、患者と家族の介護者は、苦しみを取り除くことを主要な目標だと考えているが、医療者はそれが至上の目標だとは考えていないようである。医学教育は、医学生に苦しみについてはわずかばかり教えるのみである。

問題の一つは、医療に関わる医師の声と生活世界に関わる患者の声のあいだの、まったく食い違った会話にある（Misher, 1984）。つまり、患者や介護者は苦しみを身体的な苦しみと非身体的な苦しみに分けないが、医師は身体的な苦しみのみを主に扱う（Cassell, p.31）。医師は苦しみを「痛み」とのセットで考える（そして、キャッセルによる医学・社会科学文献の調査によっても、このセットは常に証明されている）。その痛みと苦しみのセットは、レイガンら（Ragan et al., 2003）による緩和ケアの文献レビューでも繰り返し示されているが、そのことは、緩和医療において、患者の治療、とくに疼痛管理や症状管理といった生物医学的なアプローチに焦点化した研究がもっぱら優先されていることを示している。医療は感染症を撲滅し、がんと心臓病とのめざましい闘いを続けているが、苦しみの低減については射程範囲にも入っていない、とキャッセルは結論づけている。

医療の長い歴史は苦しみの原因を取り除くことに取り組んできたが、逆説的なことに、患者はしばしば病気で苦しむのと同じように治療によっても苦しんでいる。その答えは、歴史的に制約され、現在では不適切になっている医療の目的への見方にあるだろう。（p.31）

キャッセルは、デカルト的な心身二元論にも問題の原因があるとしている。

心身二元論を受け入れる限り、苦しみは、主観的で真に「現実的」なものではない——医療の領域には入らない――か、またはすべて身体の痛みとして特定される。苦しみを身体の痛みと同一視することは、病んでいる患者を非人間化するので、誤解を招き、事実をゆがめるだけでなく、それ自体が苦しみの源泉になる。(p.33)

心と身体を分ける考え方は、幾分古臭いかもしれないが、広く受け入れられ、人間の状態を医療の領域(身体に関すること)と非医療の領域(それ以外のすべて)に分断している。キャッセルによると、このことが、医療の任務の範囲を狭すぎるものにしてしまい、そのため医師は病気の治療に集中する中で、患者を苦しむ人にしてしまう。

キャッセルの言うところの**生存**への医療の強迫、ヌーランド(Nuland, 1993)やその他の医師が「謎解き」と呼んできた医療の強迫は、西洋医療批判においてとりわけ指摘されている。皮肉なことに、この批判は医師自身によって最も執拗に、そして最も辛辣に浴びせられている(たとえば、Nuland, 1993; Cassell, 2004; Groopman, 2004)。とりわけ、がんの治療に関する文章の中で、キャッセルは次のように指摘している。

第一の焦点は生存におかれる。それが、がんに対する大多数の人々の行動を決め……私たちの文化全体の信念を方向づける。……しかしながら、この生存への集中は、医療にはそれ以外の目的はないかのようである。実際に、医療はがんという病気に焦点を当て、概して、がんで死にゆく人に焦点を当てていない。……世界でも最も優れたがん病院の一つは、広告や研究所のコンピュータ画面上に次のようなスローガンを宣言している。……「どこでも……最高のがん治療」。なぜ、「どこでも……がん患者への最高の治療」と言わないのだろう。(p.249)

キャッセルは、西洋文化に見られる生存への強迫、つまり、すべてを犠牲にしても生命を維持するという目標を公然と批判し続けている。「これほどに、死なないで生き続けることに一生懸命な集団は他に想像することもできない」(p.249)。合衆国では19世紀の終わり頃まで(工業化されていない第三世界では現在でも)、死はどこにでもあるものであり、それが死は普通で自然なことだという考えを広めていた。その一方で、現代は死への恐れと、治療して生き続けることへの強迫観念がはびこっている。

不幸にも、生命を長らえることを最優先する結果、事前指示書は無視され、そうでなければ安楽死が求められるかもしれないような死の過程を引き延ばし、苦しみから救うことに失敗するだけでなく、苦しみを作り出しており、また、それ以外のやりすぎも起こっていることは、終末期のケアに関する研究から明らかである(p.250)。

キャッセルによると、19世紀と20世紀の医療の進歩は、皮肉にもこのような生存へのメンタリティを広めている。

このように、がんやその他の死に至る病気と結びついた一連の意味、考え、信念は、20世紀のあいだに起こった医療の焦点の変化から発生している。見方を変えることは可能である。たとえば、重篤な病気は、死に脅かされるということだけではなく、患者が自分自身にとって大切なことを見直す機会となり、単に生き続けるということだけでなく、医療に支えられながら自分の目標を追求する機会となる。（そのような場合、医師は生存に加えて、それ以外の重要な治療目的、つまり患者の機能を保持し、それが最大限に発揮できるようにして、自分の望みや目標を追求することができるようにし、病気や治療によってできる限りそれが妨げられないようにするという治療目的に集中しなければならないだろう。）（p.250）

緩和ケアのコミュニケーションへの理論的なアプローチ

とくに終末期の医療システムでは、私たちがこのように扱ってほしいと願っていることと、合衆国で私たちが一般的にどのように死ぬかということは、大きく食い違っており、それはなぜかと考えずにはいられない。本章の冒頭でふれたように、本書は医療者のみを責めるというスタンスにはない。それは、安易すぎるだろう。そうではなく、科学とヒューマニズムの弁証法的緊張（Babrow and Mattson, 2003）、死を避ける文化（Nuland, 1993; Callahan, 2000）、人間の苦しみについて適切に認めることに西洋医学が失敗したこと（Cassell, 2004）、そのようなことがすべて、90パーセントのアメリカ人が自宅で死にたいと言っているにもかかわらず、3分の2が病院（52パーセント）と介護施設（24パーセント）で亡くなっているという現実をもたらしていると私たちは信じている。

また、患者や家族、介護者にも意思決定の責任があると主張したい。それは、緩和医療の支持者が勧める人間らしい治療を行うために役立つだろう。医療はインタラクティブなものである。医師、患者、家族、医療チームのそれぞれが、医療の成立に関わっている。本書の主要な目的の一つは、重篤な病いで死につつある患者の治療において展開する、複雑な一連の意思決定に含まれる、コミュニケーションの障害を指摘することである。本書の3章から6章で、4つの主要な立場——患者、医師、家族、多職種医療チーム——の視点を吟味しながら、このことを見てゆこう。

本書を通じて、コミュニケーションの理論と実践を論じ、病んで死にゆく患者を取り囲んでいる医療の場のコミュニケーションについて明らかにする一助としたい。これらの理論の主なものは、病いの社会的構成（Sharf and Vanderford, 2003; Mishler, 1981, 1984）、弁証法的理論（Baxter, 1988, 1922）、不確実性の管理（Dillard and Carson, 2005）、問題統合理論（Babrow, 1992, 2001; Babrow and Mattson, 2003）、ドラマツルギーと演技理論（Turner, 1982; Goffman, 1959; 1974）、ナラティヴ理論（Fisher, 1987, 1989）である。これらの理論を以下に簡単に紹介しておくので、以降の章を理解するうえでの参考にしてほしい。

コミュニケーション理論の議論をするうえで、理論とは、バブロウとマトソン（Babrow and Mattson, 2003）によって展開された広義の意味である。すなわち、「理論とは、意識的に吟味され、正当化されているが、確証されてはいない理解である」（p.36）。この定義は、医療コミュニケーションの研究、とりわけ、病んで終末期にある患者という特定の文脈での医療コミュニケーションにはふさわしいだろう。

健康と病いの社会的構成

現実が社会的に構成されるものであるという考え方は、近年の社会科学の研究には広く行きわたっている。社会学者のピーター・バーガーとトーマス・ルックマン（Berger and Luckmann, 1966）は、その考え方を、社会的現実と個人的存在のあいだの弁証法であると論じた。つまり、個人は、言語を通じて受け入れた知識に基づいて振る舞い、それがその人の個人的な世界や意味を形作るのである。その後、ロバート・クレーグ（Craig, 1999）は、コミュニケーションへのアプローチを、コミュニケーションが、伝達（メッセージのかたちでの情報の伝達）として概念化されるか、構成（「共有された意味を生成し、再生成する過程」）として概念化されるかという点で区別した（Craig, 1999）。医療コミュニケーション研究者であるバーバラ・シャーフとマーシャ・ヴァンダーフォード（Sharf and Vanderford, 2003）によると、

> 健康、病い、医療といった文脈では、コミュニケーションの構成モデルを適用すると、器質的疾患の身体性と身体の物質性に由来する科学的真実と、患者や患者の愛する人々、治療に関わる専門家たちが経験する人間的な苦しみとのあいだの複雑なバランスが明らかになる。

シャーフとヴァンダーフォードは、さらに、医療コミュニケーションへの社会構成的アプローチは、支配的な生物医学的な考え方、つまり、科学――客観的、検証可能、測定可能――が、病んでいる人々の主観的で、検証不可能な経験よりも価値が高いとしてきた考え方に対する反発として現れてきた、と説明している。ミシュラー（Mishler, 1984）は、さらにこの考え方を医療における2種類の言説――客観的で科学的なものと主観的で人間的なもの――、彼の言葉で言えば、医療の声と生活世界の声についての議論の中で展開している。2種類の声が存在することは、ミシュラーの次の仮定の中に述べられている。

意味のある現実としての世界は、人間の解釈の行為を通じて構成されるものであり、［そして］特定の行動や経験が……病気のサインや症状だと見なされるか否かは、文化的な価値、社会的な規範、文化的に共有された解釈ルールによって決まってくる。（Mishler, 1981, p.141）

弁証法的理論

対人関係は、緩和ケアにおけるコミュニケーションを検討するための出発点である。対人関係は絶えざる変化を経験し続けるが、終末期の診断のような健康上の危機は、このゆらぎをさらに大きなものにする（Baxter, 1988）。弁証法的理論によると、関係のゆらぎには、次の4つの主要な要素がある。矛盾、変化、実践、全体性である（弁証法的理論のコミュニケーション研究への適用については、Johnson et al., 2003 を参照）。弁証法的理論は、バフチン（Bakhtin, 1981, 1984, 1986）の対話論に由来する。それは、対話が求心的（統合への）力と遠心的（多様化する）力の対立によって特徴づけられるという前提に立っている（Baxter, 1992）。コミュニケーションの意味は、2人のパートナーの相互的な関わりの結果として成立する。したがって、バクスター（Baxter, 1988）によれば、

2つの傾向や力が、相互に依存しつつ（統合の対話原理）、相互に否定しあうとき（否定の対話原理）、常に矛盾が構成される。

これらは、弁証法的緊張として知られている。

この弁証法的理論の第一の要素である矛盾は、終末期のケアの文脈に存在している。この矛盾は、医療に関する科学的研究とヒューマニズム研究の価値と仮定を見るとよくわかる（Babrow and Mattson, 2003）。科学的な考え方は、生物医学的モデルとして知られているが、医療技術と疼痛管理を通じて延命することに焦点を当てている。他方、ヒューマニズムの考え方は、生物心理社会的モデルによって特徴づけられ（Engel, 1977）、治療の心理的、社会的な側面に焦点を当てている。医療を提供するという目標は同じだが、矛盾は、延命と生活の質（ＱＯＬ）の弁証法的緊張としてまとめることができる。

死や死にゆくことにまつわる態度や実践には、科学とヒューマニズムの弁証法的緊張がはっきりと示される（Babrow and Mattson, 2003）。科学的な考え方は、病気と治療の研究が多くのアメリカ人の命を引き延ばしてきたというかたちで、医療の進歩を描き出している。しかしながら、ヒューマニズムのアプローチは、これらの進歩が、皮肉にも死ぬまでにかかる時間を引き延ばし、死の過程に伴う苦しみを増した、ということを明らかにしている。

全体としては、技術の進歩が生き続けることを可能にする生命維持システムを生み出し、死は決定的なものでなくなってきた。しかしながら、考慮されてこなかった問題は、そのような「生」に伴う質である。ヒューマニズムの考え方では、そのような技術によって生き続けている人は、ほとんど死んだようなものである（もしくは、少なくとも生活の質が著しく犠牲にされている）。しかし、科学的には生きているとされる。

弁証法的理論の第二の要素は、変化である。弁証法的理論によれば、矛盾は関係の変化をもたらす。それゆえ、関係は、決して安定した状態にとどまることがない（Baxter, 1988, 1994）。求心的な原理は、典型的には標準的な社会的慣習を表し、遠心的な原理は慣習からはずれた行動を表す（Baxter, 1994）。終末期のケアで考えれば、科学的考え方は標準的な社会的慣習だと見なされ、高度な検査や治療の選択肢に特徴づけられる。反対に、ヒューマニズムの考え方は、慣習からはずれた行動だと見なされ、そこには高度な治療計画を拒否するというような行動が含まれ、新しいプランを立てることへの焦点化が含まれる。ブラウンら（Brown et al, 1992）は、矛盾する両方の原理は存在するためにはお互いを必要としている、と指摘している。矛盾は、相互作用しあうときに立ち現れるので、流動的なものである（Baxter, 1994）。それゆえ、終末期のケアの文脈では、生物医学的モデルと心理社会的モデルのあいだの緊張は、治療の選択肢の話し合いや心理社会的な対応の選択肢の中に明らかになる。

弁証法的理論の第三の要素、実践は、弁証法的緊張への反応を特徴づける。バクスター（Baxter, 1994）によれば、変化は本来的なものであるから、１つの原理が優勢であっても、それは一時的なものである。それゆえ、緩和ケアでのコミュニケーションは生物医学的な強調と心理社会的な強調のあいだを揺れ動くことになる。たとえば、医師は、患者の痛みを評価するときに、生物医学的ケアと心理社会的ケアのあいだの緊張関係を経験するだろう。医師はまず、患者の生物学的な痛みをおもに考えようとする。しかしながら、緩和ケアの医師は、スピリチュアルな痛み［死んだあとどこに行くのだろう？］、情緒的な痛み［私は20年ものあいだ息子と話をしていない］、社会的な痛み［私は一人ぼっち、外に出て見たり感じたりすることができない］をも含む心理社会的な痛みの要素に気づき、認めるよう訓練されている。これらの患者の痛みの4つの側面の違いを区別して対応することは、この緊張の実践の実例である。

最後に、弁証法的理論の四番目の要素、全体性をも考えておかなければならない。焦点は、関係的な事態（Baxter, 1988）についてである。医療のコミュニケーションは、より大きな文化、たとえば医療場面の組織的な文化の文脈においてなされる。同じように大切なことには、弁証法的な緊張は、個人間で生じるものなので、関係の中で無意識に感じ、表現されることもある（Momtgomery, 1993）。たとえば、これらの緊張は、患者、家族、医療提供者のそれぞれの中でも、それらのあいだでも、生物医学的ケア対QOLの快適測度に対する重きの置き方の違いという形で生じうる。これらすべてのグループが患者のケアに関わっているが、それぞれのケアの目標の弁証法的性質が緊張を引き起こしうる。

不確実性管理の理論

弁証法は緩和ケアにおけるコミュニケーションのニュアンスの対人関係的な性質を理解するための枠組みとなるが、終末期の不確実性管理についての発想をもたらさない。終末期だという診断を受けたとき、患者にとっても、家族と医療チームにとっても、予後、治療、アイデンティティ、社会的支援といったことがらについての不確実性が生まれる。とくに患者にとっては、関係の不確実性、不確実性に対処するための支援がないこと、他の人の不確実性に対処するという重荷もある（Brasheret al., 2004）。

不確実性の管理は、3つの仮定に基づいている（Dillard and Carson, 2005）。第一に、不確実性の意味を決めるのは個人であって、そこでは不確実性は結果として起こることによって肯定的にも否定的にも捉えることができる。第二に、不確実性の結果として起こることの評価に伴って情緒的な反応が生まれる。たとえば、末期の患者は、しばしば不確実性に対処するための手段として、自分が正確に、いつどのように死ぬのか尋ねる。そして、それは、死の恐れ、もしくは穏やかで安らかな死への希望といった情緒的な反応を引き起こす。第三に、評価と感情は、コントロールのようなさまざまな行動を促す。「評価とそれに伴う感情は、不確実性に対処する方向での行動や心理的な行為を動機づける」(Brashers et al., 2004, p.306)。コントロール不能な病気の生物学的な成り行きに関するコミュニケーションのコントロールの維持は、支援のために特定の個人を選ぶことや境界を維持することから、明らかになる (Brashers et al., 2004)。

境界の維持は、コミュニケーション・プライバシー管理理論がさらに詳しく示している。コミュニケーション・プライバシー管理理論によると、プライベートな情報は個人が所有し、「境界条件」として知られる一定の条件のもとで他者と共有することで境界は維持される (Petronio, 2002)。いったんプライベートな情報が他者に打ち明けられたならば、その他者はその情報の共有者とされる。そしてその境界は、個人間で交渉されるルール管理過程を通じて管理される。末期の患者と家族は、究極的には、不確実性を管理する手段として集団の境界を管理しなければならない。とくに、彼らの社会的な支援ネットワークの中では、二者間の個人的な境界は、複数の人々のあいだの集団的な境界へと拡張され、それぞれの人と異なった境界条件を持つこともある。このように、個人は、境界条件を示すプライバシー・ルールを通じて個人的な、二者間の、そして集団間のプライバシー情報の境界を管理する。このルール管理の過程は、はじめは組織文化を理解する方法として提唱されたが、家族システムにも適用可能であり、最後の数ヵ月のあいだの家族文化を判断するために非常に有効である。

境界を維持することに加えて、個人は不確実性に対処するために、能動的もしくは受動的に情報収集も行っている。そのような情報収集は、しばしば社会的支援システムを利用して行われる。にもかかわらず、社会的支援システム自体が不確実性を低減させることもあれば、不確実性を引き起こすこともある。このことは、支援のジレンマ（Brashers et al. 2004）として知られている。このように、不確実性管理の規範的な仮定とは裏腹に、すべての個人が不確実性を低減させることを望むわけではない。むしろ、コミュニケーションの活動によって、不確実性は増大したり、低下したり、維持されたりする。

問題統合理論

問題統合理論（Babrow, 1992, 2001; Babrow and Mattson, 2003）は、個人がいかに不確実性に対処しようとするかを説明し、終末期の意思決定を理解するための理論的な基盤を提唱している。緩和ケアにおけるコミュニケーションは、患者、家族、医師、その他の医療職のあいだで生じる集合的なジレンマだと考えることができる（Hines et al. 2001）。つまり、そこで関わっている人々には、意思決定過程に影響する要因（すなわち、失禁や疼痛管理、摂食の自立などの患者の配置要因）についてのコミュニケーションに関して、オープンなコミュニケーションから限定されたコミュニケーション、あるいはまったくコミュニケーションがない場合にまでにわたる違いがある。したがって、コミュニケーションがない、または限定されており、延命的な治療が予後についての不確実性に対処するための手段として続いているときに、ジレンマが生まれる。

問題統合理論は、「終末期の意思決定における集合的なコミュニケーションのジレンマ」を描き出している（Hines et al., 2001）。そこには、主観的な不確実性を生み出したり、対処したりするときに使われる2つの要素が含まれている。確率的判断、つまりその事象の起こりやすさと、評価的判断、つまり結果の良さについての判断である。確率的判断は認知に基づくものだが、評価的判断は感情に基づいている。終末期の患者と家族にとって、確率的判断は、予後診断を受け入れている程度として見ることができる。評価的判断は、患者の人生についての個人としての見方や患者との関係に広く関わっている。これらの2つの要素は、医療の経験の一部として伝えられ、受け取られるメッセージを通じて患者と家族の心の中に統合される（Babrow, 1992, 2001）。同じように、医師と医療者の確率的判断は、同様の診断と予後についての知識と経験を含んでいる。

確率的判断と評価的判断は、統合されており相互に関係している。バブロウ（Babrow, 2001）によると、確率的判断は「世界と多少とも思慮深く関わることを通して構成される理解のクモの巣の連なりである」（p.560）。緩和ケアのコミュニケーションについて考える場合、終末期の意思決定において確率的な見方が果たす役割を検討することは重要である。たとえば、患者と家族が予後についての不確実性に対処するのを助ける立場の医師と医療職は、本質的に確率的見方をする。それに加えて、家族は現実生活のイベントを医師や医療職の見積りにあわせて調整するので、確率的判断は、究極的には患者のケアのアセスメントとして用いられる。

確率的判断と評価的判断の統合は厄介であり、不確実性が発生する。この厄介さのため、両者の判断をなんとか統合しようとして別のストラテジーが生み出される。問題をはらむ厄介な統合には4つの形式がある。望むこと（評価）と起こりそうなこと（確率）のあいだの食い違いがあるときに、逸脱が生まれる。医療の場面では、患者が良くなって、痛みがなくなることを望みながらも、そうなりそうもないときに起こる。出来事の確率がわからなかったり不確かだったりすると、多義性が生まれる。とくに終末期近くでは、患者にとっての望みは患者自身の意思にしたがって安らかに亡くなることであるが、このことを実行可能だと決めるためには、多くの要素が関わっている。

2つの同等な評価が存在したり、1つの出来事が2つの矛盾する反応を引き起こしたりするとき、アンビバレンスが生まれる。患者の配置は、緩和ケアの重要な部分である。患者の特定の配置が明白な利点を含んでいると同時に、そのような配置には感情的、認知的リスクがあるという心配があるとき、アンビバレンスが発生する。不可能性は、個人がそんな出来事は絶対起こらないと感じるときに起こる。不可能性は、重篤な病気の患者が良くなって長生きするという希望を持ち続けているときに問題となる。「要するに、終末期の意思決定の改善における難問は、相互に関連する予測と望みの不安定でダイナミックな混合を理解することであり、その混合が患者と介護者では疑いもなく異なるということである」（Hines et al. 2001, p.331）。パーロットら（Parrott et al., 2004）は、健康状態が多義性、アンビバレンス、不可能性、あるいは逸脱というより強い感覚をもたらす理由は、人間のスピリチュアルな生活により説明できると示唆した。

結局のところ、コミュニケーションは厄介な統合が引き起こされる源であり、対処の源でもある。コミュニケーションと意思決定は、確率的判断と評価的判断が融合したときに容易になる。同様に、判断が矛盾するとき、コミュニケーションと意思決定は非常に困難になる。背景として問題統合理論を用いることによって、意思決定過程の一部として生じる不確実性とコミュニケーションの葛藤とのあいだの相互の結びつきが明らかになる。

演技とドラマツルギー理論

アービング・ゴッフマン（Goffman, 1959）は、その独創的な著作『行為と演技――日常生活における自己呈示』で劇場という用語を援用した。ゴッフマンの採用した劇場用語は、すべての人々を演技者と見なしており、すべての社会的な交流において、参加者は役を演じようと努めていることに気づいていると同時に気づいていない、とゴッフマンは指摘している。「通常の社会的交流は、劇的に誇張された行為、反作用、終結のための反応の交換によって、場面が組み立てられるとき、それ自体も組み立てられる」(Goffman, 1959, p.71)。自己の投影、コミュニティの交流、不平等、逸脱行動などが複雑な注釈を生み出し、それを通じて医療の舞台装置を調べることができる。ゴッフマンは、すべての社会的な活動は演技であり、ある場面へのすべての参加者は観察され実践される台本を演じる役割演技者だと考えた。

ゴッフマンの主張によると、演技者として、私たちは皆、印象を作り出し観察する。すべての人は、あるレベルで、印象を管理する力を備えている。それと同時に、私たちは簡単に自分自身を他人が見るように作り上げ、他者の構成した演技を通じて他者を理解する。ゴッフマンは、コミュニケーションを隠蔽、発見、再発見のサイクルをなす終わることのない情報ゲームとして描き出す。

グレゴリー・ベイトソン（Bateson, 1972）の研究に基づいて、ゴッフマンは、社会経験を分類する方法としてフレームを定義している。つまり、フレームとはある特定の社会的文脈において生じていることについての承認された理解である。儀式と技術的な繰り返し（何らかのイベントの練習）は、変形可能なフレームである。泥棒の練習をすることは現実に泥棒になることであり、犬の毛づくろいの練習をすることは犬の毛づくろいを実際に有償のサービスとして実践することにつながる。この基本的な定義によれば、フレームとその分析は、経験を構成する方法である。

リチャード・シェクナーの演技研究の領域でのライフワークは、本書の緩和ケアのコミュニケーション分析に関連して、演技の概念に肉づけをしている。

> 「演じること」は、また、であること［がん患者であること］、すること［化学療法を受けること］、することをして見せること［自己投与の化学療法について看護師ががん患者に説明すること］、することをして見せることを説明すること［がん患者に自己投与の化学療法を説明するしかたを教えてもらっている看護学生］との関係においても理解することができる。……演技は、「2度行われた」行動、「復元された行動」からなる。演じられる行為は、それをするように訓練し、実践し、練習し、リハーサルした行為である。
>
> （Schechner, 2002, p.22）

シェクナーは、概念として、演技は行為、相互作用、関係の中で生じると明確に述べている。演技を研究することは、たとえば、悪い知らせを伝える会話が、受け手との相互作用としてどのように役立っているのか、それが想定される聴衆にどのように関係するか、それが役者と聴衆をどのように決めるのか、それが伝える関係にどのように影響するのかといったことを調べることである。

ナラティヴ理論

最後に、ナラティヴ・パラダイム（Fisher, 1989）を理解しておくことは、緩和ケアのコミュニケーション研究に役立つ。簡単に言えば、ナラティヴ・パラダイムは、人間のコミュニケーションを解釈し、評価するためのアプローチを提供することを意図した、哲学的な主張であり、人間のコミュニケーションのすべての形式は、根本的にはストーリー、すなわち時間の中で生じ、歴史、文化、登場人物によって形作られる世界の諸相の解釈として見ることができる、と仮定している（Fisher, 1989）。病いは、ナラティヴと同様に、文脈の中で生じると同時に、文脈を再形成し、人生の中で生じると同時に人生を再形成する。ナラティヴもまた、時間の中で生じる。だが時間は過ぎ行くと同時に積み重なるが、ナラティヴの一部分は、その瞬間に存在しなくても、意味づけるという意味では常に存在している。フィッシャーの目的の一つは、人々が行動を方向づけるためにどのようにストーリーを使うのかということに関する、実践的な知識を得ることである。彼の言葉で言えば、「行動を方向づけるストーリーを人々がどのように採用するようになるのかを説明すること」（p.87）である。フィッシャー（1987）がこれらのアイディアを導入したのは、ユルゲン・ハーバーマスと自分のナラティヴ・パラダイム研究を区別したときである。

ハーバーマスは、人を論じるものとして位置づけたが、私は、人を、議論も含めて、語り部として見る。

彼（ハーバーマス）はコミュニケーションの目的を理解と考えているが、私は、コミュニケーションの目的は実践のための知恵と人間としての行為だと考えている（p.92）。

リチャード・カーソンが示唆するように、そのような実践的な知によって、医師、患者、家族、医療ケアチームは、「誰も一人だけではできないことを達成するために」ともに働く（Carson, 2002）。これらのともに創造されたストーリーは、人間の経験に秩序を与える。

フィッシャーは、次のように論じている。知識を創造する人間のコミュニケーションには孤独な形式は一つとしてない。「ナラティヴは、人類にとっての考えの根源的で理念的な形式」である（p.193）。彼の哲学によると、物語ることとは、すべての人間のコミュニケーションを理解し、価値づけるための文脈である。人間の生活経験は、文化、歴史、登場人物のストーリーとともに現れる文学とともにあり、そのすべての中に葛藤や努力が埋め込まれている。物語ることは、人間のすべての、いかなるコミュニケーションにもあまねく存在し、人間として私たちはナラティヴに反応する。

ナラティヴ・パラダイムには、4つの主な主張がある。第一に、人間は「ホモ・ナランス（*Homo narrans*）」（すなわち、物語る動物）として再概念化されるべきである。第二に、すべてのコミュニケーションは、その核心において、時間、文化、登場人物によって形成され、さらに再形成される物語である。第三に、個人個人の考えや動機があるということは、人がお互いに異なり、妥当な行為についての個別の考えを持つことの「充分な理由」であると考えなければならない。第四に、首尾一貫性と忠実性というナラティヴの論理の原理は、意味が調整され、表現されるための評価基準であるべきである。

フィッシャーの関心はもっぱら、人が行動を方向づけるナラティヴをどのようにして採用するようになるのか、ということにある。彼の指摘によると、主要な社会科学理論家と理論の大半は、行動の予測に関心がある。ナラティヴ・パラダイムは、首尾一貫性と忠実性によって構成されるナラティヴ合理性の考え方を採用することによって、予測の作業を超えてゆく。これらは、ストーリーの価値を見分けるために使える道具である。

ナラティヴ・パラダイムは次のような考え方を発展させる。すなわち、良いコミュニケーションは、ナラティヴ合理性の要件を満たしているから良いのである。つまりそれは信念と行為を方向づけるための、確かで信頼に足る、望ましいガイドを提供する。(p.95)

フィッシャーの考えは、すべての人を行為を方向づける知識の創造者だと見なすことによって、合理的実証主義とは明確に異なっている。意思決定は、専門家の宣告ではなく、良い理由に基づいてなされる。ストーリーは、グランド・ナラティヴや一つの本質的な真理や現実によって解決されるパズルとは対照的に、常に成長し、作り直される。ナラティヴ・パラダイムは、レトリックでも、批判についての一連の教義でも、それ自身が一つのジャンルをなすものでもない。そうではなくて、ナラティヴ・パラダイムは、

人間をほめたたえる。そして、人間の性質をストーリーを語るものとして再確認することによってそうするのである。……ジャンルに関わらず、言説は常にストーリーを語る。ストーリーが聴衆にそれを信じ、そ

れに基づいて行動に向かうよういざなう限りにおいて、ナラティヴ・パラダイムとそれに伴う論理であるナラティヴ合理性は解釈と評価に用いることができる。(Fisher, 1989, p.56)

個人的ナラティヴは、病気や緩和ケアについての公共的知識を作り上げる構成要素となる(Fisher, 2005)。個人のストーリーは、公共的なナラティヴから切り離されて作られたり、理解されたりすることはない。重篤な病いは、人生におけるこの変化に意味を与えることへの願いと必要性を呈示する。物語ることは、病いの過程の中で、その経験を組織立て、理解し、意味づけ、不確実性を減じる方法である。物語ることは、これらの課題を成し遂げるコミュニケーションの媒体である。今あげたすべての課題は、終末期に直面したときに、とくに大きな重みを持つ。シャーフとヴァンダーフォード(Sharf and Vanderford, 2003)の、病いのナラティヴにあたっての5つの活動、すなわち意味づけ、発言のコントロール、アイデンティティの変容、意思決定の保証、コミュニティを作ること、についての論述の展開は、重篤な病いを抱える人や死にゆく人が、いかにその旅路を物語るかをよく示している。物語ることは、重篤な病いを患う人と家族が、彼らの診断と予後を解釈し、変化させ、理解し、対処し、反応する方法を提供する。

ほとんどの医療コミュニケーション研究が患者の声に焦点を当ててはいるが、病気の経験に含まれる相違と共通性のキーポイントを確認するためには、現実の1つ以上の説明を探求しなければならない。病いのナラティヴ(たとえば、病気や健康を損なったことの患者の経験に関わるストーリー)は、医療やケアの提供者に病気の一つの理解について教えてくれる(Sharf and Vanderford, 2003)。これらのナラティヴは、生物学的な苦しみを超えて、また役割、関係、アイデンティティの変化に関連する患者の経験が含まれているので、病気へのヒューマニスティックな観点を備えている（Sharf and Vanderford, 2003）。

医療コミュニケーションの探求にナラティヴを取り入れることは、科学的知識という前提に挑戦する一つのアプローチであり、そのようなケアにおけるコミュニケーションの領域を強調し、焦点化できるようにする（Geist and Gate, 1996）。これらの人間の経験に関する挿話によって、生物医学モデルから生物心理社会モデルへの移行がもたらされ、そこには終末期のケアにおける社会文化的、政治的、歴史的な理解の変化も含まれる（Geist and Gate, 1996）。全体としてみれば、そのような研究は、医療のコミュニケーションを現実の社会的構成と見なしており、シャーフとヴァンダーフォード（2003）はそれを「社会的現実と個人的存在の弁証法」（p.10）と定義している。

本書の各章を通じて編み上げられているのは、医師、医療職、患者、家族、介護者の声であり、重篤な病いと終末期におけるコミュニケーションの難しさ、複雑さ、ニュアンスに光を当てる試みである。患者（3章）、医師（4章）、家族（5章）、多職種ケアチーム（6章）といった多様な観点を提示しながら、緩和ケアのコミュニケーションに関わる幅広い人々のさまざまな声に光を当てることができれば幸いである。

2　緩和ケアの歴史と実践

ここに来る前は、痛みがひどくて、誰かが部屋に入ってきても「触らないで。近くに来ないで」と言ってしまうほどでした。でも今はまるで私と痛みのあいだに何かがあるようで、まるで心地の良いものに包まれているようです。(Saunders, 2003, p.5)

２０３０年までに、合衆国の人口の20パーセントが65歳以上となる。ほとんどのアメリカ人にとって、その年齢以降の年月は、健康を気にかける時期である。しかしながら、多くの高齢者たちが、慢性の病いを発症し、その病いは死に至るまで何年間か続くだろう。そうした年月は、身体的・精神的症状に苦しみ、しだいに介助が必要となり衰弱してゆき、家族の強い支えが必要となる時期である。文献によれば、進行した病いを抱える患者に対する典型的な医療ケアでは、身体的苦痛の緩和が適切になされていない。また、ケアのシステムが細分化されていて、医療者と患者、家族とのあいだのコミュニケーションが乏しく、介護する家族や支援システムに膨大な負担がかかっている（National Hospice and Palliative Care organization.

2007)。

伝統的な欧米流の生物医学的治療は、重篤患者に対しても、死を迎えつつある患者に対しても、苦しむ患者のニーズに応えていない。このことは、数多くの終末期医療や緩和ケアの専門医学誌や学術誌からもはっきりとわかる。ホスピスや緩和ケアの現場（National Hospice and Palliative Care Organization, Nationall Hospice and Palliative Care Organization など）で働く医師や看護師、医療系スタッフ、ボランティアなどが所属する複数の機関、さらには『緩和医療ジャーナル（*Journal of Palliative Medicine*）』、『緩和ケアジャーナル（*Journal of Palliative Care*）』、『緩和医療（*Palliative Medicine*）』、『ホスピス・緩和医療米国ジャーナル（*the American Journal of Hospice and Palliative Medicine*）』などの学術誌が、病気を治すことよりも苦痛を取り除くことを第一の目的とする患者のケア分野の成長を証言している（もちろん、病気を治すための治療と苦痛へのケアは両立しないものではない）。また、先進緩和ケアセンター（Center to Advance Palliative Care）（2007）などの緩和ケアセンターも本書執筆の時点で存在し、緩和医療は、卒後医学教育認可評議会（Accreditation Council for Graduate Medical Education）（ACGME, 2006）によって、今や専門的医療分野として認められていることも指摘に値する。

本章の目的は、合衆国のホスピスおよび緩和ケア運動の歴史について簡潔に紹介し、また、ホスピスと緩和ケアの違いを明確にして――この二者はたびたび、医療従事者にさえ区別せずに用いられている――、なぜ緩和医療が、第1章で取り上げた問題や、重篤な患者や終末期患者が直面する問題の解決手段となりうるのかについて、その根拠を示すことである。合衆国における緩和ケアの実践現場において、コミュニケーションの問題が数多く存在し、複雑化していることは確かである。それでもなお、私たちの最大の願いは、病気で苦しむ患者や死を迎えつつある患者の苦痛を解消することなのである。

ホスピスと緩和ケア小史

ホスピスと緩和ケアの目標はどちらも、人生の最期（ホスピス）にある患者や、重篤かつ進行した病いにある患者の全経過（緩和医療）の苦痛を和らげ、同時に、それらの患者が受け入れることのできるQOLを保つことである。焦点となるのは、患者の安楽と身体的ニーズ、そして彼らの情緒的ニーズ、社会的ニーズ、スピリチュアルなニーズである。この医療アプローチは患者中心的であり、患者が危機的な病いを抱えているときも、死を迎えるまでの数日間ないし数週間にあっても、患者は自分のニーズや望みを言うことができる。ホスピスと緩和ケアという2種類のケアは、強く結びついているが、同時に異なる部分もある。簡単に言えば、ホスピスは緩和ケアの一種である。つまり、ホスピスは人生の終末期にある患者に対して、特別に提供される緩和ケアである。本章では、重篤患者と終末期患者のケアの歴史に焦点を当て、家庭におけるケアと専門的ケアのあいだの移行やホスピスと緩和ケアの詳細な違いについて述べよう。

紀元前の時代（紀元前500年）、生命を脅かすほどの病いにかかった場合、死はしばしばコミュニティ全体に脅威をもたらすため、コミュニティが協力して対応した。個々人は所属するグループの共通の価値のために働いたので、誰かが病気になったり、治療が必要な怪我を負ったりした際に、家族や所属グループが彼らをサポートした。また、ある社会では、病気の人は所属グループから排除され、一人で死を迎えるか、もしくは、もしいるなら、親しい人のサポートを受けることもあった（Amitabha Hospice Service, 2007）。

ホスピス・ケアの最初の形態は、キリスト教がヨーロッパで普及した6、7世紀に遡る。当時、終末期のケアは家庭でなされていたが、ケアしてくれる家族がいない場合、多くの修道院が、病人や死を迎えつつある人々を受け入れていた。ケアは修道院の看護師が行ったが、彼女たちは裕福な女性や未亡人であった。このような修道院でなされる人生最期のケアは、中世、十字軍時代、そして17世紀に至るまで続けられ、病気で死を迎える人々は、しばしばその最期の数日間を、修道士や看護師、一般女性のケアを受けて過ごした。その後、医療が発展し、公立病院が設立されるにつれ、病人と病気で死を迎える人々は病院で治療され、ケアを受けるようになった。

たいてい教会の奉仕活動を通じて行われていた終末期の患者のケアは、病院の制度化されたケアへと移行した。不運にも初期の病院の環境は原始的で、病原菌と病気についての理解が欠けており、しばしば病人は、入院する理由となった病気ではなく、入院してから感染した病気によって亡くなった。すなわち、初期の病院の評判はあまりよくなく、死の家と見なされていた。初期の終末期ケアは、家族や近隣の人によって介護されるホーム・ケアへと、再び移行した。

終末期の患者のケアは、医学が進歩し、第二次世界大戦後に病院の有効性が確立されてもなお、変わらず家庭でなされ続けた。病原菌の知識や、病気の原因が明らかになるにつれ、医学的な治療が盛んに行われるようになり、医療の焦点は、もっぱら命を救うことと病気を治すことにおかれるようになった。死を迎える人は、医学的な失敗と見なされ、先進的な医学知識も有効ではなく、医療の範囲ではないとして顧みられなかった。

その結果、宗教組織が死を迎える人々のホーム・ケアに取り組んだ。ホスピスという言葉の語源はラテン語の「hospes」で、ゲストや、よそから来た人という意味がある。この言葉を最初に使用したのは、1842年にフランスのリヨンに「ダム・ド・カレール」を設立したジャンヌ・ジェルニエール夫人である。1879年には、アイルランドのダブリンに、「アワ・レディーズ・ホスピス」というホスピスをアイルランド慈善修道女会が開設した。マザー・テレサは、ホスピス設立者の一人として知られるが、彼女もまた1952年に「カリガート死を待つ人々の家」を開設した。その後間もなく、シシリー・ソンダース夫人が、1967年にロンドンの「聖クリストファー・ホスピス」で最初のホスピス・プログラムを開始した。ホスピス・ケアの宗教的なルーツが、ホスピス・ケア運動の高まりを促し、死を迎える人のケアをホスピス・ケアとして形作っていった。この運動が広がり、最初の合衆国におけるホスピス・プログラムが1974年にコネチカット州のニューヘヴンで立ち上げられた。

シシリー・ソンダース夫人は、ホスピス運動の創始者であり、患者の経験について説得的に説いた本を著し、それが、1967年に最初の近代的な研究および教育ホスピスであるロンドンの「聖クリストファー・ホスピス」の開設へとつながった。


イースト・ロンドンにあるアイルランド慈善修道女会の「聖ジョセフ・ホスピス」で働いていたとき、そこで、終末期の痛みの性質と管理の研究（Saunders, 1967）に7年間を費やしたのですが、そのあいだに、私は大勢の患者のテープ録音を始めました。……それ以来何度も書いてきたことですが、話される内容といえば、「トータル・ペイン」、「どこもかしこも悪いんです」ということです。「あなたの痛みについて教えてください」と聞くまでもなく、患者は身体の痛みだけでなく、精神的な苦痛を話し、自分の社会的問題、スピリチュアルな安らぎの必要性についても話しました。そして今では、患者が抱える問題についての彼ら自身の話に耳を傾けることは、それだけで癒やす力があると確信しています。別の患者が、「話しているうちに痛みがどこかへ行ってしまったようです」と語ったように。(Saunders, 2003, pp.4-6)

ソンダース(Saunders, 2003)によれば、このホスピス運動は、まだ名前もないまま、1967年より前に始まっており、その当時、医療の状況に絶望した医療者たちが、1950年代に「終末期ケアへの新しい見方」(p.6)を始めていた。それは苦しむ患者の声に意図的に耳を傾けるというもので、1967年に、最初の本格的ホスピスである「聖クリストファー・ホスピス」の着想につながったのであった。ソンダースはこのように締めくくっている。「患者たちこそが、今では認められている緩和医療の専門性を発展させた創始者たちである。」

1950年代に起こった、深い悲しみや死別を医学に取り込もうとする動きは、死の場所の家庭から病院へというもう一つの移行の契機となった。医学界は、コミュニティから死を遠ざけることは、彼らの責任であると考えていたのだ(Littlewood, 1993)。しかし、患者が死にゆく過程にはほとんど注意が払われず、終末期にある患者に対しても、ほとんどケアは提供されなかった。1969年に発行されたエリザベス・キューブラー=ロス博士のベストセラー、『死ぬ瞬間――死とその過程について』は、病院で死を迎えようとする人々のケアに対する全国的な注意を喚起した。この本には、終末期の個々の病状に合わせた治療の必要性よりも、終末期のケア自体の必要性が詳細に述べられている。この本の評判は、1972年に合衆国で開催された「死と尊厳に関する上院会議」によってさらに拍車がかかった。

合衆国で最初のホスピス・プログラムが始まって8年後の1982年までに、「税負担公平性・財政責任法」に基づき、メディケア・ホスピス給付がコスト削減の手段として登場した。これに先んじて1976年には、モントリオール・ヴィクトリア女王病院に緩和ケアユニットが設立され、1977年には全米ホスピス機構（NHO）が設立された。NHOは後に全米ホスピス緩和ケア機構（NHPCO, 2007）となった。このように、医療の専門家たちが終末期のケアに注目したのは、ここ30年ほどのことなのである。

1983年には、すべてのメディケア加入者がメディケア・ホスピス給付を利用できるようになった。ホスピス・ケアを受けるには、患者は次の3つの基準を満たす必要がある。（1）その患者の病気が末期状態であり、余命が6ヵ月以下と担当医が診断していること。（2）患者が病気を治すための治療ではなく、ホスピス・ケアを選択すること。（3）メディケアが承認するホスピス・プログラムを受けること。ホスピス・プログラムを受けると、患者は終末期の病気の治療に関してメディケアの標準的な保険診療を受けることができない。患者はその病気が医師により終末期にあると認められる限り、ホスピス・ケアを受けることができる。プログラム加入期間は、90日間を1タームとして、それを2回、その後は無制限に60日ごとに延長される。

メディケアのホスピス・プログラムは、1997年当時、合衆国のすべてのホスピス施設の5分の4に支給されており、27億ドルが投じられている（Gage et al., 2000a, 2000b）。1995年には39万人のホスピス患者がおり、97パーセントが1日当たり114ドルを支払って、標準的な在宅ケアを受けていた（Gage et al., 2000a; NHPO, 1995)。国立健康統計センターの１９９８年の報告によれば、ホスピス利用者の80パーセントが65歳以上であり、そのほとんどが何らかのがんにより死亡している（Gage et al., 2000a）。毎年、高齢者人口の５パーセントが死亡しているが、そのうちメディケア・ホスピスの利用者は18パーセントにすぎない（Gage et al., 2000a）。さらに、１９８７年から１９９０年のあいだには、ホスピス医療を受ける全患者のうち、40パーセント以上が15日未満のホスピス給付プログラムしか受けていなかった。この30年のあいだに、合衆国のホスピス施設は、１９７４年の1施設から２００４年には３６５０施設にまで増加した。

１９８２年に制定された法律では、ホスピス・ケアを次の4段階に分けている。基本的な在宅ケア、集中的な在宅ケア、ショートステイによる入院ケア、一般の入院ケアである（Gage et al., 2000a）。ＮＨＰＣＯ（2007）によれば、メディケア・ホスピス給付では、医師による診療、看護、医療器具、医療用品、症状管理と疼痛緩和のための投薬、一時入院、訪問看護や在宅ケアの援助、カウンセリング、ソーシャルワーク・サービス、スピリチュアル・ケア、ボランティア参加、死別カウンセリングを利用することができる。この多様なサービスの提供を円滑にすすめるため、ホスピスではチーム制を採用しており、チームは患者に関するすべての問題を共有している。このホスピスチームは週7日、24時間態勢である。

総じて、ホスピスは病気を治すための治療ではなく、終末期にある患者の全人的《ホリスティック》なケアを選択するというサービスである。ホスピス・ケアの主な目的は、病気の最終段階における痛みと症状の管理にある。今日、合衆国のほとんどの病院がホスピスと提携しており、なかには入院設備のあるホスピスを持つ病院もある。しかしながら、ホスピス・ケアの大部分が、定期的な訪問看護による在宅ケアである。ホスピス・ケアの目指す目標は、患者の痛みをできるだけ軽減し、愛する人々に囲まれながら、自宅で息を引き取ることができるようにすることである。

緩和ケアとは？

医療専門家を含め、多くの人がホスピス・ケアと緩和ケアを同義の語として使用しているが、緩和ケアは、ホスピスより多岐にわたる患者やサービスを包括している。緩和ケアの英語 palliative care はラテン語の「pallium」に由来する。これは古代ギリシャおよび古代ローマ人が着用していたケープやマントを表す単語であり、慰安や尊重の象徴である。「palliative」という言葉は、to palliate という動詞に由来し、痛みや病気の症状を治療し、癒やすことを意味する。合衆国における緩和ケアの第一人者であるチャールズ・フォン・ガンテンは、1993年から1999年までシカゴにあるノースウエスタン記念病院の緩和ケア・ホームホスピス・プログラムの医療責任者であった。（彼は現在、サン・ディエゴ・ホスピスの緩和ケア研究所の責任者である。）『緩和医療ジャーナル』の最近の論文で、フォン・ガンテンとローマー（von Gunten and Romer, 2000）は緩和ケアについて以下のように簡潔に定義している。

緩和ケアとは、苦痛を和らげ、QOLを改善することに重点をおく多職種によるケアである。私たちはこの簡潔な定義が気に入っている。というのも、この定義によると、緩和ケアで実際にどのようにすればよいのかについて、多くのことがはっきりとするからである。この定義には、余命や終末期の病いにあるかどうか、それが何を意味するのかについての記述はない。単に苦痛を和らげ、ＱＯＬを改善することにのみ焦点を当てているのである。(von Gunten and Romer, 2000, p.115)

フォン・ガンテンとローマーはこの「簡潔な定義」で、緩和ケアの基礎的な理解を与えてくれている。しかし同時に彼らは、その複雑性も示唆している。つまり、苦しみとは何か。ＱＯＬとは何か。緩和ケアは、終末期の病気だけを対象とするのか。これらの問題に、どのようにして共通理解に達することができるのだろうか。このようなジレンマは、哲学的にも実際的にも、緩和ケアの研究者と実践家に困難をもたらしている。本書は、すべての患者とそのケアの担い手が納得のいくように答えていると言うことはできないが、以降の章全体を通して、これらの問いに取り組んでいく。もちろん、これらの問いの答えが、患者や医療スタッフ、家族と大切な人、そして多職種ケアチームによって、異なるであろうことはよく承知している。それゆえに、３章から６章でこれら４つの独自の視点を表す構成とした。

以下のような緩和治療のいくつかの主張は、文献に共通して示されている。

- 患者とその家族は、ケアの単位を構成する（患者は孤立して苦しむのではなく、家族という関係の中で苦しむからである）。
- 苦痛には、身体的苦痛、心理的苦痛、社会的苦痛、スピリチュアルな苦痛の４つの要素がある。
- 緩和ケアにおいては、コミュニケーションは決定的に重要な技法である。

緩和ケア実践の根底にある原理は、人生を選択するという自律性または個人の能力を含むと述べている著者もいる。つまり、患者が直面する問題について、オープンで繊細なコミュニケーションを行い、患者自身がQOLを定義し、単に病気の診断をしたり、問題点を指摘したりするだけではなく、一人の人間に対する全人的《ホリスティック》なアプローチをすることである（Sheldon, 1997）。

しかしながら、緩和ケアの実践における根本的な問題は、患者の治療のどの時点で緩和ケアを開始するかという問題と関係している。フォン・ガンテンとローマー（2000）は、「苦痛を取り除くことや、QOLを改善することは、人生の最期の時点でのみ行われるべきことではない」と最初に主張したのはカナダの医療システムであったと指摘している（p.115）。世界保健機構もまた、緩和ケアは終末期の病いだけのものではないという考えを支持している。フォン・ガンテンとローマーが、苦痛とQOLへの注目が、病気の全過程と全人生とに適切に統合されなければならないと主張しているように（p.115）。

合衆国の緩和ケア臨床家の多くがそのような考えを支持しているが、緩和ケアに関する多くの書物、とくにイギリスで発行されたものの中には、『心理社会的緩和ケア――死にゆく人と遺族へのケアにおけるよい実践』（Sheldon, 1997）、『死にゆく過程――緩和ケアの患者の経験』（Lawton, 2000）、『彼岸へ――緩和ケアのナラティヴ』（Barnard et al., 2000）などに示されるように、緩和ケアは死に直面する人に対するケアと同義であるという見解を示すものもある。しかし、現在、ほとんどの緩和ケアに関する優れた研究は、緩和ケアが重篤な病気が見つかった時点で開始されるべきであり、進行した病いを抱えるすべての患者に対して行われるものであるという考えを示している。たとえば、モリソンとマイヤー（Morrison and

Meier, 2004）によれば、５つの緩和ケア機関が協同して行った「よい緩和ケアへの全米合意計画」は、進行した慢性疾患を持つ患者の緩和ケアのガイドラインを提示している。これらのガイドラインは、最近全米総合がん情報ネットワークによって作成された、進行して治癒不能のがん患者のためのガイドライン（Morrison and Meier, 2000 に引用されている）と同じ趣旨に立ち、それらを包含している。だが、「よい緩和ケアへの全米合意計画」にはさらに、スピリチュアルな、宗教的、実存的な側面へのケア、文化的側面のケアの推奨、そしてまさに死を迎えようとしている患者に限らない幅広いケアが含まれている。モリソンとマイヤー（2004）は以下のように説明している。

> 全米総合がん情報ネットワークのガイドラインは、末期がんの患者をおもな対象としているが、病気の初期段階にある患者や、予後の不確定な患者、もしくは積極的治療や延命治療を受けている患者も、これら諸機関の提言の対象となることができる。これらの提言の適用は、余命が短い患者のみに制限されるべきものではない。（p.2587）

在宅でのホスピス・プログラムとして始まったにもかかわらず、緩和ケアは、１９８２年のメディケア・ホスピス給付以前に、ホスピス運動の外側にまで成長した。最初は、ホスピスという言葉を使うのを望まず、死期が近い患者に対するサービスを好まない医療関係者からは、緩和ケアは支持療法と呼ばれていた（von Gunten and Romer, 2000）。ホスピス・ケアとは反対に、緩和ケア・プログラムは、苦痛の軽減とＱＯＬの改善に重点をおいている。つまり、個々の診断や予後については考慮に入れていない。緩和ケアれる。
の第一義的な拠点は病院である一方で、ホスピス・ケアは家庭や老人ホーム、ホスピス・ユニットで行わ

ホスピス・ケアも緩和ケアも、医療専門チームとボランティアによって行われる。北米には、3600以上の緩和・ホスピス・ケアチームが存在する（Finlay et al., 2002）。これらのチームは、ケアを調整し、医療専門家と患者や家族とのあいだのコミュニケーションを向上させる責務がある。医師は、病気が治療に反応しない場合には緩和ケアチームに依頼し、一方で、患者の病気が終末期であるとの診断があり、余命が半年以下の患者に対しては、ホスピスを勧める。「ホスピスは、終末期の病気のケアを調整し、末期症状の治療を扱うゲートキーパーとして機能する」（Gage et al., 2000b, p.5）。ホスピスでは、病気を治すことではなく、看護に重点がおかれ、患者ももはや病気を治すための治療を望んではいない。

反対に、緩和ケアの特筆すべき特徴は、緩和ケアの患者が、終末期の状態において、病気を治すことを目的とした治療を受けることもあるということである。ホスピス・ケアと緩和ケアはどちらも、多岐にわたる分野の専門家によって行われ、その専門家たちが、患者のケアプランや、ケアを提供する場所、人生の最期のケアを提供するチームメンバーを決める。

緩和ケアの特徴

緩和ケアは、多様な分野にまたがるケアであり、進行した病気を抱える患者とその家族の、苦痛の緩和

とＱＯＬの改善を目的としている。他の適切な医療処置と共に提供されるものであり、多くの専門家や専門家ではない介護者が考えるような、死を迎えようとする患者のみを対象とするのではない。緩和ケアの第一義的な焦点は、患者の症状の管理、痛みの緩和、そしてＱＯＬの改善にある。緩和ケアには、医師をはじめ、看護師、ソーシャル・ワーカー、チャプレン、心理士、栄養士、薬剤師、およびその他の医療専門家たちによる、多職種医療ケアチームが関わっている。ケアの単位は、患者とその家族である（緩和ケアには、しばしば死別カウンセリングが含まれる）。緩和ケアには、次の３つの主要な目標がある。（１）患者のケアの第一の目標は、身体的および情緒的苦痛を取り除くことである。（２）第二の目標は、患者と医療者とのコミュニケーションと意思決定を改善することである。（３）最後に、緩和ケアの第三の目標は、すべての場面において、継続したケアができるように調整をすすめることである。

歴史的には、キュア‐ケアモデル（延命治療と呼ばれるもの）が、病気が進行するあいだずっと用いられてきた。医療現場では、患者の余命が６ヵ月である場合に、緩和ケアとホスピス・ケアを取り入れるとされてきた。最近の傾向では、緩和ケアを病気の全過程において導入するようになっている。つまり、重篤な病いであると最初に診断された時点から、延命治療と併せて、緩和ケアも導入される。最終的に、患者の病気が末期段階に近くなれば、ホスピス給付（たいていの場合、メディケアによるものだが、他の保険会社が担うものもある）が最後の半年間に給付される。つまり、緩和ケアは、現代医学の治療・処方とホスピス・ケアにまたがるものである。ある腫瘍内科医は次のように述べる。「緩和ケアは、最初に為されるべき重要なケアであり、ホスピス・ケアはその次である。ホスピスは、緩和ケアの一つのかたちである」（C. K. Daughtery, 私信, 2005/10/18）。

世界的に見ても、緩和ケアは、おもにホスピスや死を迎える患者の痛みを緩和することから、そのサービスを拡大してきており、その焦点は、症状への対処、苦しんでいる人に注意を向ける技法、あらゆる年齢、病状段階、状況にある患者の苦痛を緩和することにある。緩和ケアの実践者は、患者や家族、専門家、コミュニティ組織に対して働きかける。このようなホスピスからの転換により、緩和ケアは、苦痛と症状管理に対する全人的《ホリスティック》なアプローチ全般を指すものとして再定義された。端的に言えば、緩和ケアとは、苦痛を取り除くことである。

このように特定の境界線を引くことは緩和ケアの領域を確定するという意味で重要であるが、それには問題もある。苦痛と症状の管理という定義は、あまりにも広すぎて、すべての患者とすべての医療者に当てはまると解釈できる。そのようなすべてを包含するような定義を用いることは、すべての患者が緩和ケア・サービスを必要とし、すべての医療者が何らかの緩和ケアを提供するということを意味する。ある腫瘍内科医の見解によれば、緩和ケアは、病気の診断時に、患者の情緒的な反応に注目することから始まるとしている（C. K. Daughtery, 私信, 2005/10/18）。つまり、腫瘍内科医は、緩和ケアを実践していると言うこともできるのである。要するに、専門のホスピススタッフや緩和ケアスタッフでなくても、彼らが受けた訓練が適切であれば、緩和ケアを実践することが可能だし、また、実践しなくてはならないことになる。

しかしながら、緩和ケアの実践者は、緩和ケアが一般的な症状緩和以上のことをしていると主張している。緩和ケアに従事する医療者は、専門的な疼痛管理を行っているのである。マイヤー（Meier, 2000）は、すべての病院スタッフに緩和ケア医を配置して、適切な疼痛管理を維持していくべきだと論じるが、病院側の体制にも限界があり、合衆国は今後も医療危機が続いていくだろうから、それがすぐに実現できる見込みはない。だが医療者たちは、こうした必要性を満たす一手段として、緩和ケアトレーニングをすべての領域に拡大するよう求めている（「病院、ホスピス・モデルを導入」Forbes.com, 2007）。

緩和ケアの理論的根拠

緩和ケアが合衆国の医療にとって必要不可欠だというのには、いくつかの理由がある。第一の理由は、緩和ケアのサービス提供の臨床的な必要性である。重篤で複合した病いを抱える人には、良質のケアが必要である。１９９７年の国民死亡率追跡調査によれば、死亡者が亡くなった場所は、病院が56パーセント、介護施設が19パーセント、家庭はわずか21パーセントだった（National Center for Health Statistics, 1998）。さらに重要なことに、重篤患者は、少なくともある期間は入院している。最近の研究では、メディケア加入者で死亡した者のうち、98パーセントが死の前年、一定期間病院で過ごしていることがわかった（Dartmouth Atlas of Health Care, 1999）。また、死亡者のうち15パーセント～55パーセントが死の前の半年間に、少なくとも一度はＩＣＵに入っていた（Dartmouth Atlas of Health Care, 1999）。全体的に見れば、慢性疾患を抱える人のケアは、合衆国の全医療費支出の75パーセントを占めている（Dartmouth Atlas of Health Care, 2006）。

病院での死亡が大多数を占めることは、緩和ケアを開始する契機となる要因の一つである。病院で死ぬことは、しばしば身体的苦痛を伴い、また病院にとっても深刻な財政負担となる。さらに、病院で死を迎えてしまう原因は、たいていの場合、医療ケアの目標についてのコミュニケーションが欠如しており、ケアについての希望が患者と家族で合致しないことである。患者と病院に加え、家族や介護者もまた、経済的、身体的、情緒的に影響を受けるのである。

1995年、SUPPORT調査が、三次医療を行う5つの教育病院で死を迎える経験に関するデータを発表し、影響を与えた（the SUPPORT Investigators, 1995）。この調査は、重篤患者のケアの改善を目指して複数の施設が実施した試行からなり、ロバート・ウッド・ジョンソン基金の資金援助を受けている。生命を脅かす病いにある9000人の患者が調査対象であり、そのうち50パーセントが調査開始後半年以内に死亡している。フェーズ1の調査結果によれば、蘇生処置を希望しない者のうち46パーセントが、死の前2日以内にその意思を書いていたが、その患者が蘇生処置を希望しないということを把握していた医療者は50パーセントに満たないことが明らかになった。さらに驚くべきことに、病院で死亡した患者の38パーセントがICUで10日間以上過ごしており、その半数は、死の直前の3日間に中程度から重度の痛みを経験していた。モリソンとマイヤー（Morrison and Meier, 2004）は、緩和ケア・プログラムの効果を次のように要約している。

> 緩和ケアやホスピスを導入すると、患者の症状に良い効果が現れ、病院のコスト削減につながり、自宅で亡くなる可能性が高くなり、そして、通常の治療と比較して、患者の満足度はより高くなる。（p.2586）

第二に、緩和ケアは、患者とその家族の要望を、どちらも満たすための必要不可欠な要素である。合衆国の6ヵ所で実施された、終末期の患者を介護する家族に対する最近の調査では、介護者のうち女性の割合が72パーセント、介護者が同居の家族であるのは96パーセント、65歳以上であるのが33パーセント、介護者自身も健康に不安があるケースが33パーセントであることが明らかになった（Emanuel et al., 1999）。

近年の研究は、重篤患者が彼ら自身のケアについて心配するだけでなく、家族のケアについてもまた気に病んでいるということを示している。ある研究は、患者が、苦痛と症状のコントロールを望み、不適切な延命処置を回避し、そしてコントロール感覚を持ち続けることを望むと報告している（Singer et al., 1999）。また、患者は、家族の負担を軽減し、愛する家族との関係を強めたいと深く願っている。

反対に、家族の介護者は患者のケアに重点をおいており、患者の希望を第一に考えている。介護者は、愛する人の要望が尊重され、意思決定に加わり、偽りのない情報が与えられることを望んでいる。また、介護者は、家庭でのサポートや支援、実際的な支援（患者を移送する手段や、薬、医療機器など）の要望、日常生活のケアのニーズ（入浴、食事、排せつ）、愛する人が亡くなったあとも記憶に残り、つながりを保つことといったニーズを表明している（Tolle et al., 1999）。

第三に、緩和ケアは、患者人口の増加への対応にも欠かせないものである。病院は、増加傾向にある重篤患者、進行した疾患の患者、複合的疾患の患者に対する効果的な治療として、緩和ケアを必要としている。また、医療の進歩や、延命し続けることを可能とする治療の選択肢の登場に伴い、死亡年齢があがっている。２０３０年には、85歳以上の人口が１０００万人を超えると推計され、この傾向は、緩和ケアの必要性をより増大させるだろう。

第四に、緩和ケアは、教育機会を促進する。教育病院は、ほとんどの臨床家にとっての訓練の場である。

調査によれば、危機的な状態の患者を支えることに対する障壁として、それに関するスキルや知識・態度の欠如がある（Meier et al. 1997）。さらに言えば、現在の医学部のカリキュラムには、緩和ケアに関する指導はほとんど、あるいはまったくない。医療教育の概括研究では、合衆国の医療教育機関のうち、74パーセントが終末期のケアの教育を行っておらず、83パーセントがホスピスでの研修がないことが明らかになった（Billings and Block, 1997）。乏しい教育現場の状況が明らかになったばかりでなく、医学部の学生の41パーセントが、死を迎えようとする患者やその家族と医師が対話をする場面を見たことがなく、35パーセントが指導医師と死を迎える患者のことについて議論を交わしたことがないことがわかったのである。

第五に、医療提供のモデルは、大量消費文化のニーズを満たすように変化を遂げた。今日の消費者たちは、教育水準が高く、情報に通じている。医師を頂点とした、ピラミッド構造を形成する伝統的な医療モデルは、医療提供の消費者モデルへと転換した。より良いケアとサービスが求められている。この変化に寄与した要因は、医療経費の増大、多くの保険未加入の患者、看護師不足、そして国、州単位での医療に対する財政支援である。緩和ケアは、適切なケアへの立脚点である。なぜなら、緩和ケアは、身体的・精神的苦痛を取り除き、患者と医者のコミュニケーションや意思決定プロセスを改善し、それぞれの場面において継続的なケアの調整をするからである。

最後に、緩和ケア・サービスは、病院にとって財政上、避けることができない。深刻化する医療の財政難には、いくつかの要因が関係している。高齢者の人口が増え、それゆえ、医療を必要とする患者数が増加した。新技術はあるが、多くの病院や医療機関の支払いシステムは、未だ古いままである。これらを踏まえ、専門家は、緩和ケアが深刻な医療財政難の解決の糸口となると推測している。２００１年から２０１１年のあいだに、医療支出は、年間２・５パーセント増になると予想される。これはＧＤＰ（国内総生産）よりも増加スピードが速く、２０１１年までには、ＧＤＰの17パーセントを占めることになるだろう（Center for Medicare and Medicaid Service, 2002）。一方で、最近の報告は、介護の責務をメディケアが負担していると指摘している。３９６０万人のメディケア加入者に対する医療の総支出は、２００２年に２６７０億ドルに上り、２００１年の支出よりも８・25パーセント多い（Cowan et al., 2004）。さらに、メディケアの全体の支出は、２００２年に２５００億ドルに増え、前年比11・７パーセント増となった（Cowan et al., 2004）。

数多くの研究結果が、緩和ケアによる費用削減効果を例証している（von Gunten, 2002; Schneiderman et al., 2003; Campbell and Guzman, 2003; Smith et al., 2003）。緩和ケアにより、入院期間やＩＣＵの滞在時間が短くなり、病院側や支払者の費用負担を軽減したり、医薬品などの直接的な費用を削減したりすることができる。緩和ケアは、患者や家族のケアの目的を明確にして、要望にかなった医療処置や医療環境の選択をできるように家族を助け、退院するという決断や、目的を果たすことに役立たない延命処置をしない、または取りやめるという決断をサポートすることによって、このような費用削減をもたらすのである（Smith et al., 2003）。さらに重要なことは、緩和ケアは、各段階間の連携をより改善し、また、どの段階でケアを受けるかについての判断を支援して、ホスピスや在宅ケア、介護施設への紹介を増加させている。緩和ケアとホスピスには、費用に大きな差がある。だから、緩和ケアは、病院保険の対象とする必要がある（von Gunten and Romer, 2000）。ホスピスの専門家たちの中には、緩和ケアはホスピスのサービスや利益を脅かすと考える人もいるが、ホスピスと緩和ケアの2つのモデルは、どちらも患者の癒やしを目指すという点で類似しているが、異なるものである（von Gunten and Romer, 2000）。

緩和ケアにおけるコミュニケーションの重要性

ホスピス・ケアと緩和ケアの実践と原理の根底にあるものは、コミュニケーションである。つまり、医師と患者、患者と親近者、医療の専門家間、そして、死を迎える際に関わるすべての人のあいだのコミュニケーションである（Doyle et al., 1998）。ド・モンティニイ（De Montigny, 1993）は、緩和ケアのユニットを「課題を共有し、互いに助け合い、そして相互関係によって強化されるもの」と特徴づけている（p.13）。これらのコミュニケーションの過程は、すべて死を迎える人との関わりからの影響を受ける（Servaty and Hayslip, 1999）。

緩和ケアの実践には、コミュニケーションについて達成すべきいくつかの目標がある。緩和ケアのチームは、まず、痛みと症状管理についての全人的《ホリスティック》なアセスメントに関心を持つ。すべての患者について、事前指示書とリビング・ウィル（生前の意思表示）の完成は、等しく重要である。緩和ケア医は、診断結果や予後の診断の理解や受容について、患者がどの段階にいるのかを判断しつつ、また希望を提供しなければならない。医者と患者間のコミュニケーションには、病気を治すための治療から脱却し、患者の状況に合わせて、目標を見直すための援助が含まれる（Kaur, 2000）。

SUPPORT調査により、医師には、コミュニケーション・スキルや、倫理学、そして緩和ケアに関するさらなる訓練が必要であることが明白となった。米国医師会は、医学部での訓練を促進するために、「終末期ケアの医療者のための教育（Education for Physicians on End-of Life Care）」を立ち上げた。緩和ケアは現在、米国医療分野専門委員会（American Board of Medical Specialties）の11専門分野の中の一分野に位置づけられている（内科、総合診療、救急医療、麻酔学、外科、神経精神医学、小児科、リハビリテーション、放射線医学、産婦人科学。American Academy of Hospice and Palliative Medicine, 2007）。

コミュニケーションが、緩和ケアを行う際や、人生の最期において、非常に重要な役割を果たしていることは明らかである。デ・ハースとトイニッセン（de Haes and Teunissen, 2005）は以下のように報告している。

> 医療専門家による、患者や家族、チームメンバーとの質の高いコミュニケーションは、死を迎える人のケアの質の保持のために、必要不可欠なものであると医療専門家には知られている。効果的でないコミュニケーションは、医療の提供水準から見れば、最適な終末期のケアにとっての大きな障害であると見なされている。（p.345）

しかしながら、奇妙なことに、重篤で末期状態にある患者とのコミュニケーションに関する研究のほとんどが、医療専門家によるものであり、医療コミュニケーション研究者によるものではない。実際、本書の著者たちも、コミュニケーション研究者による緩和ケアのコミュニケーションに関する研究を知らない。

終末期のコミュニケーションですら、医療コミュニケーションの研究分野では未研究であり、この特殊な医療の設定における現状の複雑性を追求する研究は、ほとんどなされていない。しかしながら、最近、終末期の文脈における医療スタッフと患者のあいだでのコミュニケーションと情報共有に関して、コミュニケーション研究がなされるようになった（Egbert and Parrott, 2003; Hines et al., 2001）。そしてまた、終末期の患者とのコミュニケーションにおける人間関係という面についても、研究されるようになってきている（Keely, 2004a, 2004b; Foster, 2006; Wittenberg-Lyles, 2007）。

終末期のコミュニケーションは、患者側の情報の必要性と要求――それはしばしば、生命に関わる極限的な状況下での延命である――のため複雑になる。ハインズら（2001）は、透析の処置と効果についてのコミュニケーションに関して、高齢の透析患者と看護師の視点を平行して観察し、QOLの問題と患者の予後の不確実性に関して両者には大きな隔たりがあることを見いだした。この研究によると、概して、患者が望む情報は、看護師が患者に与えなければならないと考える情報とは大きく異なることがわかった。具体的には、患者が病気に対処するための情報を望む一方で、看護師は長期的な治療経過の深刻さを伝えたいと考えていたのである。著者たちは、問題統合理論から言うと、看護師が構成する問題統合は、患者が作るそれとは異なると結論づけている。看護師は高齢者の透析処置は「死に対処する」処置であると考えるが、患者は「生に対処する」処置だと考える。この点で、死と死にゆくことに関わる意思決定に必要な情報が、まさによりよく病気に対処して生きるという観点では強調されていない情報なのである。つまり、患者は、ケアに関して意思決定をするための情報というよりは、病気に対処して生きるための情報を求めている（Hines et al., 2001）。

医療の専門家と患者間のコミュニケーションに関するさらなる研究では、患者に共感したり、社会的支援を提供したりする上で、ホスピスのボランティアと病院のボランティアがどのように違うか調べている。エグバートとパロット（Egbert and Parrot, 2003）によれば、ホスピスのボランティアのほうが、情緒面の支援をすすんで行い、身体的な支援を行うことについては、それほど積極的ではないということがわかった。つまり、ホスピスのボランティアは、機器を用いた支援には消極的で、情緒面での支援にはより積極的である。

その他の終末期という文脈でのコミュニケーション研究では、終末期のコミュニケーションにおける人間関係の側面に焦点を当てている。キーリー（Keely, 2004a）は、遺族と末期患者とのあいだの、最後の会話の記憶に注目した。キーリーは、最後の会話を「医師が終末期であると診断してから臨終までのあいだの、死を迎える最愛の人と交わした（言語的なものも、非言語的なものも含めた）あらゆる交流」と定義した。ここでは、双方が患者は死を迎えるということを知っている（2004a, p.35）。終末期という文脈における、人間関係に目を向けたアプローチの研究から、こうした場面特有のコミュニケーションパターンが明らかになっている。この分野における、キーリーの初期の研究（2004a）では、最後の会話の宗教的でスピリチュアルな特性が調べられている。この研究では、記憶に残る宗教的でスピリチュアルなメッセージは、確認と癒やしに特徴があり、また、長年の信仰体系を確かめ、眠っていた信仰体系を復活させ、信仰の知覚的な変化を引き起こすようなメッセージからなっていると結論づけている。キーリーは、最後の会話はしばしば行動を規定すると結論している。とくに、記憶に残るメッセージには、死に対処することへの励まし、残された者が死とその過程に関与すること、残された者による宗教的でスピリチュアルな実践が含まれている。その後の研究（2004b）で、キーリーは、最後の会話の中の、愛についての言語的または非言語的な、記憶に残るメッセージに焦点を当てた。それらのメッセージは、愛を肯定すること、愛と和解、そして利他的な愛に関わるものである。キーリーは、終末期の文脈は、しばしば最初で最後となる、愛を確かめあう人間関係の転換点であると強調している。

フォスターの著書、『人生の終わりのコミュニケーション――この世の不思議の発見（*Communicating at the End of Life: Finding Magic in the Mundane*）』（Foster, 2006）では、終末期のコミュニケーション研究の背景として、人間関係のコミュニケーション理論が用いられている。フォスターは、自身のホスピスでのボランティア経験と、他のボランティアからの視点を動員して、終末期の患者との人間関係のダイナミクスを描いている。そこでは、エスノグラフィーの語りを通して人生の最終ステージを理解しようとし、そのための手法としてコミュニケーション理論を用いた。これに続く、ホスピスのボランティアのナラティヴの研究では、ボランティアの人々が、患者の死という経験を経ることで、良い死とは何かの実例を学び、ホスピス指導者となる機会を得、さらに、彼ら自身も死すべき運命であることを知り、死を人生の一部として受け入れることができるようになることが明らかにされている（Wittenberg-Lylcs, 2007）。

本書の目的は、これまでは単に医療提供者だけによってなされてきた、緩和ケアコミュニケーションに関する研究を拡充することである。コミュニケーションに関わる問題や難題を、コミュニケーション理論の観点から枠づけ、あるいは再枠づけし、緩和ケアの文脈で集められたエスノグラフィー・データも包括していく。これ以降、3章では患者の視点からのコミュニケーションの課題を、4章では、医師、5章では家族や素人の介護者、6章では多職種緩和ケアチームの視点からのコミュニケーションの課題を扱う。

ひどく衰弱して病状の悪い患者に接して、その言葉や考え、経験、疑問、ナラティヴに接する機会はそれほど多くない。ここでは、ペリペテイア（*perpeteia*）――人の進路を突然瞬時に変えてしまう出来事を指すアリストテレスの用語――に照らして、患者の視点がどのようなものかを見てゆく。ここでの中心は、重篤な終末期の病いを生きる患者が生み出した緩和ケアに関わるコミュニケーションのスクリプトとナラティヴである。人生が突然変わってしまったことを通じて新しいアイデンティティを認識することと、これらの変化の現実を抑圧することとが、病いへの多様な反応の両端にある。病いと向き合いながら、患者はあまたのコミュニケーションの課題と相手に出会うことになる。重篤な病いに直面した患者の自己の表出は、つらい病いを患うこと、生き続けること、死にゆくことといった厳しい課題をこなしてゆく人々に寄り添って、より良い世話人となるにはどのようにしたらいいかということを、私たち皆に教えてくれる。

3　患者の視点

緩和ケア場面の研究は、対象に接近することもその内容を捉えることも困難だということは周知のとおりである。重篤な病いを抱えた患者の視点は、とくに、コミュニケーション研究の観点からはほとんど描かれておらず、知られていない。不確実性の管理理論、問題統合理論、病いの社会的構成、ナラティヴ、自己呈示などを含めてコミュニケーション理論を適用することによって、研究においてしばしば数量的なものに還元されがちな終末期の経験について、記述的な洞察を手に入れることができるだろう。

病いのナラティヴ再考

劇作家、文学者にしてエッセイストのピーター・ブルックス（Brooks, 1984, p.xi）によると、ナラティヴとは、「現実、とくに時間に制約され、よく生きるという意識を持って現実と関わりあうときに使う、理解の大きなカテゴリー、あるいはシステムの一つ」である。一連のナラティヴは展開することによってそれに意味を与えるが、「回顧への予期」、あるいはものごとの終わり方を計画することもまた同じように、ナラティヴを意味づけるためには重要である（Brooks, 1984）。限りある時間を意味のあるものにするとともに、経験の結末を計画するという要請が、私たちのナラティヴと終末期医療に関する議論を成り立たせている。

グレイザーとストラウス（Glaser and Strauss, 1965）は、命の終わりについての独創的なエスノグラフィー研究を行った。彼らの著書『死のアウェアネス理論と看護』は、米国における、家で迎える死から病院で迎える死への文化的移行に触発された研究である。彼らの主要な関心は、重篤な病気を患うアメリカ人が、医療の文脈での生物学的な死の過程に加えて、社会的な死の過程を経験しているのではないか、そしてこのことは人間関係に対してどのような意味を持つのか、ということであった。彼らの研究成果は、気づきの文脈（awareness context）という概念に集約される。患者が自分は死につつあることを間接的に知っているという疑念の気づきの段階は、長くは続かない。疑念の気づきから、2種類の相互作用の文脈が派生しうる。相互的なみせかけの儀礼ドラマと、オープンな気づきである。

相互的なみせかけの文脈における儀礼ドラマは、医療スタッフ、家族と友人、そして患者が、あたかも患者が死なないかのように一致してコミュニケーションをとるときに成立する。この文脈を作り上げるためには、相互に成し遂げなければならない複雑で、しばしば暗黙の協調が必要である（Glaser and Strauss, 1984）。参加者がもし一人でもみせかけを貫き通すことができなくなれば、この文脈は終わる。患者か医療スタッフが、患者は死なないだろうということを示しながら話すときに、みせかけは始まる。グレイザーとストラウスがこの研究を行ってから40年近く経っても同様の現象が起こっており、患者 - 医師の信頼関係に破壊的な影響を与えているとグループマン（Groopman, 2004）は主張している。

回避、省略的な答え、分解された言い回しは、すべて希望を引き延ばすためだと考えられていた。しかし、その希望は空虚であった……医師が患者に嘘をついたなら、たとえ善意の嘘であっても、患者はもう二度と医師を信用できない……時間が経過し、病気が進行するにしたがって、真実はいやおうなく示され、患者の幻想は消え、患者と家族の憤りと怒りのみが残るのである。（p.53）

本章と5章に示された気づきの具体例と段階は、グレイザーとストラウスから40年も経った現在でも、残酷と損失が続いていることをはっきりと示している。オープンな気づきの場合でさえ、無神経なコミュニケーションが行われている。もっと患者の視点に配慮した話し方ができるはずなのに。

終末期の病いを生きる患者について、グレイザーとストラウスの相互的なみせかけのドラマに代わって、フランク（Frank, 1995）の「回復ナラティヴ」もよく採用される。回復ナラティヴは、とても具合の悪い人について「以前は病気ではなかったけれど、今は具合が悪い。また、回復して元どおり元気になる」と言う。死の瀬戸際に至ってから回復することへの熱望は、終末期の会話で患者が語った以下の引用に見てとることができる。会話の相手は、本書の著者の一人で、医師である。どちらの患者も、この会話でホスピスを勧められているが、依然として回復の言葉を使っている。

ステージ4のがん患者：私がどれくらい生きられるか、誰にも尋ねたことはありません。私には信仰があります。きっと乗り越えられると確信しています。

数日後に亡くなったステージ4のがん患者：また自分の足を使えるかどうかわからないんだ。家は200マイルも離れたところだけど、また思い通りに歩けるようになったら、インディアナにいる娘のところに行って住もうと思っている。

ニーチェら（Nietsche et al., 1967）の混沌ナラティヴは、回復ストーリーの対極であり、多くの患者と家族が終末期の診断に直面して経験するものである。「混沌ナラティヴ」は以下のようなものである。「終末期の病気で苦しみと悲しみしか感じない。途方に暮れている。もう二度と平和な生活は来ない。」混沌ナラティヴに比べれば、回復ナラティヴはずっと気が確かで、慰めとなるものに思える。しかしながら、多くの例で、回復は患者と家族に対する嘘であり、結果として可能な生活や病状、そして治療の幅を狭めてしまっている。

メドーとヘンソン（Meador and Henson, 2000）は希求のナラティヴを提案している。それは、生きること、人々の中でオープンに苦しむこと、よく死ぬこと、そしてその人生からの死後の贈り物を準備することなどに裏付けられた希望の主張である。この希求のナラティヴは、緩和ケアの統合的な気づきを反映している。統合的な気づきはあらゆる深刻な診断の初期から、患者にとってとても大切なことだと、私たち著者は信じている。だが、この章で取り上げたエスノグラフィー記録と患者のナラティヴは、このような希求のナラティヴについてはほとんど何も教えてくれない。患者の視点はその多くが、回復への衝動、情報の欠如、患者の状態や病気の経過についての開かれたコミュニケーションの失敗、病気を治すことを目指した治療が縮小されたときに家族や友人とともによく生きるという方向への準備がほとんどないことなどに向けられている。

診断・再発・予後

欧米文化圏の末期患者のほとんどは、自分の病状と余命の予測を知りたいと望んでいる（Hagerrty et al.,

2005)。一般に、患者は診断から離れて余命を過大評価しがちであり、そのことが治療に関する判断に影響してしまう。診断の時点では、しばしば病気を治すことを目指した治療が約束される。最新の医療が、最新の医薬品とともに説明される。命に関わる病気を患っていることを知ったことの衝撃と不安は、治療の選択肢があるという希望によって和らげられる。その安心感に後押しされて、患者と家族はしばしば治療の開始を熱心に待ち望む。

診断の後、病気を治すことを目指していると受け取って治療に入る患者の多くは、自分の病気が治ることはないのだということを意識していない。病気を治すことを目指した治療についての相談が始まったなら、医師と患者のあいだで予後についてはっきりと話をすることはない。治すことを目指した治療のあいだ、患者は、診断前の元の生活かその近くにまで回復できると信じているかのように、治療に専念する。

がんの再発や悪化による終末期という診断は、患者にとって病いが別の段階に入ったことを意味する。マコーミックとコンリー（McCormick and Conley, 1995）の研究の患者たちの何人かは、治療のこの新しい段階においてさえも、自分は医師ときちんとコミュニケーションがとれており、病気が治る方向に進んでいるかのように考えていた。患者のうち2人は、終末期だということを看護師から知らされた。患者の何人かは、体調が悪化し、治療が体力的に持たないようになったとき、終末期の予後についてはっきり知りたいと自ら医師に話を切り出した。

緩和ケアの時期は、病いが次の段階に入ったということである。マコーミックとコンリー（1995）の研究の多くの終末期のがん患者は、この気づきの段階のときに、「治らないことについて」話している。最終段階の転移性乳がんを患う37歳の女性アンは、治癒不能と終末期という言葉について、次のように書いている。

治癒不能ということは、それを抱えながら生きなければならないという意味でしょう。私が死んでしまうということは知っているけれど、先のことだと思いました。いつ死が訪れるかは、知りませんでした。こんなに病気で辛いことを我慢したのだから、できる限り生きることに一生懸命でした。治癒不能は、死ぬことに直面しなければならないということを意味していましたが、普通の人と同じような意味で直面することができていました。……終末期は、時間が少ないという意味ですね。それは、いつ死が訪れるかわからないという意味でした。死の準備をするとき、という意味ではありませんでした。(p.241)

遅く開始された緩和ケアは、患者の命と病気の終末期となる。驚くまでもないが、患者が医師からこの段階にいることを知らされることはまれであり、そうであったとしても、その話題は患者から切り出されたものである(McCormick and Conley, 1995)。彼らの研究に登場する6人の患者は皆、そのときの医師との会話を思い出すことができたが、ほとんどの場合、それは、患者がその事実を初めて知った経路ではなく、むしろ患者の疑いを確認する場であった。一般に、患者が最も満足するのは、診断と予後についての情報を医師から直接聞くことができる場合である(McCormick and Conley, 1995)。

フェイ:それはあまりにも一瞬のことでした。先生がホールで看護師さんと話しているのがちょっと聞こえてきました。先生は、「彼女をプログラムに入れることができるか確認しよう」と言いました。それが、初めてホスピスが近いと知ったときでした。

ケン：化学療法によって1週間に3日具合が悪くなるのに腫瘍には何も変化がないので、化学療法をやめました。

ナン：病院の人は終点に着いたことを知っているけど、それを口に出さないんだと私は思っています。やり続けないと仕事をしていることにならないと思っているんじゃないかしら。

アン：看護師さんと話すことは、とても助けになっています。私は看護師さんたちにものすごく支えてもらったけど、それが先生との会話の埋め合わせになるとは思いません。こんなに素晴らしい先生なのに、死ぬことについて話すことができないから、失望しました。

医師とのコミュニケーションをやっと手に入れる

サムは、54歳、既婚で孫もいた。人生の大部分をビジネスに費やし成功した後、妻とともに会社を売却して、学問──サムの場合はとくに演劇──のキャリアを積もうとしていた。博士課程を終わろうとしていた頃、変な症状が続いて困ったあげく、診断を求めて、悩んでいる症状について医師に相談した。サムは、黒色素細胞腫を患って30年になっていた。この会話記録では、彼は自分のステージ4の前立腺がんの診断についてこう述べている。

先生は、まるで手紙でも送って済ますか、看護師に伝えさせたいかのようでした。先生は居心地悪そうで、自分では会いたくないようでした。私たちは、彼から、ある意味で情報をもぎ取らなければならなかったので、よい経験ではありませんでした。

私の立場からすれば、それはまったく戸惑うことばかりで、必要と思う情報を手に入れることはできませんでした。だから、私たちは自分で調べなければならないことがたくさんありました。診断の全過程は約3ヵ月で、症状があって最初に医師を受診した2004年の6月から8月くらいまでの夏中かかりました。そのときまでに生検を行って症状をすべて調べて、一生懸命医者に言って診断を聞き出したのが3ヵ月経ってからでした。えっと、その間中、私はこの年頃の男によくある問題だろう、と思っていました。つまり、私は頻尿で困っていて、単なる老化だろうと思っていたんですが、それが大きくなった前立腺が排尿を制限し、頻尿になっているとわかり、結局、前立腺にがんが見つかったんです。前立腺がんで頻尿になることは知っていましたが、そうではないことを願っていました。先生は乱暴で無愛想でした。先生は、○○大学付属病院の泌尿器科の長だったにもかかわらず、とてもとてもぶっきらぼうで、気遣いがなく、身体の扱いも乱暴でした。そうですねえ、彼は、とてもそっけなく、私たちとの面談で積極的にたくさん情報をくれるわけでもありませんでした。実際、生検の後、検査結果をどこにします？　3、4日かかります、って言ったんです。そんな具合でした。結果は3、4日後。とくに言わなくても、3、4日で情報を得られるってことですよね。ところが1週間以上待っても情報は手に入りませんでした。そこで、電話をしましたが情報を得られそうになかったので、ついに○○病院にある彼のオフィスに乗り込んで、生検の結果が見つかるまでそこに座り込んでいようと決めました。そして、それはまさに実際に起こったことでした。まあ、私たちは、この医者を見つけ出して会いに来させ、生検結果はえっと、がんだったという診断を告げるまで、検査室の一室を占拠しました。

多くの患者にとって、治療の方針は診断と予後に基づいて決められる。この情報は患者の治療に大きな影響を与えるので、この情報が明らかになり、患者に引き渡される多種多様な道すじは、医療コミュニケーション研究にとってたいへん興味深い。がんは本書によく登場する例であるが、それは緩和ケアのコミュニケーションに含まれるたくさんの複雑な問題が関わっているからである。

ラモンとクリスタキス（Lamont and Christakis, 2001）によると、医師は、がんの診断がついており、余命について知りたいと要求した患者の37パーセントに対してしか、余命の見積りを告げようとしない。残りの63パーセントでは、医師は見積りを告げないか、意識的に長い見積りをするか、意識的に短い見積りをするかであり、それによって患者と医師では見積りが大きく違ってくる。予後診断の時点で不正確な情報を与えられた結果、患者は、化学療法や放射線療法を積極的に受けることを選んでいるのかもしれない。それは、最終的には命を長らえずに、「悪い」死を迎える可能性を増すかもしれないのである。悪い死には、挿管、蘇生、終末期の集中治療、患者と家族が最後の生活を計画する間もなく治療の結果として突然亡くなってしまうこと、なども含まれる。

サリーは、64歳、既婚で孫もおり、10代の初め頃からタイプIの糖尿病を抱えながら生活してきた。彼女は、多発性硬化症（MS）で日常的な活動を妨げられるようになるまで、20年ものあいだ、書店でマネージャー兼仕入れ係として働いてきた。以下は、彼女の診断についての録音されたナラティヴである。

私は、いわゆる三叉神経痛になってしまいました。それは恐ろしく痛いんです。歯のまさに真ん中から来て、頭のてっぺんから抜ける、うーん、顔にあるとき、それを表現するただ一つのしかたは、歯の中からはじまって、のぼってゆく、だわ。いろんな歯医者さんに診てもらったけど、皆、歯には何も悪いところはない、いわゆる三叉神経痛でしょうと言いました。2年以上が過ぎ、私はまだこれがMSだとは気づきませんでした。わたし、私は、そんなことはないと思っていました。えーっと、わたし、私は当時の担当の神経科医、三叉神経のアモルド先生とはぜんぜんうまくいかなくて、［先生が］もっと検査が必要ですと言ったとき、私は大きな病院に行きました。MRIとかいろんな検査を受けました。私は1週間、検査の結果を先生が確認するのを待っていました。先生からは、まったく電話がこないかのようでしたが、日曜の夕方にやっと電話が来ました。そのときの先生の最初の言葉は、とても印象的、というものでした。印象的な進行。進行がその言葉でした。私にはMSの印象的な進行がある。印象的、は、良い意味の言葉でしょう？　だから、先生が実際に私に言っていることは脳の中にMSの兆候がかなりあるということだと理解するのに、1秒か2秒かかりました。そして、受け、受け入れるのはとても困難なことでした。

これらの診断ナラティヴからは、重篤な病いを患う人という新しいアイデンティティの可能性に直面して、不確実性を解消する強い必要に迫られ、患者が情報を得ようと創造的に手を尽くしていることがわかる。

インターネットにナラティヴを書きこんだとき、パットは40代後半、ミズーリ州に住んでいた。彼女は、地元の学区で生徒の移送に関する仕事をしていた。彼女は結婚しており、10代の男の子が2人いた。自分のタイプのがん（原発不明の腺がん）に関するメーリングリストの初期の投稿の中で、自分が経験した非常に混乱した診断のコミュニケーションについて描いている。

坐骨切痕の腫瘍は、取り除かれるまで少なくとも1年は私の中にありました。私は、2002年4月に、右のふくらはぎの調子が悪くて［病院に］行きました。私は先生に、はっきりした委縮があるので、右側の臀部のMRIをとってほしいとお願いしました。［メディカルセンターでは］何も変なところはないと断られました。私は、先生の説明のコピーも持っているということも記しておきます。そして、2003年4月8日［1年後］にほとんど歩けなくなり、松葉杖を使ってER（緊急救命室）に行きました。先生は、私のベッドサイドに立ち、「慢性疼痛と神経障害だから、うまく付き合うことを覚えなければならないよ」と言いました。でも、親切な整形外科医が最近のMRIフィルムを送ってくれ、腫瘍が坐骨神経のすぐそばにあり、自分では触れそうにないから、神経外科医に診てもらうべきだと教えてくれました。そこで、私は病院に行きました。神経外科医は、「おそらく」神経鞘腫瘍だと考え、MRIとCTスキャンのコピーを他の市の神経移植専門医に送りました。その先生は、整形外科・腫瘍内科医に手術の指揮を依頼しました。これらのすべては、2003年4月に、3つの町の3つの違う病院で1ヵ月のあいだに起こったことでした。……原発不明腺がん掲示板の皆が、答えと治療を得るためにできる限りのことをするつもりだ、というのが私にはよくわかります。

意思決定と生活の質（QOL）

病気の診断を知ることは、人生を変えてしまい、しばしば直接人生を縮めてしまう。神学者のスタンレー・ハワーワス（Hauwerwas, 2005）は、医療倫理と患者の自律について考察している。彼は、重篤な病気の人は決して自律していないということを指摘している。彼らは、友人、家族、そしてとりわけ病いの旅を助けてくれる医療の世界を必要としている。病気の進行に伴って、治療のための医療者を必要としながらも頼りにしているにもかかわらず、多くの患者は、治療の選択と判断を、医療者に支えられながらではなく、家族と一緒に自分が中心になって決めてゆかなければならないかのように感じている。次の抜粋は、サムが、ステージ4の前立腺がんの診断を受けた後も、自分自身で次に何をするかを決めていかなければならないと認識していた様子を描いている。

先生が君の今の仕事は自分を生かし続けることだ、と言ったのをよく覚えています。（深いため息）そして、実際、私たちはとても勢いづきました。この病気が何を引き起こし、何なのか、何が起こったのか、それはどのように進行するのか、それをどのように治療するのか、というようなことを知るために、たくさん調べ物をしなければなりませんでした。そのような情報を最初の泌尿器科医は何も教えてくれませんでした。……この病理の先生は、今あなたができるだけのことをしなさい。責任を果たしなさい、と言いました。医師に会えないと言われても、それに耳を貸してはいけません。アグレッシブになって、自分を診てもらえるようにしましょう。それが、まず最初にすべきことです。

入院しているエイズ患者に関する研究では、生活の質（QOL）は病いと健康管理に関することがらが日常生活と幸福に及ぼす影響として定義されている（Ragsdale et al., 1992）。危機的な病いや慢性的な病いの文脈では、健康管理、社会的支援、社会経済的なことがらへのアクセス・執行・交付を、闘病中の患者のQOL自己評価に不可欠な条件として組み込んでいる（King et al., 1977）。

実際の終末期のがん患者が治療に関して行う選択からは、生存時間を長くするわずかなチャンスのためにQOLを犠牲にしようとする気持ちが非常に強いことがわかる。デービス（Davies, 1996）は、悪性の大脳神経膠腫を患う患者が、生存には効果がないと知ってもなお脳への放射線を受けることを選ぼうとするということを明らかにしている。タバニーニら（Taburnini et al., 1996）は、化学療法はほんの少しの効果しか期待できず、勧められない選択肢だと医師が伝えても、末期の非小細胞性がんの患者が、化学療法を再度選択しがちであるということを示している。身体的な損失や入院期間の延長、耐えなければならないさまざまな苦痛、そして医師からの化学療法は役に立たないという説明にもかかわらず、患者はまるで苦しむことで生き続けたいという意思を表明しているようである。化学療法に取り組む患者は、治療が苦しいことを予想し、少なくとも9種類の副作用の発生を覚悟している（Hoffman et al., 2004）。セカンドラインからサードラインの化学療法に移行してゆくにしたがって、患者は、激しい副作用、痛み、衰弱、合併症があってもよいという気持ちが強くなってゆくようである。これは、化学療法をやめて状況にあった他の選択肢に切り替えることに関する話し合いがはっきりとなされていないからではないだろうか。

これらの数とナラティヴからは、医師と患者がコミュニケーションで用いるスクリプトにはＱＯＬの要素が欠けているということがわかる。最近の研究によると、がん患者の98パーセントが自分の病気と予後についての現実的な説明を受け、自分の病いについて質問する機会を望んでおり、この問題に関して話すときには病気について統計的／集団的にではなく、個人として扱ってもらいたいと感じている（Hagerty et al. 2005）。治療が患者にとって必ずしも（ある病気の場合はしばしば）最善の選択ではないときでも、多くの腫瘍内科医は、新たに深刻な診断を受けたばかりの患者が病気を治すことを目指した治療に向かうよう穏やかに方向づけているようである。腫瘍内科医は、20パーセントの効果――それも効果とは２、３週間から２、３ヵ月の延命――が期待できるときには、治療のラインを提供するように教育されている。多くの患者は、１日でも長く生きるチャンスがあれば、強い治療を受けようという気持ちになるだろう。

そこには治療のために貴重な時間を使うという交換があり、患者の延命された命の価値についての疑問を巻き起こしている。ヤブロフら（Yabroff et al. 2007）は、治療を受けるための時間の金銭的価値と患者が失った機会をよりよく理解するために、76万３０００人のメディケアセンターの患者の記録と治療の待ち時間を集計した。このプロジェクトは、11種類の最も一般的ながんの患者について、治療のための移動時間、待ち時間、治療にかかる時間を調べた。それ以外の、治療から回復するための時間、具合が悪くて生産的でいられない、または仕事ができないでいた時間、家族や友人と交流できなかった時間、日々の活動を楽しむことができなかった時間などは調べていない。最後の12ヵ月のあいだに治療を受けるために、胃がん患者が使った時間は500時間、肺がん患者は500時間近く、卵巣がん患者は400時間近くであった（Yabroff et al., 2007）。

病気を治すことを目指した治療の継続と緩和ケア

進行した転移がんを患う人々は、患者の視点と緩和ケアの議論全体の中で考えると、奇妙な動きを示している。『臨床腫瘍学雑誌』の最近の論文によると、アメリカでは地球上のどの地域よりも化学療法が頻繁に使われており、その中には終末期や死が近くホスピスを紹介された患者も含まれている（Matsuyama et al., 2006）。1996年からのメディケアのデータでは、死まで2週間以内に実施される化学療法と放射線療法は、1993年の13・8パーセントから1996年の18・5パーセントに急増している。この間に、ホスピスの利用も増加しているが、患者にとって最後の3日間だけの利用の急増である（Earle et al., 2004）。2003年の研究では、がんのタイプによらず（化学療法に反応するタイプも、化学療法に反応しないタイプも）、多くのメディケアの患者が、最後の6ヵ月のあいだに化学療法を受けている（Emanuel et al., 2003）。

人生で最も困難な事実に直面した患者は、病気を治すことを目指した治療か緩和ケアかの選択において、診断した医師の意見を参考にして判断しようとする。マツヤマら（Matsuyama et al., 2006）は、腫瘍内科医が患者の予後を過大評価し、患者の病気の進み具合について楽観的すぎる表現をする傾向があることを明らかにしている。

延命を目指した治療か緩和ケアかという迫りつつある決断に直面したとき、少なくとも6ヵ月以上生きるチャンスがあると思っている患者は、強い化学療法を選ぶ。これらの患者は、緩和ケアを選択した患者と生存率は同等だが、より長期の入院、挿管、人工呼吸器装着、おしなべて介入の状態に陥っている（Weeks et al., 1998）。スィ（The, 2002）によると、非小細胞性肺がんの患者（ステージ4で予後が6ヵ月以下という深刻な診断を受けている）に、誤った楽観主義のパターンが繰り返し見られる。診断を受けたのにもかかわらず、観察したすべての患者が非常に強い化学療法を選び、病気を治すことを目指した治療を受けているかのように自分の治療のことを語った。彼らは、自分の身体の衰弱と何週間何ヵ月にもわたる治療の待合室での他の患者や家族との会話を通して、自分の状態に関する真実を知ることになる。

患者と家族がこれからどんなことを経験することになるのか知ろうとするとき、インターネットにアクセスすれば、病気に関する政府や機関による説明が提供されるようになった。これらの情報源は、診断直後の日々に治療に関して重大な判断をしようとするときに、多くの人が参考にするところでもある。マツヤマら（Matsuyama et al., 2006）の指摘によると、正しい情報を提供すると考えられている、研究組織の提供するウェブの情報源は、抗がん治療か緩和ケアかについての決断をするために患者にとって必要な情報を提供していない。たとえば、国立がん研究所には、非小細胞性肺がんに関する包括的なホームページがあり、ステージの説明、罹患率、多くの治療の選択肢が載せられているが、積極的な抗がん治療なしの緩和ケアやホスピスのみの緩和ケアについては一切含まれていない。そして、治療の効果についての情報、治療の結果起こりうること、治療がどの程度効くのか、無数の抗がん治療と緩和ケアの選択肢から選ぶための方法、患者が選んだ選択肢から予想されることについては、何も情報がない。アメリカがん協会や個別のがんに関するウェブサイト（肺がん同盟、Susan G. Komen Breast Cancer Foundation を含む）では、これらの判断をするための病気のステージや余命の予想に関するより個別的な情報は、いっそう少ない。

オンライン・サポート・グループ

オンライン・サポート・グループが、病いの世界に広がっている。ダヴィソンとペンベッカー（Davison and Pennebecker, 1997）によれば、さまざまな病気が、多様なテーマとパターンで、メーリングリスト上のコミュニケーションを展開している。病気の深刻さと合併症の水準によって、オンライン・コミュニティのグループの中で必要な社会的支援のかたちも違っている。

発展しつつある研究領域であるにもかかわらず、医療環境を超えたがんのケアに関する情報（すなわち、ケアに対する患者の感情、患者の際だったニーズなど）への患者のアクセスに関するデータを明らかにしている文献はほとんどない（Balmer, 2005）。ディッカーソンら（Dickerson et al., 2006）は、インターネットの使い方に関する患者のナラティヴを分析した。インターネット利用に関する患者の語りの中で見いだされた5つのテーマのうちの2つは、（1）症状の管理に関する意味のある情報、（2）ストーリー、チャットルーム、掲示板、電子メールなどのピアサポートであった。ショーら（Shaw et al., 2000）は、肺がん患者にインタビューし、オンライン・サポート・グループに参加することによって患者が受けた社会的支援に関して、現象記述的研究を行った。参加者は皆、オンライン・サポート・グループの時間にしばられない性質を良いものだと捉えていた。ミーティングのためにスケジュールを調整する必要もなければ、具合が悪いときに無理して家からで出なくともよい。コンピュータを介したある程度の無名性もまた、参加者が支援について情報を共有し、知りたいことを尋ねたいという気持ちを後押ししていた。グループの中でのやりとりによって、症状のつらさが和らぎ、病いの言葉がなじみのあるものになり、それによって不確実性も減っていた。

医師とのやりとり――コントロールの欠如

ヴィクター・ターナーは、2つの世界をまたいでいるときのどっちつかずの場所を指すために、リミナリティという用語を作った。これは、重篤な病いの患者がいる「もはや」と「いや、まだ」の場所である（Tuner, 1982）。医師 - 患者関係では、このリミナリティは二者を結ぶハイフンにある。患者の生活が変わりつつあるとき、医師には患者に伝えようとする医療情報がある。両者をつなぐハイフンは、2つのナラティヴをつなぎ合わせて一緒にする可能性を示している。ハイフンはまた、2つの断絶した会話になる可能性をも示している。

クレムは、ACUPS（原発不明の腺がん）のメーリングリストのメンバーである。彼は、配偶者がこの病いを抱えており、その中心となる介護者である。原発不明腺がんの一般的な予後は悪い。患者の全体での生存期間の中央値は、3～5ヵ月であり、1年後に生存している患者は25パーセント以下である。肺、脳、肝臓などを含む多臓器が関わっている場合には、生存期間は週単位である（Hoskin and Makin, 2003, p. 256）。ケイガンとステッケル（Kagan and Steckel, 2000）によると、原発不明腺がんが治癒不能なのは、それがひどく転移するまで発見できないからであり、ほとんどの場合、すでに効果の期待できる腫瘍学的な治療法がない。以下のクレムの会話記録は、この診断に関して患者、家族、医師が直面するとても困難なコミュニケーション状況を明らかにしている。

最初から原発不明腺がんが死をまぬがれない診断と見る腫瘍内科医に、私はずっといらだち続けました。実際、闘う前に彼らは降参していました。闘ってみれば勝つこともあるでしょう。でも、私たちが闘わなければならなかったんです。誰かに命を任せることはできませんでした。彼らは、あまりに怠慢で、私たちの闘いを助けようとしないんですから。

この注文は、終末期の病いであると告げる医師にとってはつらい要求である。正直さと希望の両方が、患者と医師双方に高く評価されるコミュニケーションの要素である。終末期であると伝えながら正直さと希望をはぐくむという綱渡りは、医療の場における最も大きな挑戦の一つであり、患者が経験する最大のニーズの一つでもある。その話題に正直で注意深いコミュニケーションによって取り組まなければならないとしたら、医師と患者双方に求められる力量はたいへん大きい。ただ、患者は、正直さと希望を必要としてはいるが、その場しのぎに生存期間を過大評価することを望んでいるのではない。

患者の身体とその解釈者

医師が危機的な病気の患者に関して持っている大きな力の一部は、患者の身体の中で生じていることについて解釈する力である。重篤な病気の患者にとって、自分自身の身体についての感覚が信頼できないというのは、裏切りにも似た混乱である。健康な人なら使える手段が、重篤な病気の患者にはもはや役に立たないか、意味のあるデータを提供しない。ものすごい信頼が、医師の役割を果たす健康な個人におかれる。その人は、病気をしていないときの患者の身体を決して知らないだろうに。

患者の身体の疎外は、患者が健康だと感じている病気の初期の段階から始まることもある。医療技術は、感覚でコミュニケートしている身体への挑戦である。

「診断されて」以降は、「具合の良さ」のものさしは、もはや患者の感じることではなく、検査やレントゲンの結果とそれらについての医師の解釈にある。悪い知らせについてのインタビューで、ある患者が言うように、「私が病気だと教えてくれるのは、私の身体ではなくレントゲン」なのである。(The, 2002, p.12)

このとき、医療技術から見れば、患者の感覚はもはや信頼できる伝達者ではない。この裏切りは、健康な人、つまり自分の身体能力の主体として自己確認していた患者の一部を取り去ってしまう。

終末期のがん患者にとって、一連の治療は、それを選択すればだが、身体的な自己からさらに患者を切り離してゆく。がんに対する攻撃が最も期待できる化学療法は、身体を傷つけるものであり、造血器官を回復不能のかたちで弱らせる。これらの化学的な破壊を生き続けることは、それだけでも驚くべき努力と言えよう。終末期がんの治療を受ける患者は、しばしばその診断に衝撃を受け、自分の健康だという感覚に混乱する。これほどまで重篤な病気なのに、患者はなぜこれほど健康だと感じるのだろうか。逆に言えば、治療中も、患者が悪くなったと感じることは決してない。「医師が［患者に］レントゲンでは良くなったと伝えても、患者がちっともよくなったと感じないことがしばしばある。これは、患者にとってはまったく混乱することであり、疎外である。すなわち、患者は自分の身体を信じることができないのだ」(The, 2000, p.87)。化学療法でも放射線でもその他の治療法でも、治療に反応して腫瘍が縮小していっても、患者はとても具合が悪く感じる。しかし医師からは回復していると告げられる。このような回復しているという医師の判断は、患者が身体は元気だと感じていたときの悪い診断の知らせとは対照的である。

パットは、腫瘍内科医とのコミュニケーションを、とくに病気の進行と治療について理解しようという試みについて、次のように表現している。

私は担当の腫瘍内科医に「次は何ですか？」と尋ねました。先生は、「経過観察」するだけの予定と言いました。もちろん、看護師は処方箋にしたがって薬を出し続けます……担当の腫瘍内科医は、私の骨盤のＣＴだけ撮りましょうと言いました。私は、胸部、腹部、脳のＣＴも定期的に見るために続けてほしかったのです。腫瘍内科医は、脳のＣＴをしようとはしませんでした。２度目にお願いしても、同じ答え——しません――でした。症状がなければ、費用がかかりすぎると言いました。私は忘れっぽくなってきていましたが、腫瘍内科医は、脳に腫瘍があれば、平衡感覚が崩れ、視野がねじれ、頭痛がするなどでわかるからと言いました。うーん。腫瘍内科医が症状の出るのを待つべきだとは思わないし、元気なうちにそれと闘いたいし、脳の問題を（どんなものでも）チェックし続けたかったんです。

担当の腫瘍内科医の「注意深い目」のもとで起こったすべての事実を受け入れるというのは、私にはつらいものでした。私は先生に厳しすぎるのかもしれませんけど……お願いだから……がんの広がりを抑えるために何でもできるだけの検査をしてほしかったんです……治療するだけじゃなくて。治療を待っていたら遅すぎってことがたくさんあります。腫瘍内科医の耳を揺すってやりたいくらい。私の中で腫瘍が大きくなりつつあるようで。うーん。

私に残された時間が長くないというのは、これ以上ない奇妙な感じでした。……それが、私が皆にこんなに強要した理由でした。それはとっても困難で、説明できません。……まさに感覚だから。

医師は、誰もパットに終末期の状態について直接説明しなかった。彼女の治療に対する感覚は、治療チームが病気の数歩後を行っていて、パットの役目は医師に仕事をさせ続けることだ、というようなものだったようだ。実際、原発不明の腺がんの進行のしかたと予後について、腫瘍内科医以上に知っている人はいない。だが、パットが終末期であり、緩和ケアを考えたほうがよいことを30分の時間を使って説明しようとする腫瘍内科医はいなかった。彼女のナラティヴからは、死にゆく人としてのアイデンティティを理解し、判断し、選ぼうと奮闘していることが明らかである。

SPIKES法による患者とのコミュニケーション

ロバート・バックマンは、マーガレット王妃病院の腫瘍内科医で、カナダのオンタリオ州にあるトロント大学の医学教授でもある。彼は、がんやその他の人生を変えてしまう病気の患者に悪い知らせを伝えるというテーマについて研究を続けてきた。2000年、ベイルらは、がん患者に悪い知らせを伝えるための6段階のプロトコルを発表した。それは、SPIKESという恐ろしい頭文字語を持つ（Setting 設定、Perception 病状認識、Invitation 患者からの求め、Knowledge 情報の共有、Empathy 共感、Strategy-summary 戦略・まとめ）。まず、最初の設定は、患者との話し合いをするための物理的環境を最適にするための医師への手引きである。プロトコルの詳細では、距離の取り方、非言語的な雰囲気作り（表現は違うが）、話し合いの場に家族のいることにまでふれている。病状認識は、「告げる前に尋ねる」原則についてである。ここでは、医師は病状についての患者の理解に関して見通しを持たなければならない。患者からの求めでは、患者が自分の診断についてどの程度の情報を知りたいかについて意向を確認する。情報の共有は、医師が実際に「悪い」知らせを告げるステップである。このステップでは、患者との協力が奨励され、専門用語ではない言葉を使い、少しずつ伝える。悪い知らせを告げた後に共感が続く。ここでは医師はよく聴いて、患者の感情とその感情の理由を――その両者をつなぎながら――理解するよう勧められる。このことの意図は、患者の感情と経験が正当なものだと認めることである。プロトコルの最後の要素は、次の治療段階の計画をまとめ、戦略を練ることである（pp.139–141）。

バックマンは、日常的な業務として困難な診断情報を患者に共有してもらわなければならない医師が経験するストレスを指摘して、ＳＰＩＫＥＳの必要性を主張している。このプロトコルは、バックマン（2005）は台本ではないと主張しているが、医師へのストレスの影響を軽減するという意図で作られている。彼はこのプロトコルを台本とは見なしていないが、特定の文脈と順番で行動が生じるように意図された、構造化された行動手順である。バックマンは、医師が従う練習可能な構造――言葉遣いはさまざまなかたちを選べる――を提供した。この構造化されたコミュニケーションの作戦に従うことによって、患者もまた、医師の取り仕切るプロトコルにおとなしく従うよう強いられる。悪い知らせを告げなければならない医師のストレスを軽減するために、ＳＰＩＫＥＳは、何よりも医師のために作られている。患者をまず第一に考えて作られてはいない。もしそうなら、ＳＰＩＫＥＳの細部を決め検証する研究は、まったく異なる枠組みとなっただろう。

バックマンは、「悪い知らせの中心的要素を決定すること、つまり患者にとって知らせを悪くしているものは何か特定することが重要である」（p.138）と述べている。「悪さ」とは、患者の期待することと患者と家族に実際に起こることのあいだのギャップのことである。「臨床家として、患者が自分の病状についてどのように認識しているかを確認しなければ、悪い知らせに患者がどのように反応するかわからない。したがって、大切なルールは、『告げる前に尋ねる』である」（p.138）。このプロトコルには、仮定されたパターナリズム的な全知者が隠されている。医師が「悪い知らせ」は何かを決め、またその知らせが患者と家族に及ぼす影響を決めるとされているのだ。

SPIKESは、医学部での緩和ケアのコミュニケーション教育の飛躍的な前進をもたらした。今ではこの方法は、M・D・アンダーソンの医療者向けウェブサイトからダウンロードできる。これは、広く使用され、教育され、実践されている。SPIKES以前は、患者と困難な情報を共有するときに、臨床家が使うことのできる構造化された「助け」はなかった。これは進歩ではあるが、患者は不意打ちをかけられ、自分の病気についての認識をその場で質問される。医師が患者の認識を追求するとき、罠にはまったのに近いような感情が起こるのを患者の言葉から見ることができる。この節に取り上げた会話は、SPIKESのプロトコルをよく示している。最初の例で、緩和ケア医師と患者のやりとりの過程をたどりやすくするために、プロトコルにラベルを付け加えた。

［設定完了］
［病状認識］
医師：では、あなたが病院にいる理由をどのようにお考えですか。
患者：脳に腫瘍があるから。
医師：どのような経過になるとお考えですか？
患者：腫瘍を取り除くことに2回失敗したと思います［彼は前2回の手術について簡単に話す］。そのときの傷が頭痛なんかを引き起こしていて、というのも考えているんだが、しなきゃよかった……
医師：あなたに何が起こると？
患者：いつものように切り抜けてみせる。それを信じているし、決してこのままじゃない……

医師：彼らは腫瘍についてなんと言っていましたか？

患者：先生からは同じような意見。――私は切り抜けるというような。

医師：でも腫瘍はなくならないでしょう。そして、化学療法も望んでいませんね。

患者：でも、２回目の手術のときに、腫瘍を小さくするために脳に抗がん剤のディスクを入れましたよ。

［患者からの求め］

医師：はい、でも腫瘍はなくならないでしょう。あなたの先生から頼まれて、リハビリができるか確かめに……［この時点で、患者はベッドで興奮し、もぐもぐ言う］

［認識の共有］

医師：腫瘍はなくならないでしょう。

患者：腫瘍をモニターできるなら――

医師：はい。でも腫瘍はなくならないでしょう。

患者：今受けている治療は、先生が考えつく予後がどのようなものであっても……でも、この方法がいいのか他の方法が最善なのかわからないんだ。

医師：私たちはあなたを治療はできますが、病気を治すことはできないのです。まず頭痛の治療をしましょう。

［長い沈黙］

医師：私が言っていることがわかりますか？
患者：はい。言っていることはわかります。私が移動することができたらそれは良いステップですか？
医師：そう。次のステップは、ホスピスのために奥さんと家に帰ることです。あなたはホスピスがどんなところか知っていますか？
患者：はい。病院みたいなところ。
医師：そうです。でもそれだけじゃない。とても病気が重くて病気が治らない人のためのところです。そこではたくさん助けてもらえます。
患者：それは問題ない。ホスピスについてただ一つ気になることは……

［共感］
医師：ジュースを出しましょう。口が大分渇いているようですから。
［医師は彼にジュースを飲むように出す］
患者：知っているはずのことを知らないかのように振る舞おうとしてはいません。私は、考えています……腫瘍のことをずっと考えています。とくに自分の身体のことを考えます。身体が悪いときはわかります。そのおかげで、友達と付き合い続けるために長年考えてきた計画を思うと、泣きたくなってきます。［はっきりと泣き始める］ドラッグと酒をやり始めた理由は……それは私の気持ちを傷つけました。［患者はすすり泣き始める］
医師：何かお役に立てることは？［話しながら医師は手を差し伸べて患者の肩に触れる］

患者：頭が痛いです。

医師：わかりました。対処しましょう［彼女は同僚の医師の方を向き、「チームのところに行ってすぐに何かを持ってきてもらってください」と言った］。ご家族はあなたを愛していて、あなたと一緒に過ごしたいと思ってるでしょうね。それは良いことだと思います。あなたはどう思います？

患者：［泣き続ける］

［事前指示書についての話し合いのストラテジー構造が続く］

面談のあいだ、患者は自分の認識と回復への希望を統合しようと努力するが、その中で繰り返し自分の考えが誤っていることを発見していることを思うと、この患者の言葉を読むのはつらい。医師にとっては、このプロトコルは際立つニーズを満たしている。だが、患者にとっても同じだということを示している研究はない。マクラスキー（McCluskey, 2004）は、SPIKESのプロトコルで診断を告げられた筋萎縮性側索硬化症の患者と介護者の、診断の説明に関する満足度を研究した。研究の結果、患者が最も助けになったと感じたことは、SPIKESプロトコルの実際の構造ではなく、医師が診断を告げるために患者と共有した時間だということが明らかになった。

緩和ケアチームの話し合いから、ティムについて次のような背景情報が明らかになった。彼は55歳で転移性の肺がん患者である。11月に診断を受けて、1月まで腫瘍内科医に診てもらわなかった。1月11日、腫瘍内科医の指示で入院した。彼は歩くこともでき、失禁もなかった。チームは、患者が自分に起こっていることを理解していないと評価した。彼には、PTSD、不安障害、抑うつがあり、ドラッグの常習者であった。彼の診断はステージ4で、予後は6ヵ月であった。以下は、ティムが自分はがんで死んでしまうことを知った面接である。部屋に入ったとき、ティムは健康そうに見え、部屋の中を歩き回っていた。医師は医師J（同僚）に、悪い知らせを告げるこの面接を扱ってもらうことに決めた。

チームは患者に挨拶し、病院のそのフロアにある家族面談室に移動した。

ティム：［非常に落ち込んでいるが、信仰を持っていることを話した］私の状態についての資料は読んでいます。私は最後のステージにいると思います。回復についての情報がもっとほしいです。

医師J：［介入して］そう。あなたはステージ4です。

ティム：私がどれくらい生きられるのか、誰にも尋ねたことはありません。私には信仰があります。私は、きっとこれを乗り越えられると確信しています。［彼は病気について話した。病気がどこにあるのかまったくわからないし、病気が身体にどんなふうに影響しているのかもわからない、と。］

医師J：悪いと言われたけど、あなたは悪いという感じがしないんですね……

ティム：そうです。私はこれからたくさんの痛みに襲われるかもしれませんが、何ともありません。私は信仰が篤いですから。いったん病気が落ち着いたら、また元の生活を続けられるでしょう。

医師：［医師Jに代わって］あなたの望みは何でしょうか。信仰をお持ちとおっしゃいましたね。何をお望みでしょうか。

ティム：普通の生活です。もっと幸せに、家族も、普通にです。

医師：釣りは好きですか。

ティム：はい。水が大好きで、花壇、ガーデニングも［彼は、腫瘍の診断に至る医療の物語を思い出して話し続ける］。発見してもらってよかった。確信している。とても深く信仰してきました。

医師：あなたは、自分の病気をどのように理解していますか。ステージ4とはどういうこと？

ティム：一番悪い。

医師：私たちはあなたを治すことができないということをおわかりですね。

ティム：［長い沈黙］とても良い人生に、感謝します。子どもたちや孫のこと、娘が泣くのが心配です。家族に嘘をつきたくないです。自分のことは、何でも心構えはできています。四番目のステージが、今いるところなんですね。そんなふうには感じないけど、どのくらいの時間があるか私にはわかりません。いつもそのことばかり考えています。

医師J：それを知ると何か違いがありますか。

ティム：いいえ。

医師：私たちは、今日、これからの計画を相談するために集まりました。

ティム：家族と。［医師Jの質問に言及しながら］。

医師：放射線を使うとどのようなことになると思いますか。

ティム：縮小と抑制。それはいいことで、気分もよくしてくれる。動けて健康でありさえすれば。歩くのが好きなんです。

医師：［痛みのコントロールについてのより良い計画に焦点を当てて］この計画の残りの部分ですが、放射線が終わったら、家に帰りたいですね。ホスピスという言葉を聞いたことはありますか。それをどう思いますか。

［チャプレンが入室し、加わる］

医師：ホスピスは役に立つし、家のように過ごせますよ。そこは、治らない病気の人たちのための所です。

ティム：私のように。

医師：そうです。それから、これから先のいつか、あなたがそんなにできなくなるときのことについて考えなければなりません。あなたの代理をして、あなたの望みを代わりに言ってくれる誰かを考える必要があります。誰か心当たりはありますか。

ティム：［ある人の名前を言う。］

医師：今日、ソーシャルワーカーが書類を作りに来てもいいですか。あなたの望むことを教えてください。

医師：今のところあなたは何でもできるけど、具合が悪くなって心臓が止まるときが来るでしょう。

ティム：野菜のように？

医師J：機械につながれ続けるのは？

ティム：すぐに逝ったほうがいい。

医師J：［事前指示書について話し合う］

ティム：信仰が強まったような感じです。乗り越えるための苦難みたいな感じです。私は病気だけど、それが私に与えられた試練だってご存知でしょう？

医師：ＱＯＬに注目することが大切です。

ティム：私を押しつぶすことはできないと思う。私には深い信仰があるんです。

医師：［放射線は緩和のためだということを説明する］
医師Ｊ：放射線では治らないのです。ただ気分をよくするだけです。

ボブは53歳で、転移した前立腺がんと肝不全、アルコール乱用のため、長く入院生活をしている。彼は、4度も管を引き抜いてしまったため、現在抑制をされている。彼は結婚しており、3人の子どもがいる。緩和ケアチームは、肝臓の問題は治る見込みがなく、ホスピスが導入されるべきだと話し合った。患者はたぶんケアのための養護ホームに戻るだろうと結論づけた。以下は、ホスピスの考えが最初に提案されたときの患者面談である。

ボブ：これを切ってしまってくれ［足を指して］。
医師：なぜですか？　そんなにひどく痛むんですか？
ボブ：そうだ。
医師：転びましたか。［男性看護師の方を向いて：転んだ？　答え：いいえ］
医師：［患者を診察して、あざを見て彼が実際に転んだと判断した］奥さんに連絡する必要がありますね。
医師：私たちはちょっと挨拶に寄っただけなんです。
ボブ：こんにちは。さようなら。
医師：そうおっしゃると思いましたよ。ところで、あなたに起こっていることを自分ではどんなふうに理解していますか？

ボブ：前立腺がんがあって骨にまで転移したんだ。
医師：座っていいですか？［患者のベッドに］
ボブ：いいよ。
ボブ：また自分の足を使えるかどうかわからないんだ。家は２００マイルも離れたところだけど、また思い通りに歩けるようになったら、インディアナにいる娘のところに行って住もうと思っている。
［患者は、今の住まいの交通機関の問題を話し続ける］
医師：あなたのがんの話に戻らせてください。今の段階で、あなたのがんは治すことはできません。
ボブ：そうか。そんなこと言われたことはない。
医師：そう。治らないんです。［間をおいて］でも、とても進行の遅いがんです。今の問題は、痛みでしょう。痛みますか？
ボブ：いや、大丈夫だ。
医師：あなたはもっと強くならなければいけなくなります。ホスピスのことを聞いたことがありますか？
ボブ：うん。最後の日々のためのところでしょ。
医師：そう、実際には、進行した病気の人のための場所です。そして、あなたの病気は進行していると言えます。
ボブ：なんてことだ。のんきなこと言って。
医師：のんきとかいう問題じゃなくて、現実の問題です。
［患者は１週間前まで歩いていた］

ボブ：でも、私は家に帰りたい。2、3日でいいから家に帰りたい。

痛み

エリック・キャッセルは、苦しみとは「複合的な社会的心理的存在としての人の健全さを脅かす挑戦」だとしている。彼は、人の文化的、情緒的、スピリチュアルな要素が危険にさらされたとき、苦しみがもたらされると考えている（Abraham et al., 2006, p.659 から引用）。身体、心、スピリットは、生命の最後が近くなると、調和した状態にいることができない。自己調整システムは、まとまりと洗練をもって機能することができなくなる。痛みと苦しみは、終末期の経験のパートナーである。ホスピス運動の創始者、シシリー・ソンダース夫人は、死ぬことに伴う痛みをトータル・ペインと呼んだ。トータル・ペインは、4つの要素、身体的痛み、不安、対人交流、否認により構成される。

身体的痛みは、激痛、慢性痛、身体痛、内臓痛、神経痛、突発痛からなる。これらの痛みはどれも、薬の効果が期待できるが、必ずしも完全に軽くなるわけではない。終末期のトータル・ペインに影響する二番目の要因は、不安である。不安は生理的なバランスの乱れや、身体的な痛み、自棄、死、喪失、変化などへの恐れとによって始まる無数の心配ごとによって生み出される。対人交流の痛みは、家族の負担と病いの中での孤独によって引き起こされる。否認は、痛みの第四の要素である。これは、患者が自分の病気の過程と結果について認識することに関するものである（Lelsze and Leandowski, 2005）。これら4つの要素が一体となって、トータル・ペインが形成される。その痛みは、終末期の患者の誰もが、病いと生活状況によりさまざまな程度で直面する。本書で研究された緩和ケアチームは、シシリー・ソンダース夫人によるトータル・ペインの概念も用いている。身体的痛み、心理的な痛み、社会的な痛み、スピリチュアルな痛みが、患者によって毎日評価される。

私たちの緩和ケアチームは、転移した肺がんを病む46歳の母親と面談し、彼女の痛みについて話し合った。話し合いから、痛みの4領域と病いの終末期における心配ごとを区別することは不可能だということがわかった。

医師：［病院の個室に入ってチームを紹介する］
医師：痛みますか？
L：はい。10です。
医師：そうですか。それでは痛みに対して何かしましょう……［痛みを評価する質問をする］
医師：担当の先生からは、あなたのがんについてなんと言われてますか。
L：ステージ4？　そう。
医師：骨や身体中に広がっています。
医師：化学療法を受けたことはありますか。
L：はい。自宅で。［病院のある地域ではなく、他の市で］
医師：そこでは、がんを治そうとか殺そうとかしましたか。

L：がんを殺そうとしました。
医師：がん全体を取り除くことはできなかったでしょう。ただコントロールしようとしたということですね。
医師：［8歳の息子の世話を今どう手配しているかについて話し合う］
医師：ホスピスがどんなところか知っていますか。
L：終わりが来たら行って世話をしてもらうところでしょう。私はまだそんな気持ちにはなっていません。ホスピスの心の準備はできていません。
医師：そのわけを教えてもらえますか。
L：ホスピスの心の準備はできていません。私はまだここを出る準備ができていません。
医師：そうですか。では、あなたの痛みについて話しましょう……［痛みの再評価］［痛みの評価の後、代理人の効力についての話を持ち出す］あなたはそれが何か知っていますか？
L：はい。
医師：それは誰になりますか。
L：私の娘です。
医師：［法的な地位の話をする］あなたは自分がどんなふうになるか知っていますか？
L：［泣き始める］……私の息子が私を必要とする限り生き続けさせて。
医師：あなたにとってどんなにつらいことか［患者の手に触れる］。息子さんのお名前は？
L：トーマスです。
医師：学校ではよくやっていますか？

L：［首をたてに振って。まだ泣いている］
医師：［低い声で］痛みのコントロール以外でお役に立てることはありませんか？
［医師は彼女に手を差し伸べて、再び彼女の手に触れた］……トーマスのことを聞かせてください。
L：あの子は元気な子です。父親と一切関わりを持ってほしくありません［その子は現在姉と一緒にいる］。
医師：そう。それで、書類作りをしてしまうことがとても重要なんですね。そうすれば、あなたの娘さんと暮らすことができる。
医師：落ち込んでいますか？
L：はい。
医師：何かしてほしいですか。
L：いいえ、もうしてもらいました。
医師：死んでしまいたいとか思うことがありますか？
L：いいえ。
［少しの間］
医師：このことについて他の誰かがあなたに話したことはありますか？
L：いいえ。
医師：このようなお気持ちについて話してみて、楽になりましたか？
L：［再び泣きだして］はい。
医師：チャプレンに会いたいですか？

Ｌ：いいえ。

医師：そうですか。痛みの処置の準備をしますね。またあとで話しましょう。

この会話の後、チームは患者とたくさんの話をして、患者のすべての種類の痛みを軽くしようと試みた。彼女は、小さな息子を「保護がないまま」残してゆくことについての社会的痛み、手を離すことへの心理的痛み、宗教生活の重荷に耐えていた。私たちのチームは何度か彼女と会った。いくつかの問題は解決したが、依然として激しい痛みが続いた。チームは失敗していると感じていた。彼女がさようならを言うことができないでいたからである。

以下は、パットが、原発不明の腺がんの進行に伴って身体的痛みが増しているときに書いた手紙の抜粋である。この手紙では、身体的な痛み、スピリチュアルな痛み、心理的な痛みは直接結びついているので、分離することはほとんど不可能である。この手紙の抜粋からは、身体的な痛みに加えて、彼女の考えの中にある不確実性と不安がよく示されている。

12月19日午前９：17

最近気分が悪いです。手術の前と同じくらい足が痛みます。先週のＣＴでは、腫瘍に変化はありませんでした……でも腫瘍の位置は、依然として坐骨の上か近くにあるか、神経の中に屑があって、それがたくさんの問題を起こしています。

今朝はただ泣き始め、息子たちの卒業のこととかを考えるのをやめられませんでした……でも、私のことについては始めたくはありません……あなたも忙しいでしょうから。

12月19日午後6：43

先生たちは私の痛みがどこから来るのか知りたい、だから、理解しようとする……は……薬をください、楽にして、と言います……それから、理解してください。☺でやっていくのは難しくはありません。手術の必要があるならクリスマスの後にしてほしいです。もっと放射線が必要ならクリスマスの後なら。でも自分では、まずMRIが必要だと思います。

夫に今電話して、8時前に私が看護師さんから連絡を受けなかったら――［町に］私たちは車で行きます。

1月11日

おなかの異物［鎮痛剤のポンプ］の見てくれに慣れようとがんばっています……重要なことは、それがちゃんと働くことだと思います。シャワーは使えないけど持ち運びのできるタイプもあります……一緒にバッグを持ち歩かなければ……バッグをつけて眠り、などなど。この外科的なインプラントは私にとって良い選択だったことを願っています。

原発の腫瘍は骨にくっついているけど、それについて外科の先生は何か言っていたけど……その腫瘍が骨の中にあるなんてまったく考えませんでした。腫瘍は、骨盤のほとんど……実際4分の3にまであり……まだ「局所的」です……担当の腫瘍科の先生によれば。腫瘍科の先生の同僚が、私が「リビング・ウィル」を記入済みか教えてほしいと言いました……別の人は私が息子にカウンセリングを受けさせたか教えてほしいと言いました……私をおびえさせるようなことです。これがどれだけ私を傷つけるか、私は担当の先生に言いました。先生は、「落ち着いて」と言いました……私には何の気休めにもなりませんでした。

1月22日午後10：19

友達が死ぬことについての本を買ってきました――それを読むべきだと。私は気持ちを人にたくさん話すほうではないけれど、読書は好きです……パターン化した生活というわけではないけど……読書は自分の心を忙しくしておいてくれます。

今日は、私のお尻とおなかは普段よりも痛みます。どうしてか誰か教えて。痛み止めでちょっと一休みしたところ……でももうイブプロフェンを探して飲もうとしています。そう。今日はちょっと痛みが強い――ウエストの右側の上のほう……今度は2月11日の予約で、痛みの日記をつけているから、どんなふうに感じるのかよく説明できるようになるでしょう。

2月11日

昨日病院から出ました。今日はそんなに書けないと思うけど、明日はもっとあなたに伝えたい。背骨と腕にまで広がりました。腕の腫瘍のおかげで、役に立たない腕になっています。それに、担当の腫瘍内科医の先生に脳のＭＲＩを何ヵ月もお願いしてやっとしてくれたけど、そこには浮腫の中に腫瘍が1つありました。先生は、私の目を見られませんでした。担当の神経外科の先生にＭＲＩをできるかどうか聞いてみたら、先生は理由があればやりましょうと言いました。その2人には私の記憶が悪くなっていると言いました。それでは十分ではありませんでした。最後に私が腫瘍内科医の先生に言った理由は、私の心の平和でした。先生はしぶしぶＭＲＩを指示してくれました。とにかく、長い話。明日から、放射線腫瘍内科医の先生のいる地元で放射線が始まります。信頼しているし、好き。そして、もっと化学療法をします。担当の神経外科の先生は、まだ写真にあるから、手術をしましょうと言いました。でも、まずむくみを取らないと。それにはステロイドを使っています。本当に疲れた……寝に行かなくちゃ。でも心配しないで。お祈りをありがとう。

転移した結腸がんで終わりに近づきつつあるボブは、死にゆく患者の痛みを軽減するために、コミュニケーションが果たす緩和の役割を巧みに表現している。「あなたのそばに腰かけ、あなたがどこにいるかを説明して教えてくれる先生がいれば、この難しい状況を耐えることができる」(McCormick and Conley, 1995, p.242)。医師の時間を求めることは、患者の明らかなニーズという点で、繰り返し戻ってくるテーマである。このテーマは、５章でも確認できる要素である。

相互的な苦しみ——家族の負担についての不安

患者と家族が共有する相互的な苦しみは、死にゆくという経験における主要な要素であり、患者からもそのように報告されている。感受性の強い患者は、２つの苦しみの世界、つまり喪失と痛みに関する個人的な苦しみと、家族の変化のさなかにある他の家族たちを気にかけるという対人的な苦しみを経験する。

患者は皆病気の中で、自身の死、痛みの経験、良いアイデンティティの喪失といった苦しみを気に病むのと同じように、家族の経験する苦しみをたいへん気に病んでいる（Loscalzo and Zabora, 1998）。

［介護者］は、患者が、生活を確実にする問題がきちんとしていて、自分の死後家族に保険が給付されるか気にかけていると語った。また、とくに痛み、機能不全、家で過ごしたいという望み、子どもや孫などのライフイベントに参加できないことに結びついた喪失、未来の不確実性といった問題を思いわずらう人々もいる。（McPherson and Addington-Hall, 2004, p.109）

ヤークら（Yurk et al., 2002）によると、患者が病気の道すじについてオープンな気づきを経験するなら、患者のニーズは、病気を治すという問題から、最後のときのケアのあいだに起こるだろうことへのコントロールや計画を立てることによってその間の家族の負担を減らすことなどについてへと移ってゆく。

結び

サムは、自分の終末期診断についての考えを録音している。

私は、本当に決して悟りを開いたとか、人生観が変わったとか、そんな大きな変化のようなことを経験したわけではありません。かつて考えずにはいられなかったようなことがらとは別のことを考えられるようになっただけです。えー、私たちは皆死ぬ、そして私もいつか死ぬ、それはかなり近いかもしれない、という事実のちょっとだけ現実的な理解をするようになったということです。うーん、でも、私はジョン・ケリーと一緒で、彼も前立腺がんでしたが、それで死んではいません。ネルソン・マンデラもがんで、男には珍しい病気ではありません。私はかなり裕福で、人生を全うし、長年連れ添って私を愛してくれる人がいるという幸運にも恵まれました。私たちには良い子どももいます。本当に幸運だったと思う。もし明日何かが起こって、逝ってしまっても、私は幸福です。満足です。その過程について、えー、より現実的な評価をするようになったのです。

リタ・シャロンとジェローム・ブルーナー（Charon and Bruner, 2002）は対談で、病いの恐怖と苦境についての考えを交換している。シャロンはブルーナーに「真実であるということを望まず、そこから自由になりたいというような苦境があるのではありませんか?」と尋ねた。ブルーナーは答えた。「そうです。そして自由は通常、他者が認めることを通じて得られるものです」（p.6）。この考えは、この章に登場した患者のナラティヴにとって本質的なものだ。どの患者の言葉も、重篤な病いを抱える、または死にゆく人としてのコミュニケーションの経験の何らかの要素を明らかにしている。パットは、がんのオンライン・サポート・コミュニティに赴き、痛みや不安からの自由を見いだそうとし、意思決定の助けを求めた。彼女の言葉からは、予後について伝えられた情報の欠如によって作り出された苦境と、絶え間ない奮闘を見ることができる。彼女は、自分が生き残る人間なのか死にゆく人間なのか、自分のアイデンティティを知らないことの恐怖という罠にはまった。私たちの緩和ケアチームで終末期の会話をした患者の何人かは、自分の終末期の状態についてオープンな気づきを経験した。彼らの予後について本当のことが、これらの会話の前に話されたことはなかった。だが彼らの多くは、この病気の最後の段階に至っても、回復ナラティヴにこだわり続けていた。

ブルーナーは、苦しみについてのナラティヴの交換を、地域のコミュニティを創造することとして描き出している。私たちが関わる個別のコミュニティが、私たちを形成し、私たちの対応能力を作り上げてくれる。このことは、医師が見放すことが患者を打ちのめすもう一つの理由である。健康と生命の喪失、そして重病の人にどんなケアをするかということについての会話やナラティヴの交換がなくてはコミュニティは存在せず、自由の反対、牢獄でしかない。

患者の視点において、悲観的な効果しか期待できないにもかかわらず強い治療を求めることは、一般的な現象のようである。強い化学療法を死の近い患者が望み、その意図せぬ結果として入院し、ホスピス紹介が遅すぎてしまうという近年増加しているこの傾向は、終末期の病いについての治療とコミュニケーションにギャップがあることを立証している。もし患者一人ひとりの状態に応じて、予後や治療の選択肢と内容についての話し合いが十分に行われるならば、このパターンは変わってゆくだろう。ほとんどの患者は、この情報を医師からではなく、患者か介護者から切り出された会話を通じて知る。治療の副作用に関しての情報は、専門家や公的な情報サイトによって患者に伝えられるが、緩和ケアの情報が患者に伝えられることは最小限でしかない。そのため、患者と介護者が治療への取り組み方を決めなくてはならないとき、しばしば激しい身体的な危機のときに、空白部分を残してしまうのである。

4　医師の視点

ある事例

多職種緩和ケアチームが病室に入ると、84歳の認知症の白人がベッドに拘束されていた。看護師に暴力を振るうためである。24時間態勢で看護助手が病室にはりつき、患者をモニターしていた。

患者：午前中からずっと痛いんだ。
医師：ここがどこかわかりますか？
患者：ああ。病院だよ。ひどく痛むんだ。
医師：ポーラを知ってますか？
患者：［混乱して、医師に質問する］

医師：あなたは誰と住んでいますか？
患者：妻と義理の娘、養子の息子。ああ、手首が。
医師：［腹部と手首を調べる］
患者：ちくしょう！　ひどくなったら、痛いままにしておくよ。
［患者とチームは、腹部と手首のことを話し続けている］
医師：病院にいる理由がわかりますか？
患者：すごく痛むんだ。
医師：診察していいですか？
［患者はうなずき、医師は診察を始める］
医師：どうしてベッドにくくりつけられてしまったんですか？
患者：口げんかになったんだ。
医師：誰と？
患者：さあね。その辺の看護師だろ。

医師は患者をさらに診察し、腹部が固くなっているので排便が必要だと判断した。しかし、見張りの看護師は、患者は昨日排便しました、と言った。診察の後、チームは病室の外の廊下で集まった。患者のデータは、腎臓が悪いことを示す「ひどい埋伏《まいふく》です」（腸が動いていないことを意味する）と言った。医師は、していた。このようなケースでは、患者は興奮しやすくなり、それから昏睡して、間もなく亡くなるでしょう、と医師は説明した。患者は、膵臓がんの終末期なのだ。医師は、患者の拘束を解き、使っているオピオイドが原因だから、腸の薬を処方する必要があります、そして彼をホスピスの病室に移しましょう、と指示した。医師（本書の著者の一人）によると、このような展開は、医師の視点からも緩和ケアが重要だということをはっきり示している。

緩和ケア固有のコミュニケーションの困難を「医師」の観点から描き出そうと主張するこの章を始めるのは、気が遠くなるようなことである。老人医療と緩和医療を専門とする執筆陣の一人の内科医にとってさえ、衰弱して死にゆく患者に日々出会っている医師の声の多様性を提示するなど望むべくもない。また、進行した習慣病や終末期の患者へのアプローチについて、医師のあいだに共通見解があると主張するつもりもない。医師は無数のコミュニケーションの問題に直面するが、医療行為の際に出会う最も困難な問題は、患者に医療上の悪い知らせを伝えること、どの程度の情報を開示するかを決定すること、治療の選択肢に関する患者の選択に影響を及ぼすこと、痛みやその他の症状の管理に伴うコミュニケーションの問題を扱うこと、事前指示書や「蘇生不要の指示」といった難しい話題について患者と話すこと、患者を楽にするのではなく病気を治したいという専門職としての、また倫理上のプレッシャーに直面すること、であろう。この章では、医師と衰弱して死の近い患者とのコミュニケーションの最も困難な事態として、医師が重篤な病状の患者や死の近い患者に予後の医療情報をどのように伝えるか、なぜ医師は患者に「悪い知らせ」を完全に伝えることをためらうのか、病気を治すことを目指した治療から緩和治療に移行するときに医師が直面する困難は何か、という問題に焦点を当てよう。それらに加えて、重篤な病状の患者や死を迎えつつある患者が医師に与える大きなストレスについて、そしてすべての患者を、年齢や病気の厳しさに関わらず救おうとすることの甲斐のなさから引き起こされる抑うつと燃え尽きにも、簡単にではあるが、ふれよう。

概観——医学の背景

著名な緩和医療の推進者であるショーン・モリソン医師とダイアン・マイヤー医師は、行きわたっている医療哲学が「ＱＯＬの向上や苦痛からの解放ではなく、ほとんど病気を治し延命することだけ」(Morrison and Meier, 2004, p.2582)に焦点を合わせているために、多くの進行した病気の患者が適切な医療を受けていないという状況の中で、緩和医療へのニーズは成立している、と指摘している。さらに彼らは、従来の医学が、２つの相容れない目標として、病気を治し延命することと、苦痛を取り除くためのケアをすることを掲げてきた、と主張している(この二分法は、病気を治すことを目指す通常のメディケアと苦痛を取り除くためのケアをカバーするホスピスのメディケアという、現在の保険の医療費給付制度によって促進されている)。その結果として、「苦痛を取り除くことに集中するという判断は、延命のための治療の効果がなくなり、死が避けられないものになって初めて可能になる」(p.2582)と論じている。この二分法によってもたらされたサービスの分断は、興味深いが痛々しい皮肉な結果をもたらしている。つまり、患者は、費用がかかるが効果のない延命のための治療を受け、さらに、そのような治療は進行した病気のすべての段階において、患者の苦痛を減じるどころか増大させている(Fisher et al., 2003)。これは緩和よりも病気を治すことに焦点を当ててきた医療哲学と医療費給付システムの結果ではあるが、「延命治療（可能で適切なときには）と症状の緩和、リハビリ、介護者へのサポートを組み合わせることが最も患者の利益になる」（p.2582）、とモリソンとマイヤー（2004）は結論づけている。

フォン・ガンテンとローマー（von Gunten and Romer, 2000）は、従来の医療における治療と緩和医療の違いを、架空の患者のシナリオを用いて劇的に描き出している。そこでは、転移性肺がんの患者が、低下した精神状態と骨の痛みの治療のために入院する。疼痛治療が始まったが、事前指示書と全体的な治療目標については注意が払われなかった。「生命の最優先」が、主要な治療方針である。患者は、体中の骨の、CT、MRI、レントゲンを撮られ、おまけに広範な血液検査もされる。毎日完璧に血球数を測定し、SMA-20（生化学検査セットの一種）も受ける。だが、緩和ケアチームが助言を求められたなら、第一の目標は苦痛を和らげ、QOLを上げることだということについて、家族とともに合意を形成する。そして、医学的検査を行う前には、常に「なぜ、この検査をするのか。患者の苦痛を軽減し、QOLを上げるために役立つことが何かわかるのか」（p.120）という問いかけをすることになる。フォン・ガンテンとローマーの説明によると、緩和ケア病棟では常にこの問いかけが行われるが、一般の病院ではこのような問いかけは行われない。緩和ケア病棟では、この架空の患者は、毎日血液を採られる理由はない。なぜなら、血液検査は患者のQOLを下げ、その結果が何かを変えるために使われることもないからだ。病気を治すことを目指した治療から緩和ケアへの治療方針の変更によって、患者の支払う医療費も大きく変わる。フォン・ガンテンとローマー（2000）によると、患者の支払いは、緩和ケアでは平均して50パーセントになる。

また、患者の支払う医療費は緩和ケアになると安くなるが、医療スタッフが患者のために使う時間は増加する（Von Gunten and Romer, 2000）。患者もその家族も、緩和ケア病棟は、病院の中で唯一、十分な情報を得て、スタッフとのやりとりの時間を持つことができ、自分たちが尊重される場所だと感じると報告している。コミュニケーションが、通常の治療から緩和ケアへの移行の核心である。

シュタインハウザーら（Steinhauser et al. 2000a）は、患者とのコミュニケーションが緩和医療のスキルの中心だと主張している。モリソンとマイヤー（2004）は、この主張を支持する実証的な研究をいくつかあげている。

1　典型的な臨床現場での診察において、患者が心配を述べ、患者の価値観や治療の目標、治療への意向が適切に話し合われることは、半数にも満たない（Steinhauser et al. 2000a; Tulsky, 2003）。

2　患者にとって心配な問題を打ち明け、不安を和らげ、抑うつを評価し、患者の安らぎを増し、患者と家族の治療への満足を増すためには、特別な臨床的コミュニケーション・スキルが効果的である（Tulsky, 2003）。

3　患者中心のコミュニケーション・アプローチ（目を合わせ、開かれた質問をして、患者の感情に反応し、共感を示す）は、伝統的な医師中心の閉じた問診スタイルよりも、患者にとっても家族にとっても、満足度が高い（Dowsett et al. 2000）。

モリソンとマイヤー（2004）は、緩和ケアのために作られたコミュニケーションのガイドライン――治療の目標を立てる、悪い知らせを伝える、治療の見合わせや取りやめ——は、実証的な検証手続きによってその有効性が確認されてはいないが、それにもかかわらず、このガイドラインは医療現場にとって有用であると主張している。デ・ハースとトイニッセン（de Haes and Teunissen, 2005）も、「緩和ケアのコミュニケーションで何が起こっているか」（p.348）に焦点を当てた研究がほとんど行われていないのは驚くべきことであり、客観的観察に基づく研究が実際にはほとんどない、と認めている。「この残念な事態は、緩和ケアのコミュニケーションが他者の目に見えないところで行われてきたという理由だけでなく、現実生活で起こっていることの背後にあるメカニズムは研究が難しいという理由にもよる」（pp.348-9）。もちろん、適切なコミュニケーション・スキルは、進行した、そして末期の病気の患者との関わりにおいて有効であるという信念が、多くの医療専門家の訓練コースにコミュニケーション・スキル・トレーニングを設ける根拠となっている（Harvard Medical School; American Academy on Communication on Healthcare; Morrison and Meier, 2004 の引用による）。

重篤な病気や末期の病気の患者に情報を提供するという難しい課題は、ほとんどの医師が動揺を覚えるものである。そのため、その領域には多くの社会科学者も医師も関心を持ってきた。ここでは、まず「悪い知らせを伝える」というコミュニケーション課題を扱う前に、医療の情報開示の歴史について簡単に検討しておかなければならない。主要な疑問は以下のとおりである。患者は何を知りたいのか？　医師はそれをどうやって確認するのか？　医師は患者の病気と今後予想される経過についてわかっていることをすべて患者に伝えるのか？（つまり、医師は患者の予後について正直に伝えるのか？）これらの疑問に答えるためには、まず医療の情報開示の歴史について考えることから始めなければならない。

医療情報の開示、意思決定、医師・患者間の情報交換

ギロッティ（Gillotti, 2003）によると、悪い知らせを伝えること、インフォームド・コンセント、患者の自律を扱った文献は、「避けがたいパターナリズムと患者の自己決定・自律のあいだの主導権争いを反映しているように見える」（p.167）。

トーマスマ（Thomasma, 1994）は、その古典的な著書の中で、医師が患者に病状と予後について真実を伝える際の倫理を扱っている。彼によると、医師が患者の利益のために真実を隠したりゆがめたりしようとするか否かにかかわらず、「真実」は結局、最終的にはほとんどの医師によって明らかにされる、としているが、彼はまた、真実がしばしば患者から隠される理由はたくさんあり、その主なものは医師のパターナリズムであるとも指摘している。ヒポクラテスの時代から、患者の医療状態についてどの程度の情報を患者に伝えるべきか、決定する責任は医師にある、というイデオロギーが浸透している。多くの現代の患者は、自分のことをすべて知る権利に照らして、そのような考え方を好まないが、個人差と際立った文化差の存在が医療の情報開示を複雑なものにしている。つまり、少なくとも合衆国では、大多数の患者は自分の病状と予後についてすべてのことを知らせてほしいと考えるが、すべての患者がすべての情報を望むわけではない。患者がどの程度の情報を必要としているか見定めるという難しい判断を、医師は求められている。明らかに、インフォームド・コンセントが患者の基本的な権利であっても、多くの医師は伝

統的なパターナリズムの考え方で振る舞っている。

ウェイツキン（Waitzkin, 1985）は、患者が情報を求める消費者時代にあって、医師が情報提供を差し控える問題について研究した。それによると、医師は診断が不確かなときほどより多くの情報を患者に提供し、社会階層の高い患者ほどより多くの情報を受け取るということが認められた。しかし、「〝害となることをしない〟という配慮が、医師が情報を提供するか否かを決定するもともとの原則であったけれども、今日では必ずしもそれが同じようなしかたで情報提供の決定に影響を与えるものではない」（Gillotti, 2003, p.165）。

明らかに、医療における患者中心的アプローチまたは生物心理社会的アプローチ（もしくはその両者）は、患者が医療上の意思決定に適切に参加できるように、患者にすべてを伝えるということを前提にしている。ゴールドマン（Goldman, 1980）やその他の倫理学者は、患者の権利を保護するためには、完全な情報開示、インフォームド・コンセント、患者の自己決定が最も重要だと述べている。ゴールドマンは、情報提供を差し控えるべき2つの条件を提唱している。「第一は、真実が直接的に害をなす場合――抑うつや生きる意思の喪失であり、第二は、情報提供が好ましくない治療を選択したり何も治療しないことを選んでしまうことにつながるといったかたちで、間接的に害になる場合である」（Goldman, 1980, p.171）。しかし、患者の権利保護が患者の害につながることはありえないし、完全な情報開示を受ける患者の権利を否定することが大きな害をなすとゴールドマンは述べて、これらの条件に反論している。多くの現代の研究では、患者は確かに、自分の診断や予後について真実を知ることを望んでいる、という結論になっている（たとえば、Sell et al., 1993; Davis, 1991）。

それにもかかわらず、情報開示に関する研究によると、無数の理由によって、医師は患者にすべての真実を告げてはいない。完全な医療情報の開示の複雑さを扱った研究の中で、最も示唆的な研究の一つが、オランダのエスノグラファー、アン・メイ・スィ（Anne-Mei The, 2002. 患者のコミュニケーションの3章と家族のコミュニケーションの5章でも言及されている）によって行われた。文化人類学者のスィは、肺がんクリニックで何ヵ月もかけて、医師と患者のやりとりを注意深く分析した。その患者たちは、すべて、一般に致命的と言われるタイプの肺がん、非小細胞性肺がんの診断を受けた患者であった。彼女の研究は、患者に観察された奇妙なパラドックスに焦点を当てている。そのパラドックスは、「まず死が避けられず、しばしば急速に早く死に至る病気に直面しているというのに、患者は将来についてかなり楽観的な感覚を持っている」というものである（p.xi）。スィ（2002）は、そのパラドックスのありうるいくつもの説明を見いだしたが、その主なものは、患者の病状が現実ほどはひどいものではないふりをする医師と患者との共謀である。（その他に、Quill, 2001 と Groopman, 2004 もこの共謀に言及しているが、この章の次の節で取り上げる。）

スィ（2002）はまず、彼女が「患者の病気の長期的見通し」と呼ぶことがらについて医師が話題にすることはほとんどなく、短期的な結果のみが話し合われると指摘する。彼女は、コステイン・スコー（Costain Schou, 1993）とコステイン・スコーとヒューイソン（Costain Schou and Hewison, 1999）の研究を引用しており、そこでは、医師が常に病気の短期的な側面にのみ注目し、病気の長期的な面について患者と話し合うことはない、と報告されている。

患者の生存に関する不確実性に対して、医師は秩序を導入する。患者の時間を活動（治療や検査）で埋め、確実なこと（治療の枠組みや臨床検査）について説明する。専門家は、おもに患者に治療の確実な面を伝えるが、これは、より長い目で見た不確実性から患者の注意をそらせている。（pp.194-195）

ド・スワーン（de Swaan, 1985）の研究は、この考えを補強している。すなわち、患者は、医師によって、最初の治療の効果がどうであったかがわかって初めて、長期的な診断が可能になるという印象を与えられている、のである。つまり、長期的な見通しは、短期的な治療結果に完全に依存しているのだ。しかしながら、ド・スワーンによると、最初の治療ラウンドが終わった後も、説明と長期的な予後の告知は再び延期され、これから先の治療や検査の結果によって決まってくる、とされる。「常に患者は何かを約束されているので、死への準備をするためのチャンスは決してない」（de Swaan, 1985, p.19, The の引用による）。ド・スワーンはさらに続けて、病気の短期的な見通しへの集中によって、病気による危機的状況を秩序あるものにし、管理可能なものにして、患者や家族の行為に構造を与える、としている。つまり、治療すること自体に鎮静効果があるのだ。

またスィ（2002）は、病気の長期的な経過に関する患者の心配が、医師によって医療的な観点からのみ扱われることを報告している。つまり、患者が心理的な訴えと医療上の訴えをした場合、医療上の問題のみが対応される。マグァイアとフォークナー（Maguire and Faulkner, 1988a, 1988b）は、それを「ディスタンシング法」と呼んだ。彼らは、それを、医療者が自分自身の心理的苦痛から距離をとり、重篤な病状の患者や末期の患者に、情緒的な面で関わりやすくする無意識的なテクニックであると信じている。スィ

(2002) によると、肺がん患者のクリニックでの著者自身の研究では、何人かの医師と看護師は医療技術の問題を超えて心理社会的な問題にまで役割を広げており、それだけでなく、患者に差し出された心理社会的なサポートは、患者ごとに、そして医療者ごとに違っていた。ほとんどの患者は、システムのしくみ――身体的な訴えは常に真剣に受け取られ、調べられるが、情緒的な苦痛については、医師は扱う時間がないか、扱う気がないということ――に気づくようになる。そのため、患者は自分の心理社会的な問題を身体化したときに、医師に診てもらえる――身体化と医療化のプロセスが、セットで生じるのだ。スィが説明するように、「システムは永続する。すなわち、完全に医療化された文脈にあっては、病気と治療の身体的、医療的な側面にのみに医療者の注意が向くことが期待される」(p.196)。そして、今度は、それが、医師と患者のやりとりにおけるコミュニケーションに関するスィの研究で最も驚くべき結果につながる。すなわち、大きく長期的な問題(たとえば、治療をしても、患者は不治の病気によって間もなく死んでしまう、といったこと)について比較的短い会話の時間しか費やされず、比較的些細なことがら(たとえば、治療についての短期的な問題)にたくさんの会話の時間が費やされるというバランスの欠如である。スィ(2002)は、この現象は、すべての問題がコントロール可能で、解決できるものと見なし、解決できない問題に直面することを避けようとする、欧米の文化的な要請に関係している、と結論づけている。「大きな問題から、より小さな問題を作り出し、それらは解決可能、少なくとも管理可能な問題になる。私たちの問題解決志向の楽観主義のために、死にゆく道すじを情緒的に扱いやすい断片に変換してしまう」(p.196)。

本書の著者である私たちにとって最も関心のあることは、スィ(2002)やその他の研究者が言及してきたように、医師と患者がともに共謀して、このドラマを演じているということである。患者は「回復ナラティヴ」（Frank, 1995）を語るほうが、それ以外のストーリーを語るよりも心地よい。そのナラティヴでは、患者は完全に回復して、元どおりの健康を取り戻す（3章の病いのナラティヴも参照）。つまり、「医師と患者は、社会に浸透した回復ナラティヴをそのまま語ることを学ぶ」（The, 2002, p.222）。だが彼らは同時に、混沌ナラティヴ（やそれ以外のナラティヴ）をも生きているのである。スィ（2002）によると、これらの多様なナラティヴを通じて、

> 患者は、だんだん近づいてくる死への気づきに対してアンビヴァレントになる。患者（そして患者の愛する人々）は、何が起こっているか知っている。だが、同時にそれに気づいていない。患者は、「知っているが知らない」というこの状況を他の人とのコミュニケーションで使い、この意味でこの状況は患者にとって有効である。（p.222）

スィは、患者が悲惨な予後に直面したときの「根拠なき楽観主義」と最初彼女が信じたものは、患者と医師が共謀して生み出したものであり、患者は医師とのコミュニケーションに大きな影響力を持っており、それゆえ「根拠なき楽観主義」にも大きな影響力を持っている、と認めている。

回復への楽観主義は、その大部分が、医師と患者が共謀して、長期的な観点ではなく短期的な観点に多くの注意を向けることから生じる。どちらの側もアンビヴァレントである。医師は、患者に死の宣告をしたい

のだがそれと同時に宣告したくない。患者は、それを聞きたいのだがそれと同時に聞きたくはない。両者ともに、自分が医療上の真実に直面するのを恐れると同時に、相手がそれに直面するのも恐れている。医師と患者のコミュニケーションでは、それぞれが相手を「保留状態」におく。つまり、医師は「避けたい」と思い、患者は「避けてもらいたい」と思う。このようにして、医師は患者に長期的な見込みを伝えることを避け、短期的な観点からのこまごまとしたことに逃げ込む。患者の側からすれば、患者は医師に質問し、病気の最終段階という情報を話すように医師に強いようとはしない。この共謀の結果として、病気の全体像――ほぼ確実に短期間のうちに再発し、それは致命的である――は、病気の最終段階でのみ明らかにされる。このように、医師と患者は共謀するが、それはその時点では理解できることではあるが、後になって振り返ると、患者も患者の愛する家族も後悔することとなる。ただ、楽観主義は、患者にもその家族にもこの事態に耐え、対処する力を与える。その一方で、これが幻想だということに気づくのは、つらいものであり、近づきつつある死を受け入れ、さようならを言うときになって、突然、時間が限られていることに気づくのである。(p.222)

ハーバード大学医学部の医師で、『ニューヨーカー』誌の医学・生物学関係の執筆陣の一人、ジェローム・グループマンは、重篤な病いの中で人々がどのように対処するかについての素晴らしい議論の中で、死に際してのこの「つらい」気づきについてふれている。彼は、フランシスという死の近い患者を取り上げているが、フランシスは自分の状態について、誤った希望を与えられていた。一ラウンドの化学療法の後で肝臓の腫瘍が縮小したとき、患者は医師に「部分的に治ったんですか」と尋ねた。医師の返事はこうだった。「寛解に向かっています。」それに対して、患者は「神に感謝します。消えてしまうわ。」（p.14）と答えたが、それが誤りだと指摘されることはなかった。医師は正しい言葉を使ったが、「寛解」は患者からは「治癒」と誤解された。フランシスの担当医は、その当時研修医であったグループマンに「知らないでいる」ことはある意味で幸せだ、と語った。しかし、がんが勢いを取り戻したとき、フランシスとその娘のシャロンは、転移した結腸がんの予後について完全に教えてはもらえなかったことを悲しんだ。シャロンは、こう言っている。「母の担当の先生は、私たちのような人間は、賢くも、強くもないから、真実を扱うことができるとは思わなかったのでしょう」（p.41）。グループマンは、この経験から、「どんなときでも、知らないことは幸せなんていうことはない」ということを学んだ。真実を見捨てることによって、リチャード（フランシスの担当医）と私はフランシスを見捨てた。「私たちは、欺くことによって、シャロンを見放し、苦しませた」（p.42）。

グループマンがフランシスとシャロンへの関わりから学んだことの一部は、問題統合理論（Babrow, 1992, 2001）（この理論についてのより完全な議論は、1章参照）の見解からわかるように、患者は不確実性に対処するし、また対処することができるということである。彼は、病気についての深刻な不確実性に直面しながらも、患者は希望を持ち続けることができるか、と問うた。

> リチャードと私のような医師は、患者の生き抜く力《リジリエンス》を疑っただけでなく、私たち自身の希望を持つ力をも疑ったのだ。もし私たちが、希望を持つことについて心から信じることができなければ、希望があるふりをするか……希望がないということを明らかにするかしかない……[患者に]希望すべきものを選ぶ機会を提

供することなどできるはずもなかった。(pp.52–53)

グループマンの主張は、医師は患者に、嘘をつくのでもなく、患者にショックを与えるだけにもならないようなやり方で希望を伝える方法を見いださなければならない、ということである。

相手に率直に統計をあげてショックを与える必要はない……冷たい数字を、裁判官が死刑囚に残された日にちを示すように言い渡すなら、その人に恐れだけを残す。また、告げないという罪を続ける必要もない……回避、省略された返事、分解されたフレーズは、すべて希望を維持するためだと考えられている。だが、その希望は、空虚だった。それは虚偽であり、魅惑的ではあるが、ただ一時の気休めになる幻想でしかなかった。(Groopman, 2004, p.53)

この「幻想」は、善意によるものではあるが、患者を裏切っている。病気が進行し真実が露わになるにつれて、患者は見捨てられたと感じ、怒り、恨む。このように、グループマンは、「真実と希望の両方が存在しうる中庸の地点」(p.57)を提唱する。彼は、医師はこうあるべきだと固く信じている。「残りの時間をあと何日、何週、何ヵ月というように決まった期間として言い渡すべきではない」(p.79)、「生と死を完全に知ることは、医師の力の限界を超えている」(p.79)。だが、医師は患者の希望する権利を奨励し、促すべきである。「極限状態で希望を持つことは、人が自分で自分の人生を生きることを可能にする……挑戦である。それは、忍耐し、奇跡が起こることを可能にする人間の精神のはたらきの一部である」(p.

81)。グループマンは、さらに、「真実の希望」と「偽りの希望」を区別して、「存在する真正の脅威や危険を、提案された方法に包含するかたちで統合して、釣り合いを作り出す必要がある」と主張している（p.210）。患者がグループマンに自分の病気の問題とリスクについて知りたくはない、知らないでいるから幸せなのだと言うときでさえ、それでもグループマンは、偽りの希望を与えないために、患者の病気と今後の経過について患者に何らかの情報を与える。

……偽りの希望は、困難な状況の変化を耐え、切り抜けるためには空虚な基盤である。ただ真実の希望のみが、勇気づけ、生き抜く力《リジリエンス》という伴走者となる。偽りの希望は、結局は現実が幻想に入り込み、圧倒して、路傍に崩れることとなる。（p.210）。

実際、グループマン、クリスタキス（Christakis, 2001）や他の研究者も、予後につきものの不確実性が真実の希望のよりどころとなると信じている。「何事も絶対的に決まってしまっているわけではないのだから、恐れる理由もあるが、希望を持つ理由もある」（Groopman, 2004, pp.210–11）。このように、患者はしばしば、希望を挫くであろう不確実性を取り除くための努力をするよりも、希望を保つために不確実性を維持することを好むという考え方に、それらの研究者は同意するだろう。（この現象は、1章で論じたように、不確実性管理と問題の統合に関するコミュニケーション理論により説明できる。）グループマンはまた、医療によってもたらされた希望と患者に備わっている希望という概念にも取り組んでいる。

「ポジティブに考えよう」と言われても、あまりにバラ色の予想を聞いても、希望は生まれない。希望は、楽観主義とは異なり、混じりけのない現実に根ざしている。希望の一律な定義はないが、私が自分の患者から教えられてきたことを捉えていると思われる一つの定義を見つけた。希望とは、より良い未来への道すじを――心の目で――見るときに経験する、気持ちの高まりである。希望は、その道すじにある障害物や落とし穴を事実として認める。真の希望に妄想の入り込む余地はない。(p.xii)

緩和ケアの中心的提唱者であるダイヤン・マイヤー医師は、ジャーナリストのビル・モイヤース司会による死と死にゆくことに関するテレビシリーズ「私たち自身のこと――モイヤースの死について」の中で、重篤な病気の患者にとっての希望を見直すことについて論じている。マイヤーの主張によると、患者は治るという希望を持つことはできないが、その他の重要な希望を持つことはできる。子どもとの特別な時を過ごしたり、子どもの誕生を見たりできるまで生き、身近な人々や愛する人々と仲直りするための時間を持ち、穏やかに、痛みもなく死んでゆくという希望である。治るという希望から楽になるという希望へと患者が希望を見直すのを助けることが、緩和ケアの導入における指針となる。この種の希望はまた、さまざまな医師――緩和ケア医師に加えて腫瘍内科医、外科医、その他の専門医――が、病気の最後の段階を通してずっと患者に関わり続けることを可能にしてくれる。キューブラー=ロス(Kübler-Ross, 1969)は、病気のどの段階でも患者は医師に見放されないことが必要であると書いている。医師が、病気をもはや治すことはできない患者とその家族に関わらなければならないとき、多くの患者は見放されることを恐れ、また実際経験する。医師と患者の協力関係において、関係は、診断で始まり、治療を通じて続き、良くなっていっても悪くなっていっても、死のときまで続く（Quill, 2001）。この終わりのない続いてゆく関与が、希望を維持するのであり、希望を示してもいる（患者がどのように希望について見直すかということについてのこれ以上の議論は、3章を参照）。

病気の予後

正確に病気の予後を伝えることが必要だということを最も雄弁に語る提唱者の一人が、ニコラス・クリスタキスである。彼は、『死の予告――医療ケアにおける予言と予後』（Christakis, 2001）というタイトルの著書の中で述べたことを長年実践している医師である。この本の中で、クリスタキスは、医療者の視点から見て、予後を伝えることが大方の医師にとって難しい理由をまとめている。だが、彼の主張は最初から明白である。「私の受けた臨床訓練を通じて、患者の予後に関する質問に対して、はっきりと、正確に、共感を持って応答することが、医師としての私の役割の重要な部分だと考えるようになった」（2001, p.xi）。しかしながら、彼の医療の経験を通じてわかったことには、ほとんどの医師が予後診断を避け、患者の身体にこれから起こることについてはっきりと患者に伝えることはまれであり、そして、「たまに、とても優しく親しみやすいしかたで話す以外は予後をはっきりと考えることさえ避けた。教科書には予後についての記述がなく、雑誌も予後を避け、医学部はそれを無視してきたことに気づいた」（p.xii）。さらに、クリスタキスは次のように述べている。

予後が隠された存在であるのは、死という並外れた権威に非常に関係がある……私は予後を知らせるのを避けることは、一種の意識的または無意識的な自己欺瞞であり、単なる理想主義ではないが、ほとんど思想的な、医療という専門職における関わり方だと思うようになった。医師が意識的にも無意識的にも予後を伝えるのを避けるのは、未来を変える医師の力の限界という不愉快な側面に向き合ったり、考えたりするのを好まないからである。だが、医師が予後を言うのを避けるのは、あたかも予測しないでいれば、死が起こるのを避けたり、見るのを避けたりできるかのように、自分をだましたいからでもある。(p.xii)

1960年代、1970年代には、患者に末期の予後を伝えるのを確かに差し控えたが(Novack et al., 1979)、現代ではほとんどの患者に予後について完全な真実を伝えていると医師は答えている(The, 2002)。しかしながら、クリスタキス(2001)やそれ以外の報告によると、医師が予後についてアンケートに回答していることと実際に行っていることには矛盾がある。クリスタキスが引用している最近の研究によれば、ホスピスに紹介された患者504人のうち25パーセントが、病気の予後についての情報を拒否されたと答えた。医師たちはこの504人の患者のうち34パーセントにしか、最善を尽くしたときの最も客観的な予後の見積りを伝えていなかった。先行研究によると、圧倒的多数のがん患者は病気についての診断と予後をすべて教えてもらうことを望んでおり、この知見はその後の研究でも繰り返し確証されている(Richards et al, 1995)。しかしながら、クリスタキス(2001)とスィ(2002)によると、医師が患者の予後について本当に信じていることをそのまま伝えることはまれであり、医師は、本当に考えていることを、同僚（看護師を含む他職種の医療者）や患者の家族にさえ話すほうがたやすい。クリスタキスとその他の医師たちは、医師はなぜ患者に病気の経過のこれから起こりうる可能性について真実をすべて伝えることが難しいのか、説得的に論じている。たとえば、クリスタキス（2001）は、病気の成り行きについて予測をすることが自己成就予言によってその成り行きに影響するという医師の信念について述べている。

予測をすることは、それが自己成就予言によって結果に影響すると確信している場合はとくに、医師の役割に伴う不安と緊張の元になる。その緊張とはこうだ。楽観的でポジティブな予測を持つことは自信過剰であろうし、悲観的でネガティブな予測を持つことは無力と悪意を示すであろう。医師は、全能であることを恐れる一方で、十分な力がないことも恐れる。医療の臨床の場で、予後を伝えることの必要性は、医師が予測には影響力があると信じるほど、「害を与えない」という職業上の義務と矛盾するように見えてしまう。（p. 161）

クリスタキス（2001）は、１９９５年のＳＵＰＰＯＲＴ研究の知見――その一つは、患者が過度に楽観的な回復の見込みについての予測を持っているというものであった――に基づいて、次のように結論づけている。医師は多くの場合死亡率を予測でき、患者よりも確実に予後の見積りをすることができる。問題は、明らかに、医師が患者に予後を伝えられないでいるということにある。彼は、ＳＵＰＰＯＲＴの結論を次のように引用している。

患者の価値観に沿うという終末期の治療目標を達成し、無益な治療を最小限にするためには、医師が予後について患者に伝える内容を改善し、患者が医師の話したことを確実に聞いて理解できるようにしなければならないだろう。（p.189）

しかし、クリスタキス（2001）、スィ（2002）、そしてヌーランド（Nuland, 1993）は、重篤な病気の患者、死の近い患者に正確な予後について伝えようとするときに医師が直面する困難を次のように認めている。ヌーランド（1993）は、絶賛を浴びた書、『人間らしい死に方』の中で、「謎解き（The Riddle）」と名づけた医療的な現象を、病気を治すことを目指した治療がもはや意味がないという予後を患者に伝えることに対して抵抗する力として論じている。医師は、医療問題を患者の病気を治すための治療という観点から扱うように、初期から社会化される。ヌーランド（1993）によると、

私が「謎解き（The Riddle）」と呼んだその探求は、他の考察よりそれが最優先されるということを間違えることのないように大文字で記した。「謎」を解くという満足感が、それ自体報酬となり、最も専門的な訓練を受けた医療者の臨床の原動力となっている。それこそがすべての医師が自分の能力を測るものさしである。それは、医師の専門職としての自己イメージに最も必要な要素である。（p.248）

ヌーランドは、「謎解き」が最も才能ある医師の動機づけとなっていると述べているが、そのような医師は、通常、研究所で特定の病気を患う人々の集団を治療するという取り組みをしており、一人ひとりの

患者の治療に取り組んでいるわけではない。また、患者が病気を治すことを目指した治療ではない治療を必要とするならば、医師は「謎」が解けないとして退却してしまう。

医師は混沌から秩序を作り出し、病気、自然、そして自分の宇宙をコントロールする力を見いだす。「謎」がなくなったとき、そのような医師は興味が減退するか、まったく興味を失ってしまう。コントロールできない自然の大勝利をとどまって見届けることは、自分の無能を黙って認めるということなのである。（Nuland, 1993, pp.258-259）

ヌーランドが言うような態度が影響して、病気の初期の経過で緩和ケアまたはホスピス（もしくはその両方）を紹介する必要があるような患者、そして「もはや解くべき謎はない」と主治医から見放され、病気を治すことを目指した治療が行われなくなることを恐れる多くの患者にとって、さらなる問題が発生する。『緩和医療ジャーナル』の編集者であるデーヴィッド・ワイスマンは、自らを「立ち直りつつある腫瘍内科医」と称している（Weissman, 2003, p.859）。彼は15年間腫瘍内科医として働いた後、緩和医療に移行した。彼の観察によると、ホスピス、緩和ケア、ソーシャルワーカー、看護師、腫瘍内科でない医師といった人々は、とうに化学療法が有効でなくなっても腫瘍内科医は化学療法を勧め続けている、と嘆いている。なぜ、患者は死の2、3日前や数時間前ではなく、もっと早く緩和について説明され、楽になる治療を受けることがないのだろうか。ワイスマンは次のように指摘している。（1）がん患者は、腫瘍内科医のもとに治癒やより長く生きることを求めてやってくる。もし患者がその腫瘍内科医はそれを提供しないとわかれば、他の医師を求めてしまう。（2）腫瘍内科医は、QOLの向上、そして鎮痛剤使用量の減少を目指して化学療法を処方する。（3）腫瘍内科医は、予後と生存期間についてのより正確で圧倒的な情報を持っているという事実にもかかわらず、予後の情報をそのまま伝えることを差し控え、化学療法への期待を生み出す。（4）腫瘍内科医の訓練プログラムは、抗がん剤の進歩とその適応に関する研究が中心になっている。ワイスマンによると、「腫瘍内科医試験の問題の95パーセントが、がんという病気、その診断と化学療法、放射線療法の管理に関するものである」（p.860）。このような治療の強調は、終末期の治療や緩和に関して教える余地を残さない。

腫瘍内科医と緩和ケア医のギャップにおいて、もうひとつ考えなければならない点は、協力関係である。チャーニイとカタン（Cherny and Catane, 2003）は、腫瘍内科医が末期患者のための緩和ケアにどのような態度をとっているかについて調べた。その中で、緩和ケアの専門家とよく協力していると答えたのは、回答者の35パーセントでしかなかった。回答した大多数の腫瘍内科医が、腫瘍内科医は死にゆく患者に関して緩和ケアと連携すべきだと考えていた。調査対象の腫瘍内科医の臨床の一部として緩和ケア臨床を受け入れ、統合している程度は、個人開業医のほうがより高く、総合がんセンターで働く腫瘍内科医では低かった。このギャップは現実のものであり、それにはいくつかの理由がある。専門化も部分的には原因であるが、一般に患者を緩和することの重要性が認識されていないこともまた、大きな原因である。これらの原因が一緒になって、このギャップの存在を教えてくれるような患者のナラティヴを生み出している。

パットは、病気の進行につれて彼女の腫瘍内科医の一人から見放されたと感じたことについて、ACUPS（原発不明の腺がん）のメーリングリスト仲間に語っている。

そう。私は左手が使えなくなりました。私は左利きだからとても辛いことでした。私は、また先生に手紙を書きました。先生がこの前の私の手紙に返事をくれなくても驚きもしませんでした。とにかく、先生は、仲裁するつもりはないし、担当の腫瘍内科の先生が腫瘍をコントロールできているようだよ、と言いました……担当の先生が脳のＭＲＩをとろうと言ったんです。それは今は良いかもしれない。私は、ただ見放されたんだと感じました。いくら連絡をくれても、電話越しでは治療はできないよ、と先生は言いました。

すべての医師に緩和ケアとコミュニケーションの訓練が必要だという意識の高まりは、医学部の教育カリキュラムが変わってきたことに現れている（Ragan et al. 2005）。重篤な病気を抱える患者の調査により、これらの患者にとっての重要な問題が明らかになった。その問題には、「神とともに平和でいること」、「命を全うする感覚」、「葬儀の計画」、「痛みからの解放」が含まれる。この研究では医師も調査対象となったが、これらの問題は医師には重要なことだとは見なされていなかった。その結果から、真に患者が必要とするケアを提供するためには、医師にはコミュニケーションの訓練が必要であり、患者の価値観に接近して話し合う方法を医師に教えることができなければならないと、研究者は指摘している（Steinhauser et al., 2000a）。

ハンとアーノルド（Han and Arnold, 2005）は、緩和ケア段階に入った患者を見放す後押しをすると思われる理由の一つをあげている。プライマリーケア医や腫瘍内科医（またはその両方）が、医療ケース（病気で亡くなりつつある患者）を緩和ケア医や緩和ケアチームに「サインオフ」したとき、関係が続くものと思っている患者や自分のケースが「打ち切られた」と気づかない患者との関係を医師が維持することに失敗した結果、患者は見放されたと感じるのである。この現象は、合衆国ではしばしば発生しており、患者と家族が不確実な状況におかれ見放されたと感じてしまう環境を生み出している（Han and Arnold, 2005）。この研究で扱われた2例は、プライマリーケア医や腫瘍内科医が、患者や家族との事前の相談もなしにこっそりと一方的に患者から退いてゆく、ということを明らかにしている。ハンとアーノルドは、緩和ケアという新しい成長分野の登場によって、最後のときに患者を送るところが提供され、プライマリーケア医が患者・家族を見放すことを可能にして、それが固定化した、と報告している。分断されたケアのシステムで、患者の問題の管理が狭い領域に限定した専門家から別の専門家へと引き渡され、医療としてかえって悪い結果となってしまった。その割れ目に落ちるのを防ぐことは、重要な臨床上の検討課題である。一人ひとりの医師が縦断的に関与できなければ、患者のニーズや価値観を十分に理解することはできないだろう。

「悪い知らせを伝えること」に関する研究の知見

文献において医学的予後よりも多く取り上げられるのは、医師が患者に悪い知らせをどのように明らかにすべきかについての議論と助言である。悪い知らせのコミュニケーションに関する研究で影響力のあったものの一つは、ティモシイ・クイル（Quill, 2000）の、重篤な病状の患者と最後のときについての話し合いを始めることに関する論文である。クイルは、この患者との困難な対話の複雑性を、患者が明らかに苦しんでいるとき、さらには死が差し迫っているときでさえ、患者、家族、医療スタッフ間で、死や死ぬことについて話すのを避けようと共謀していることを捉えて、「部屋の中のゾウに話しかける」と表現している。緩和ケア専門医のダイアン・マイヤー医師（Meier, 2000）が、多くの孤独を作り出し、死の苦しみをもたらしていると信じるのは、患者の死の経験を取り巻くこの静寂である。私たちの死を避ける文化がしばしば死にゆく人に強いている孤独を遺憾に思い、私たちは自分の死に向かい合う機会を持つべきだと信じて、マイヤーは緩和ケアの研修医にトルストイの小説『イワン・イリッチの死』を読むように勧めている。そこでは、静寂の中で死ななければならないある患者が描かれている。

クイル（2000）の論文は、患者、家族、医師たちの観察調査と、彼らとの徹底的な話し合いに基づいている。彼らはいずれも、どのように死に近づくかについて、あるいは死にゆくことについての患者との会話に貢献できる。彼によると、皮肉なことに、まさにこの数十年の医学の成功と進歩のために、患者は徐々に衰弱が進行しつつ周囲に依存する状態をより長く過ごすようになった（Faden and German, 1994; LaPuma and Lawlor, 1990）。合衆国住民の約80パーセントが、家族や友人のいる家でではなく、病院かより長期のケア施設で亡くなっている（Field and Cassel, 1997）。患者は、不必要な痛みと苦しみの中で死ぬことを恐れるが、この恐れは1995年のSUPPORT研究（詳細な議論は1章参照）の結果からも部分的に裏付けられており、多くの患者が実際に中程度から重度の痛みの中で死んでいることが見いだされている。

クイル（2000）は、「命の終わりのときの医療的なこと、心理社会的なこと、スピリチュアルなことについて、重篤な病状の患者と、時宜を得て、感受性を持って会話することは、すべての医師にとっての義務であり特権でもある」（p.3）と主張する。その話し合いは、病気を治すことを目指した治療から緩和ケアに治療を移行するのを助けるだろう。だが、病気が進行してゆく過程において、一般に緩和ケアの導入はあまりにも遅すぎ、患者が緩和ケアの恩恵を十分に受けることができないでいる、と彼は嘆いている。

悪い知らせを告げることについての文献は多いが、ギロッティ（Gillotti, 2003）やその他の研究者は、「悪い知らせを告げることと医療的判断のあいだをつなげることについては、最小限の理論的進歩しかなく、新しい洞察はほとんどない」と述べている（p.168）。言い換えれば、モリソンとマイヤー（Morrison and Meier, 2004）、デ・ハースとトイニッセン（de Haes and Teunissen, 2005）が緩和ケアのコミュニケーション一般について指摘しているように、悪い知らせを告げた後、患者の治療の選択などがどのように変化するかということについては、あまり研究がない。しかしながら、そのような研究の不足は、悪い知らせの効果的なコミュニケーションへのガイドラインを提供する努力を押しつぶすものではなく、多様な医療の文脈での医療者、患者、家族の期待と要請に基づいて、そのようなガイドラインが医療のトレーニングに広く導入されている（Rosenbaum et al., 2004; Back et al., 2003）。しかし、エグリら（Eggly et al., 2006）が報告しているように、「これらのガイドラインの有効性についての公式の評価は、基本的に医師の自己報告と模擬シナリオでの評価に限定されている」（p.2）。たとえば、重篤な病気にかかった50人の医師の研究では、タブーの話題も率直に伝えること、悪い知らせを話し合うときにはより敏感であることなどを含めて、患者とのコミュニケーションをよくするテクニックがいくつか示唆されている。そのようなテクニックは、確かに悪い知らせをうまく伝えるのに役立つかもしれないが、この研究のデータは自己報告に限定されている。患者となった医師でさえ、共感をどの程度教えることができるのか、疑問を呈している（Klitzman, 2006）。

エグリら（2006）の主張するところによると、悪い知らせを伝える設定の複雑さとそれを研究する上での本質的な難しさが、問題のコミュニケーション・ガイドラインの教育が有効であることを示す客観的なデータがないことの理由である。（これらのガイドラインは、Ptacek and Eberhardt, 1996; Fallowfie and Sanson-Fisher, 1995に報告されている。）ＳＰＩＫＥＳモデル（Baile et al., 2006）は、３章で患者の視点から批判されていることに留意してほしい。

ガイドラインには、悪い知らせを伝える３つの連続した局面を想定し、そのためのコミュニケーション方略が含まれている。それらは、知らせを伝えるための準備、知らせを伝えること、知らせに対する反応への対処、の３段階である。この方略には、以下のものが含まれる。（１）快適で人目につかない環境と妨害されない時間を作り出すことによって、困難なやりとりに備える、（２）二番目の段階で、専門用語は使用せずに情報を少しずつ話し、患者のペースに合わせ、患者の理解について探索する。（３）第三の段階では、感情の表出を受け入れ、それに応答し、質問に答え、まとめと次の段階を明確にして、やりとりを終える。さらに、いくつかのガイドラインでは、倫理的な問題と比較文化的な問題について論じている（Eggly et al., 2006）。

フォン・ガンテンら（Gunten et al., 2000）は、医師が、終末期の患者に会って、十分な治療を行うために必要なコミュニケーション、意思決定、関係形成の能力を身につけるための７ステップ・アプローチを提案している。これらのガイドラインは、前に紹介したものと同様に、悪い知らせを伝え、治療の目標を設定し、今後の治療計画を立てる、といったことをするために役立つ。著者らによると、「終末期の治療能力の中心にそれを効果的に取り入れることによって、患者と家族の治療体験を向上させることができる」(2000, 抄録)。このガイドライン以外にも、医師たちは次のような有益なアドヴァイスを提供している。「医師は、悪い知らせを扱うために、病気に対する不安や死の脅威、死の恐怖などを、患者との人間関係、つまり患者との強い、真実のつながりで覆わなければならない」(Rabow and McPhee, 1999, p.263)。

医師が患者に悪い知らせを伝えなければならないというコミュニケーションの緊急事態にいかに対処するかを扱った医学雑誌の論文の多くは、その有効性についての確実な証拠を要求することなく、前述のようなガイドラインを支持している。何人かの研究者(たとえば、Arnold and Koczwara, 2006)は、医師のコミュニケーション・スキルが向上することの効果として、患者が医師のコミュニケーション・スタイルに満足するほど、がんに関わる患者自身の自己効力感を増し、患者の情緒的ストレスを減じることを示している研究(Zachariae et al., 2003)を一例としてあげているのみである。アーノルドとコズワラは、さらに続けて言う。悪い知らせを伝えるためのコミュニケーション・スキルは、とりわけ実践的な訓練により身につけることはできるが、「さまざまなストラテジーの有効性に関する証拠は依然として限定的である」(Arnold and Koczwara, p.2)。また、他の研究者たちは、悪い知らせを伝え、患者の終末期治療の選択を引き出すためのコミュニケーション・スキルの向上のために研修医用に設計された短期研修の有効性を報告している(Alexander et al., 2006)。

医師が、患者に悪い知らせを伝えるために必要なコミュニケーション・スキルの教育を医学部でほとんど、もしくはまったく受けていないことは明らかだが(Guntenn et al., 2001)、これらのスキルの有効性は検証を受けてきていないのであるから、これらのスキルが主張されているほど有効なのかどうかはまったく不確かなことである。エグリら（2006）は、2ヵ所のがん研究総合センターにある2つの外来で腫瘍内科医と患者とその同伴者のあいだのやりとりについての25件のビデオテープ記録を分析し、悪い知らせを伝えるための現在のコミュニケーション・ガイドラインは、再考する必要がある、と結論づけている。はっきり言えば、それらのガイドラインの基礎となっている3つの前提は単純化されすぎており、悪い医療情報を伝え、受け取るという難しい状況に内在する医師と患者のやりとりの複雑さを反映していない。これらの3つの前提とは、（1）医師は悪い知らせの会話を計画することができる、（2）悪い知らせについてのやりとりは1つの中心的な情報に焦点を当てる、（3）悪い知らせのやりとりは医師と患者の2人により成立する、である。

観察と分析では、以下のような実態が明らかになった。

1　その情報が、悪い知らせだと判断するのは患者であり、必ずしも医師が決めるのではない。したがって、否定的に受け止められるかもしれない情報の開示を常に医師が計画できるとは限らない。研究者は、次のように論じている。

医師が悪い知らせのやりとりを予期し、計画するというのではない。医師は、すべてのやりとりにおいて、つまりあらゆる情報、最も重大なものから最も些細なものまでを開示するすべてのやりとりにおいて、ストレスとなる可能性のある情報を提供するのにふさわしいコミュニケーション行動をとるように準備しなければばならない。現在のガイドラインは、すでに、医師は適切な時間とプライバシーを確保すること、現在の医療状況と医師の訪問に関して予想することについての患者の見方を引き出し、やりとりに関わっている人のニーズに沿った情報提供のプロセスを組み立てることを推奨している。情報提供のためのガイドラインは、情報が提供され、話し合われるすべてのやりとりに適用されなければならない。この手順は、患者 - 医師のコミュニケーションに関して常に留意されるべきである。(Eggly et al., 2006, pp.3-4)

2　やりとりでは、しばしば多くの情報の断片が患者に提供される。つまり、診断とステージ、さらに必要な検査とその検査結果、治療の選択肢、それらの治療の選択肢に関する副作用と実施計画の複雑さ、治験の適応可能性、診断と治療に関係する予後の可能性などについての詳しい情報である。だから、「悪い知らせ」を伝える説明の際には、1つの中心的な知らせに焦点を当てるのではなく、多くの詳細な情報を提供できるように医師は備えなければならない。したがって、現行のガイドライン、つまり医師は専門用語でなく普通の言葉を使い、少しずつ話し、患者のペースに合わせて、患者の理解を確認しながら話す、といったガイドラインは、このプロセスがあらゆる情報提供の中で繰り返されるように修正されなければならない。最も大切なことは、情報の断片どうしの関係がはっきりと説明されることである。(Eggly et al., 2006)

3　観察によると、「悪い知らせ」を伝える場面が、医師と患者の2人だけで成立することはまれであり、患者には少なくとも1人の同伴者が同席し、この同席者が確実に患者よりも多くの質問をするのであるから、悪い知らせを話し合うためのガイドラインは、「3人以上の参加者でのやりとりを促進するような方法を含んでいなければならない。」（p.5）

このようなことから、エグリらは、悪い知らせの提供が、大方のコミュニケーション・ガイドラインが想定しているよりもずっと複雑であると結論している。彼らは、「医療におけるやりとりとガイドラインに関わる今後の研究は、直線的な因果性の考え方を超えた理論的な観点を取り入れる方向に発展してゆかなければならない」と主張している（p.6）。さらに、実際観察され、分析されたやりとりは、「直線的ではなく、台本どおりでもなく、非常に複雑なもの」であり、象徴的相互作用主義の理論的な観点が、悪い知らせの提供という文脈での医師のためのコミュニケーション・ガイドラインの発展を導くと提唱している。その観点は、1章で論じた医療における社会構成主義の考え方につながるものであるが、ものごとの意味が人間どうしの相互作用と関係から成立するという前提、つまり行動や行動の意味の解釈が前もって決まっていると考えるのは誤りだ、という前提に立っている。エグリら（2006）は、こう結論しているが、私たちも同意するところである。

この見方からは、悪い知らせについての話し合いを始める前に計画するということは不可能である。なぜなら、話し合いの結果として、悪いとか、知らなかったことだとかいう解釈が成立するのだから。このように考えると、医療者は、「悪い知らせへの直面」というような台本どおりの直面を予期したり、もくろんだりすることを訓練されるべきではない。そうではなく、医師には、やりとりのすべての段階の中で、すべての

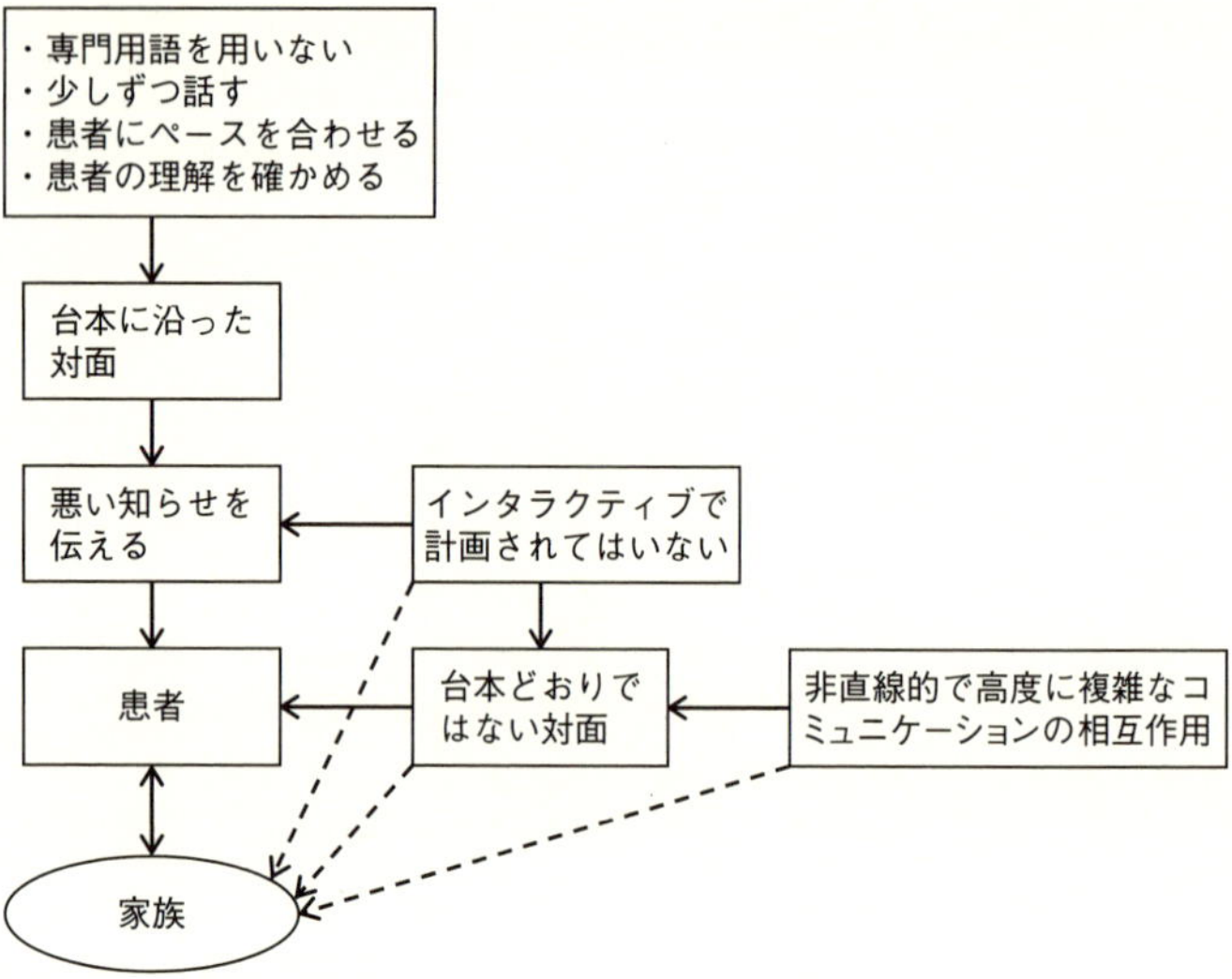

図4−1　悪い知らせを伝えることに関わる変数についての推奨モデル

同席者が持つ、揺れ動く情報のニーズと情緒的ニーズに応答して、適切に振る舞ってゆくスキルが身につくように、コミュニケーションの訓練をしなければならない。(p.6)

図4・1に、エグリら（2006）の概念モデルを理解するためのアルゴリズムを示し、私たち自身の推奨するモデルを提案する。

本書のテーマの一つ（1章で概観し、演技とドラマツルギー理論のもとに論じた）は、医師も患者も、医療の場で、とくに重篤な病気または終末期の病気（またその両者）について、説明しなければならない、また説明されなければならないというとりわけ困難な状況においては、コミュニケーション行動を指示する「台本」を信奉するように社会化されてきた、ということである。エグリら（2006）は、台本どおりの行動ではなく相手に応じた行動が、すべての医療場面での対面において、とりわけ緩和ケアのコミュニケーションに関わる対面において、医師と患者の双方にとってより良いもののはずであると強く指摘している。

緩和ケアの実践を妨げるもの ― 医療的社会化、情緒的混乱、ストレスと燃え尽き

業務上のストレス、専門家としての燃え尽き、飲酒と薬物乱用、そして自殺でさえ、医療の仕事にはよく聞く話である（duPre, 2005）。だが、重篤な病気を抱える人々と死の近い人々に関わる最前線にいる医療者、すなわち腫瘍内科医と緩和ケア医が、最も強く情緒的なストレスを感じているだろう。２００１年の『アメリカ医学界雑誌』に、緩和ケアの提唱者であるマイヤーらは、「医師の内面生活と重篤な病気のケア」というタイトルの論文を発表したが、そこでは、重篤な患者を治療するそれらの医師の情緒的な傷つきやすさが描き出されている。

一般的に病気の経過が長くなる中で、患者自身の情緒的な傷つきやすさとニーズが、医師の感情に同時に影響する。これらの感情は、「患者を助けるというニーズ、患者の病気が進行するにつれて生じる失敗感とフラストレーション、病気を前にした無力感、そしてそれに伴う喪失感、悲しみ、自分が病気になることへの恐れ、そしてそれらの感情から逃れるために、患者から離れ、患者を避けたいという願望を反映しているだろう」（Maier et al., 2001, Abstract）。彼らの主張によると、そのような感情は、患者へのケアの質の低下と医師の健康という2点で問題である。医師の健康としては、「吟味されていない感情が、医師

の悪性ストレス、撤退、燃え尽き、誤った判断につながる」(Maier et al., 2001, Abstract)。著者らによると、緩和ケア医、そしてそれ以外でもすべての重篤な病気の患者を治療する医師は、自分が経験する強い感情を認識し、それを吟味し、コントロールするという能動的な活動を通じて、感情に自覚的であるようにと提言している。

ドサンジら(Dosanhj et al., 2001)も同じように、重篤な病気の患者に関わるときは、自分の感情を処理するための時間を持たなければならない、と述べている。つまり、患者に悪い知らせを伝えることについての恐れは、この文脈で医師が十分に力を発揮するのを妨げる。同様に、他職種の医療者からの情緒的な支えと時間を医師が持たないことは、医師が重篤な病気の患者とうまくコミュニケーションをとる上で重大な妨げとなる。

スウェーデンの医療者によって最近行われた現象記述的インタビュー研究において、フリードリッシェンとミルバーグ(Friedrichsen and Milberg, 2006)は、次のように結論づけている。終末期の病気を扱う医師は死の近い患者に悪い知らせを告げなければならないとき、コントロールを失うかもしれないことにたいへん悩む。患者に悪い知らせを伝えることは、感情、自己、自信、専門性、患者の信頼など、いくつかの点で、コントロールを失うリスクを含んでいる。しかしながら、著者らが証言しているように、「緩和ケアほど医師と患者のコミュニケーションが重要な医療は他にない」(p.674)。そして明らかに、医師と患者は共謀して難しい話題について話すことを避けようとする(この現象に関する患者の視点についての、3章の議論を参照)。医師は、進行したもしくは終末期の患者が予後の情報を知りたいと思っており、その情報が患者の不安を和らげ、死への準備をするためにふさわしい時間を与えるということを知ってはいるが

（Field and Copp, 1999）、同時に、最後のときの話題に触れることによって患者が希望を失ったり断ち切ったりしてしまうのではないかと、恐れている（Curtise et al., 2000）。

フリードリッシェンとミルバーグ（2006）のインタビュー研究では、終末期の患者と関わらなければならないときに感じる、いくつかのタイプのコントロールの喪失についての恐れを、医師たちは次のように表現している。第一には、誰もが聞きたくない情報を伝えるということが、医療の技術と医師としての社会化に反していると医師は信じている。「ヒーラーの役割を死の宣告者としての役割と入れ替えなければならないのは困難であった」（p.676）。患者と死について話すことによって、医師は患者を救うことに失敗したと考えるようになり、自分自身の死をコントロールすることも不可能なのだということを思い出させられる。この役割の中で、医師は恐れと罪を経験する。ある医師は次のように語った。

> 私は、自分がだめな医師だと感じるのです。自分は人を生かしたいと思い、生きられるように役立ちたいと強く感じています。これは、医師であれば誰もが内面に持っている気持ちです。でも、この状況では、自分が終わりの地点につき、逃げ場がないかのように感じます。自分はだめだ、と。

インタビュー記録の分析の中で、フリードリッシェンとミルバーグ（2006）は、医師の関心の多くは、本質的に実存的なものだと述べている。

緩和ケアにおいて実存的なことがらについて話して他の人を助けることができるようになるためには、医療者は、自分自身の死生観に直面しておく必要があると言われている。なぜなら、そうしないと、医療者自身の死への不安が恐れを生み出し、障害となってしまうからである。しかし残念ながら、実存的／スピリチュアルな領域は、医療の文脈では十分に研究されてはいない。（p.677）

「実存的／スピリチュアルなことがらに関する理論的教育と緩和ケアの中での臨床経験は、コントロールを維持するために役立つ」と著者らは主張している（p.673）。

この両方のコミュニケーションの研究者グループ（Friedrichsen and Milberg, 2006 と Maier et al., 2001）が、いずれも病気と死にゆく患者へのコントロールの喪失を医師が経験するということに最も関心を払っていることは興味深い。また、医学的社会化は、医師が患者との専門職としての距離を保つという、患者から「距離をおいた関心」（DuPre, 2005）をいまだに強調している。フリードリッシェンとミルバーグ（2006）の研究では、患者へのコントロールを維持しようとすることは医師にとって本質的だと、医師が語っている。医師は、客観性と中立性を失うこと、怒りや悲しみといった自分の感情を表現すること、医学が治すことができなかったときに患者の信頼を失うこと、医師の治療能力に患者が失望すること、などのリスクを恐れている。また、インタビューを受けたこのスウェーデンの医師たちは、積極的な治療をやめなければならないと死期の近い患者に伝えなければならないとき、会話の方向をコントロールできなくなることも恐れていた。

100パーセントこの課題に注意を向け……言葉と視線を選び……環境を整えて、このメッセージを伝えるときに、それがぴたっとはまり込み……患者の反応をコントロールできるようにします。(p.676)。

問題、そして私がこれらのコミュニケーションをするときの不安の原因は、何が起こるかわからない、この会話がどこに行くかわからない、ということです。(p.676)

ここでもまた、エグリら(2006)が科学的論理の直線性と名づけたものに出会う。それは、緩和ケアのコミュニケーションの場面で、医師と患者の対話のパターンを予測するという願望へと医師を――おそらく誤って――方向づけてきた。おそらく米国の医師は、このニーズに関してはスウェーデンの医師ほど型にはまっているというわけではない。それでも、この本の著者たちは科学を支配する直線性と因果性の概念を超える、理論的な見通しを提示している。医師と患者のやりとりは、とくに緩和ケアの文脈では、台本どおりではないので、論理的に言ってそのやりとりについて「コントロールを失う」ということは言えない。しかしこのことは、医師たちがどう社会化されてきたかを考えれば、彼らのやりとりにおいてそれらの恐れに直面しない、ということを意味しない。エグリら(2006)の見解にしたがえば、コミュニケーションのガイドラインは、緩和ケアの医師が相手にふさわしい行動をするように促すことができるようなものであるべきであり、患者に予測可能な反応を「引き起こす」ための特定の行動を処方すべきではない、ということを意味しているのである。

ある医師による緩和ケアにおけるコミュニケーションの実践――事例研究

この章の最後に、本書の著者の一人である緩和ケア資格を有する大学医師が、日々、南テキサス退役軍人医療システムの責任者としての役割において、実際に重篤な病気の、または死の近い患者との出会いでどのように対応しているかについて、議論するのがよいだろう。この医師は、多職種からなる緩和ケアチームとともに、日常的業務として、非常に衰弱した入院患者のアセスメントを行っている。しばしば、患者と家族に診断と予後を伝え、家族間でこの状況について率直に話し合うように助言し、事前指示、蘇生不要の指示（DNR）などについての医療に必要な判断をするように促すという厳しい業務についている。彼女の患者とのやりとりの記録（会話の逐語記録ではないが、共著者の一人がとった大量のエスノグラフィーのフィールドノートからまとめたものである）を示すが、そのような患者とのやりとりがいかなる観点からも標準的なものだと主張するつもりはない。他の緩和ケア医と患者との面談記録を見たことがないので、確実な根拠を持って標準的かどうかについて主張することはできない。むしろ、これらの引用から、この章で示した研究結果を「検証」してほしい。そして、重篤な、死の近い患者との会話が実際にどのように進むかを例示し、読者に、そのようなやりとりがどのようにベストに扱われうるか、原型となる一つの理想を提供したい。私たち緩和ケアチームが患者とのやりとりに対応するしかたについて、患者／家族の満足度やその他の肯定的な結果が実証的に検証されているわけではない（そのような研究はまだこの病院では実施されていない)。だが、これらのやりとりからは、そこから学んでいただくに値する緩和ケアでのやりとりへのアプローチが示されていると信じている。事実、以下の記録は、クリスタキス(Christakis, 2001)が終末期の病気の治療経験豊富な同僚に、予後は理想的にはどのように伝えられるべきかについて尋ね、議論した報告に推奨されている事例にたいへん似ている。

あなたと同じような病気を抱えた患者さんは、例外はありますが、治療をしても生きるのは大体3ヵ月くらいです。でも、あなたを見放したりしないと約束できます。あなたの病気を食い止めるには力不足でも、あなたのためにできることはたくさんあります。残りの人生の生き方についてのあなたの意思は尊重されますし、痛みやその他のつらい症状がないようにすることも約束できます。あなたの病状について、何かさらにお知りになりたいことがありますか? (Cristakis, 2001, p.199)

私たちの医師は、この例の医師とは違い、患者とのやりとりに際して、緩和ケアチーム全体(看護師、心理士、ソーシャルワーカー、チャプレン、コミュニケーションの専門家など)の専門性と能力を結集することを約束する。しかし前に引用した医師と同様に、患者とのやりとりにおいて、患者への以下の約束が伝えられる(その明示性には濃淡がある)。

・あなたの病気は進行していて治すことはできません。死への準備(家族に話すこと、人生の終わりを事前指示を含めて計画すること、蘇生不要の指示(DNR)など)をする必要があります。

・私たちはあなたの病気を治すことはできませんが、痛みやその他の症状に対処することができます。
・私たちはあなたの身体的な痛みに対処するだけでなく、すべての痛みの元（身体的、スピリチュアル、心理的、社会的）に対処できます。
・死の迎え方（たとえば、事前指示と蘇生不要指示、自宅での死か病院での死）をあなたが選ぶことができるようなケアの方法を提供できます。
・私たちはあなたが死に直面したとき、あなたを見放すことはありません。

このリストを見ると、チームアプローチをとっていることに伴って、医師と患者のやりとりは、先に引用した医師の助言と、2つの点で異なっている。（1）患者は、身体的な痛み以外の痛み――そして、抑うつ、家族からの孤立、スピリチュアルな不安など――を感じるかもしれないが、患者の希望に応じて、緩和ケアチームのそれぞれの専門家が対応できる。そして、（2）予後について、残された時間がどのくらいか正確なところを患者に伝えることはほとんどしない。しかしながら、時間に関する質問は確実にやってくる。そして、間接的なかたちで示し、むしろ患者と家族が残された時間をできるだけ有効に使うようにと強調することがフェアだろうと私たちは考えている。以下の例を見てほしい。

医師：病気はとても進行しています、○○さん。
患者：どのくらい残されているんですか。
医師：たいへん申し上げにくいことですが、おそらく週から月の単位でしょう。この時間はとても貴重です。

あなたとあなたの家族に与えられた贈り物です。あなたの望みを皆に伝え、気になることを頼むために時間を使いましょう。あなたが必要なことは何でも教えてください。――なんでも。私たちから、あなたの息子さんにこのことを説明したほうがよいですか？　それはお役に立ちますか？

患者：はい。息子にはもう話しましたが、別の人からも話してもらえると助かります。

患者のやりとりをいくつか精査してみると、前に列挙した特徴が表れていることがわかる。以下のやりとりでは、医師と緩和ケアチームが患者のいる病室に入る。患者は転移性の肺がんと診断されている54歳の男性であり、緩和的な化学療法を行っている。この患者の主要な症状は息切れである。緩和ケアチームは、医師から、彼の息切れはコントロールができないので最も辛い症状の一つであり、酸素マスクはプラシーボ効果しかなく、口が渇き鼻血を起こす可能性があるが、扇風機は呼吸器系を刺激し効果的だという説明を受けている。さらに、医師は、このような息切れのある患者の場合、死の際にはしばしば大きな死前喘鳴――それは患者には苦痛ではないのだが、それが起こると伝えられていない家族にとってはストレスだろう――を伴うということを、家族に伝えておく必要があると、医師はチームに告げた。

医師：おかげんいかがですか？

患者：大丈夫です。

［チームが保護服を来て患者の病室に入ってから、ちょっとした会話が続いた。患者は酸素マスクを口に当てて、ベッドサイドのいすに腰かけていた。医師は彼の横のベッドに腰かけ、チームは彼の周りに立ってい

た。］

医師：あなたの化学療法については、どのように聞いていますか？

患者：ある先生はすべて止めるといいましたが、別の先生はもう1ラウンドだけ、と言いました。

医師：がんを治すためではなくても、がんを小さくするために化学療法をやってみたいということですね。

患者：そうです。私はここに入院していたいんです。

［治療する場所の選択肢についての会話が続いた。もし彼がさらに化学療法を行うとしたら、このVA病院にいることが認められる。そうでなければ、彼は近隣の退役軍人センターに転院となる可能性がある。そのあと、患者は、後どのくらい生きなければならないかを尋ねた。］

医師：後どのくらい時間があるのかは、私にはわかりません。でも、化学療法についてはあなた次第です。

［そこで、患者は家族が大変だから他の町に転院したくないと話した。医師は、彼に息切れがさらに目立つようになるでしょう、と伝えた。］

医師：ご家族は扇風機を持ってくることができますか？　それは本当に役に立つと思いますよ。

患者：はい。

［そして、医師は患者に、蘇生不要かどうか尋ねた。患者は、機械につながれて生かされたくはないと答えた。医師は、午後にソーシャルワーカーが、代行権限の書類を作るために来る、と言った。］

医師：さて、これからあまり話したくないことについて話さなければなりません。病気がこのまま進めば、あなたはお亡くなりになって、逝ってしまいます。まだ済ませていないことについて考え、会っておかなくてはならない人に会い、愛する人たちに言いたいことをどんなことでも言っておくときが来ました。いつごろまで意識が清明でいられるかわからないのです。

患者：はい。〔沈黙〕私が死ぬとき、空気を求めて苦しみますか？　妻に私が苦しむところを見せたくない。私の父親のように死にたい。〔患者は、彼の父親が安らかに亡くなった話をした。〕

医師：苦しむことはありませんよ。その段階では、あなたは鎮静されています。

〔この話のあいだ、緩和ケアチームの何人かのメンバーは涙がこぼれないようにこらえていた。〕

医師：最後の日に患者さんが皆さんに言うようお勧めしているメッセージが５つあります。私を許してください。あなたを許します。あなたを愛しています。あなたに会えなくなると寂しいです。さようなら。この５つです。

患者：怖くない、怖くない。〔涙を拭い始める。〕

医師：○○さん、今日は私たちにたくさんのことを教えてくださいました。チームは、学ぶためにここに居ます。彼らに教えたいことはほかにありませんか？

患者：生きてください。本当に、怖くありません。

このやりとりの中で、医師のはっきりした言葉によるメッセージと緩和ケアチームの存在から暗黙のメッセージを患者は受け取った。化学療法が緩和ケアであり病気を治すための治療ではないということ、化学療法を続けることができ、そうでないとおそらく他のVA施設に転院すること、息切れが強くなってゆくが扇風機と薬を使えばある程度和らげることができること、呼吸に苦しみながら亡くなることはないこと、彼は死ぬのであり、愛する人々にさようならと、おそらく５つのメッセージを送るだけでなく、D

NRや代行権限の処理をする必要があるということ。そしてまた、この場面にはたくさんのメタメッセージが含まれている。それらは、これ以外のコミュニケーションにも常に備わっているメッセージであり、やりとり全体の心理的な枠組みを提供し、患者がやりとりの意味を解釈するのに役立つ（Goffman, 1974）。たとえば、緩和ケアチームがただ同席していることで、そして医師がソーシャルワーカーの訪問を約束することで、患者には身体的な痛みと生理的な症状のみが対処されるのではなく、社会的な痛みと心理的な痛みもまた配慮されることが患者に伝わる。さらに、チームは、死への旅のあいだ、患者が見放されることはないと、具体的な根拠を示しながら伝える。また、このやりとりは患者中心主義的であり、患者にはすべての医療情報を知る権利があることを医師はわきまえており、患者がどの程度知っているかを確認するための質問をしている。医師がすべてを知らせることを支持していることは明らかであるが、患者が残された時間の見積りを尋ねたとき、医師がはっきりとは伝えなかったことは注目に値する。むしろ、医師は患者に安らぎへの希望を与え、この最後の時間の大切さを伝え、患者に患者が考えてもみなかったような役割——家族の、また他の患者の、そして最も大切なことに、医療チームの教師となること——を与えることに焦点を当てた。

私たちの医師はまた、「さて、これからあまり話したくないことについて話さなければなりません。」と話しながら、避けられない死についてのアドヴァイスを続けて、患者が率直に述べるよう励ました。「最後のさようならを言って、償いをするときが来ました」。このようなアドヴァイスは、パターナリズム的な印象を持つ人もいるかもしれないが、それに伴う非言語的な行動が優しく誘うものであり、患者の反応から、医師が患者の避けられない死にしっかりと向き合ったことが、患者が表明しなければならない次のトピックにすすむのを可能にした。どのような死を迎えたいか、である（呼吸に苦しんで彼の妻が患者の苦しむところを見ないで済むのがよいという言葉、それに対して医師は、そうならないと確約して答えている）。患者は、また、やりとりのこの時点で、父親の安らかな死について語った。その物語は、おそらく医師が率直に患者の状態を見積り、自分の死を予見するように支えたことによって導かれたのだろう。

私たちの医師が患者とやりとりをするときの典型的なスタイルは、患者への最後の質問にあり、そこでは患者はこのドラマティックな生と死の話し合いとそれに続く決定の完全な参加者となるように招いている。医師は、「今日はたくさんのことを」緩和ケアチームに教えてくれたと患者に感謝し、さらに彼らに教えたいことは何でも話してほしいと促す。このようにして、患者は、彼自身と愛する人にとってだけでなく、死をどのように扱うべきなのかを学んでいるチームにとっても、自分の死に意味があると感じることができる。どれほど重篤な病態にあり、死に直面していても、患者の人生と教えは他者にとって価値あるものである。確かに、これは緩和ケアチームから死を迎えつつある人への、最も大切な贈り物である。

もちろん、緩和ケアチームにとってずっと困難な患者もいる。次の事例でチームが対応しているのは73歳の男性で、脳に2つの腫瘍と脳卒中を患っている患者である（この事例は、3章で患者の視点からSPIKESを批判したときの事例と同じである）。この脳腫瘍は治癒不能で、患者は現在さらに化学療法をすることを拒否している。チームミーティングでは、患者をリハビリの対象者としてよい、ということが明らかになった。チームメンバー全員が、患者の病室を訪れるときには、彼のがんは末期であるということを理解している。紹介の後、簡単な精神状態の検査が患者の認知能力を確認するために行われた。その後の会話である。

医師：では、あなたが病院にいる理由をどのようにお考えですか。
患者：脳に腫瘍があるから。
医師：どのような経過になるとお考えですか？
患者：腫瘍を取り除くことに2回失敗したと思います［彼は前2回の手術について簡単に話す］。その傷が頭痛なんかを引き起こしていて、というのも考えているんだが、しなきゃよかった……
医師：あなたに何が起こると？
患者：いつものように切り抜けてみせる。それを信じているし、決してこのままじゃない……
医師：彼らは腫瘍についてなんと言ってましたか？
患者：先生からは同じような意見。——私は切り抜けるというような。
医師：でも腫瘍はなくならないでしょう。そして、化学療法も望んでいませんね。
患者：でも、2回目の手術のときに、腫瘍を小さくするために脳に抗がん剤のディスクを入れましたよ。
医師：はい、でも腫瘍はなくならないでしょう。あなたの先生から頼まれて、リハビリができるか確かめに
……［この時点で、患者はベッドで興奮し、もぐもぐ言う］
医師：腫瘍はなくならないでしょう。
患者：腫瘍をモニターできるなら——
医師：はい。でも腫瘍はなくならないでしょう。
患者：今受けている治療は、先生が考えつく予後がどのようなものであっても……でも、この方法がいいの

か他の方法が最善なのかわからないんだ。

医師：私たちはあなたを治療できますが、病気を治すことはできないのです。まず頭痛の治療をしましょう。

この患者の場合、医師が、繰り返し、はっきりと「腫瘍はなくならないでしょう」と断言したにもかかわらず、自分の腫瘍が治らないということを信じまいとしているように見える。このように「壊れたレコード」のように何度も繰り返すのは鈍感だと考える人もいるかもしれないが、明らかに私たちの医師は、緩和ケアを提供する際の目標の一つは、患者が自分の予後について正しい情報を確実に持つことだ、と信じている。興味深い会話の方略が、彼女が患者に「彼ら［先生たち］は腫瘍についてなんと言ってましたか？」と尋ねたときに使われている。医師は、患者の返事から、同僚の医師たちが実際に患者に病状についてすべてを明らかにしているわけではない、と知った。そこで、彼女は同僚の専門性を責めるのではなく、次の何回かの発言の中で、「腫瘍はなくならないでしょう」とさらに4回繰り返した。そして、「頭痛の治療をしましょう」と約束してからの長い沈黙の後、医師は「私が言っていることがわかりますか？」と尋ね、患者の理解を確認している。その質問に対して患者は、「はい。言っていることはわかります」と答えている。

ここで患者は自分の腫瘍が治すことができないのだということ（そして、おそらく、もう一度化学療法を行わないなら、死が近いこと）をはっきりと理解したので、医師は、患者にホスピスの話題を出すことができた。ホスピスが彼らの家で、患者と奥さんにどのようなサービスを提供してくれるのかについてのやりとりのあいだ、医師は患者の口がとても渇いているという事実に応じて、ジュースを飲むように勧めた。

やりとりのこの時点で、患者は抑えきれなくなって、むせび泣いた。

医師：何かお役に立てることは？［話しながら医師は手を差し伸べて患者の肩に触れる］

患者：頭が痛いです。

医師：わかりました。対処しましょう［彼女は医師の同僚の方を向き、「チームのところに行ってすぐに何かを持ってきてもらってください」と言った］。ご家族はあなたを愛していて、あなたと一緒に過ごしたいと思ってるでしょうね。それは良いことだと思います。あなたはどう思います？

患者：［泣き続ける］

医師：［事前指示と代行権限について患者と話し始める］

このように、患者との会話を通じて、医師とチームは「いつものように切り抜けてみせる」という患者の信念を、人生の最後の希望について率直に話し合うという考え方に変えるために働きかけた。さらに、医師は、腫瘍を治すことはできないが、頭痛を楽にすることはできるということを患者に保証した。会話の最後では、医師は患者の最後のときの望み（つまり、機械につながれて生き続けさせられたくないこと）について家族に話すときに、患者の情緒的な苦しみへの支援についても申し出ている。

医師：ご家族はこのことをご存知ですか？

患者：言ったことはありません。でも、家内はわかっていると思います。

医師：あなたから奥さんに伝えることができれば、奥さんにとってたいへん良いと思いますよ。奥さんには知る必要があります。あなたは信仰を持っていますか？
患者：そう。私には難しい……伝えるのは難しいんです。
医師：そのことを話したいですか？
患者：［泣き続ける］
医師：大丈夫ですか？　何をお考えですか？
患者：妻に話します。できるはず。だって知って……
医師：一人で話さなきゃいけないわけじゃないですよ。誰かに一緒にいてもらいたいですか？　チャプレンもいます。奥さんとお話しするときチャプレンさんにも一緒にいてもらいますか？
患者：はい。
医師：良いこともしてあげられますよ。誰とでも仲直りする時間はあります。大丈夫ですか？
患者：あふれてしまいそうです。
医師：どこが？
患者：私の感情。
医師：それは良いことですか？
患者：そうだといいな。悪いことって感じはしません。
医師：［チャプレンの名前］にいてもらいますか？
患者：［うなずく］

患者の病室に残ったチャプレンを除いて緩和ケアチームの皆が病室を離れてから、医師はチームに、患者が経験するかもしれない痛みとして、身体的痛み、心理的痛み、社会的痛み、スピリチュアルな痛みの4種類があると説明した。この患者の訪問とそれ以外の観察した訪問で、医師は4つの痛みすべてに注意を向け、「ご家族はご存知ですか？」、「信仰をお持ちですか」というような言葉によって、まだ名づけられていない痛みに苦しんでいる可能性を見越して問いかけさえした。その後のチームの話し合いの中で、医師はチームに「痛みは患者があなたに告げることに基づいて定義されます。彼の痛みはどう？」と話した。そして、同僚と緩和ケアチームに、患者自身の痛みについての評価を信じるように促した。

医師、緩和ケアチーム、通常悪い知らせを受けとる立場の患者のあいだでのやりとりについて最後に述べたいことは、これらのやりとりの記録は、エグリら（2006）が（おそらく）患者にとても良いとは言えない医療情報を伝えなければならない医師たちのための新しいコミュニケーションのガイドラインを推奨する議論の中で論じている複雑さのいくつかを実際に示している、ということである。第一に、患者の言語的反応からは（そして非言語的な反応からでさえも）、医師から見ていわゆる悪い知らせが実際に患者からも悪い知らせと受け止められているかどうかを確かめることは難しいことに、注意してほしい。不思議なことに、話し合いが予後以外のことがらに転じたとき、たとえば、死ぬときは鎮静されているので息が苦しくて苦しむことはないといった、患者にとって（相対的に）よい知らせを医師が患者に伝えるとき、実際、患者は悪い知らせを受け止めたということを非言語的に示す（たとえば、泣く）のである。患者と話し合ってみなければ、医師が提供する情報のうちどの情報が悪い情報として受け取られたのか、確かめるのは困難である。おそらく、患者の厳しい状態について患者がはっきりと自覚するよう医師が強く主張したこと（たとえば、「腫瘍はなくなりません」）が、ある患者たちの場合に、他の医師たち（腫瘍内科医や外科医）がそれに直面しないあいだ彼らの中にあった不確実性を取り除くニュース、未来について現実的に直面することを可能にする知らせとして実際に受け取られたのであろう。

さらに、これらのやりとりは、エグリら（2006）による、悪い知らせを告げるためとされる訪問で、多くの情報がやりとりされるという知見の妥当性を示している。私たちの緩和ケアチームの例では、患者の医療状況は、ありうる情緒的苦しみ、社会的（家族的）苦しみ、スピリチュアルな苦しみの観点から議論されている。また、多くの患者の病室訪問には、家族やその他の患者の同伴者、そして数名の緩和ケアチームが同席している。このような状況で悪い知らせを伝えることは、医師と患者だけの個人的なことがらではありえない。そのような会話の際に患者のプライバシーを尊重するという多くの伝統的なコミュニケーションのガイドラインは、時代遅れであろう。このように、本書のデータセットを構成するエスノグラフィーのフィールドノートと記録からは、エグリら（2006）が推奨する事項は、悪いと患者が受け取る可能性のある医療情報を持つ立場である腫瘍内科医と緩和ケア医によってさらに吟味する必要があるということが示唆される。コミュニケーションの訓練は、悪い知らせを伝えるために言うべきことと言ってはいけないことのセットではなく、どのようなやりとりの段階にあっても患者のニーズのすべてに適切に反応することができるように、医師が相手に合わせるスキルを身につけることができるようなものでなければならない、という彼らの主張は革新的である。

本章を通じて議論してきたように、積極的に緩和医療を選択し、実践しようとする医師の足を引っ張ろうとする力の一つは、医師の医学的社会化である。それは、医学部教育とその後の医療実践において、あまりにも強く、患者を治すこと、そして患者の生命を救い／延命することを主張してきた。医学教育に1960年代に導入されたにもかかわらず、緩和ケアは米国の医学教育での必修科目になってはいない。その結果、緩和ケアと終末期医療に関する教育は、医学部によってさまざまである。どの医学部生も、1、2時間の講義から14時間の指導を受けている。はわずかでしかない。つまり、緩和ケアの訓練を受ける医学部生はわずかでしかない。そのカリキュラムの中心には、終末期におけるコミュニケーションのスキルがある。近年の研究によれば、医学部生が緩和ケアを経験する機会はあったとしても、真剣にコミュニケーション・スキルの訓練を受けることはない。しかしながら、終末期医療カリキュラムの取り組みは、悪い知らせを伝えるといった、緩和ケアでコミュニケーションをとる重要な問題について、メッセージの方略の強化につながった（Sanchez-Reilly et al., 2007）。

私たちの医師の目標の一つは、緩和ケアの哲学と実践を医師に教育することである。教育と奨学金のプログラムはこの数年のあいだで着実に向上しており、終末期の症状、終末期のコミュニケーションの問題、弱って亡くなりつつある患者とその家族への多職種のケアを扱う力を持つ緩和ケアの専門家が生まれつつある。米国では、医師と非医師を緩和ケア専門家として訓練する多職種の緩和ケアの奨学金プログラムはわずかである。本書で紹介したフィールドワークは、これらのプログラムの成果の一つである。

緩和ケアは、患者を治すことへの偏愛から患者と家族の苦痛を取り除くことの重視に医師を変える医療領域の一つである。この奨学金プログラムを受けた緩和医療者は、その後のインタビューでなぜ緩和医療の世界に入ったのかを尋ねられ、次のように答えている。

私にとって最もつらいのは、治療法のない患者さんのところに行って……「あなたを助けることができません。何もできることはありません。」と言わなければならないことです。私の役目は問題を解決することだから、患者さんは私が彼らの問題を助けてくれることを本当に期待しています。第一、そのためにまず私のところに来ているんです。私のところに誰かが来て、「先生、困っているんです」と言っても、「申し訳ありません。私にはできることは何もありません」と答えなければならないのは本当に辛いことです。それは、「ごめんなさい。失敗しました」と言っているようなものなんです。

これらのインタビュー記録からは、重篤な病状の患者または末期の患者についてはとくに、解決方法がない、多くの患者に対する治療法がない、という医師のジレンマの解毒剤として、緩和医療の奨学金は役立っているようである。同じ医師は後に以下のように語ってもいる。

私がホスピスと緩和ケアについてますます興味を持ち、それについて勉強し始めたのは、その理念が、「これは終わりではない。私が提供できることはまだある」というものだとわかったときです。そのとき、まさにそのとき、私は探し求めていた答えを発見したのです。それは、「治すことはできませんが、これが私のできることです」と言えるということなのです。

この医師は、また、緩和医療奨学金プログラムのあいだに磨いたコミュニケーション・スキルの大切さ、そして、問題について話さずに痛み止めをさっさと処方することよりも、痛みを感じている患者の声に耳を傾けるために必要な時間を確保することの大切さについて強調している。
この研修医は、患者と関わるうえで最も必要なものは、思いやりだと語っている。

一つの言葉を選ばなければならないとしたら、思いやりだと言いたいです。思いやりを持っていれば、患者さんのあらゆる面を配慮し、また配慮しようとするでしょう。医学部では知識を教えてくれますが、思いやりは自分で身につけ、実践しなければならないものなのです。

さらに、次に続く緩和医療研修プログラムに参加する研修医へのアドヴァイスをこの研修医に求めたところ、次のように答えた。

第一は、研修医自身がこれは自分が望むことだとはっきり自覚することです。第二には、そこに気持ちを込めることです。なぜなら、あなたが見たことを思って悲しい気持ちで家路につく日は多いでしょう。でもまた、自分がしたことへの喜びで胸がいっぱいになって家路につく日もあります。命を脅かす難しいケースを手術室に運び、命を救うのと同じくらい、美しい死は良いものなのです。

5　家族／介護者の視点

私たちは、ただ、前向きに考えて進んでいます。サムが81年に黒色腫にかかったとき、死ぬだろうなんて考えてもみませんでした。そんなことは、想定外でした。うーん。彼は良くなるに決まっている。そして今回も、私たちの姿勢はそのようなものです。実際は違うかもしれないけど、これからもこのまま続くんだと考え続けています。［ステージ４の前立腺がんを患うサムの介護者ベラ］

緩和医療では、患者と家族がケアの単位となる。この章では、終末期の病気に固有の、患者と家族の相互的な結びつきを描き出そう。緩和医療は、患者と家族という単位の中心にある、かけがえがなく、またつらい死の経験を尊重している。ここでは、家族／介護者から見て、理解され、改善されるべき緩和ケアのコミュニケーションの領域を明らかにしてゆきたい。

残されたご家族が、死の前の痛みとつらさに関わる患者の経験を振り返って、録音し、研究に協力してくださった。この種の研究の妥当性について、「患者が亡くなった後で家族が亡くなりつつあった患者について思い出す感情や考えは、どの程度信用できるのか?」を疑問として、こういう研究の妥当性の検証にとりかかる文献は数多くある。本書の私たちの目的においては、このことは重要ではない。患者の家族を緩和医療の中心に位置づけて、終末期を経験している患者についての家族の考えを尊重することが重要なのである。家族が、不安、抑うつ、苦痛、恐れ、社会とのつながりの喪失、活動の喪失、キャリアの喪失を共有して歩むという事実は、コミュニケーションの観点から考慮されなければならない現象である。現在、家族は緩和ケア研究の中心にあると理解されている。この章は、終末期からそれに続く看取りという厳しい時期を通じて、家族がコミュニケーションの失敗と成功をどう解釈するかという問題への入り口となる。続くページには、さまざまな背景と条件の患者の家族の話が出てくる。協力していただいた方々は、3章で紹介した患者のご家族である。

診断/予後の受け入れ

皆さんこんにちは。役に立って、心動かされるウェブサイトACUPS(原発不明の腺がん)メーリングリストです。私の母は、わきのリンパ腺の腫れが見つかり、原発不明の腺がんと診断されたばかりです。生検では、未分化の腺がんということがわかりましたが、身体中探しても、鼠径部、首の付け根、腹部のリンパ節以外には腫瘍は見つかっていません。母は、まだ62歳で、(がんを除いては)まったく健康体です。腫瘍内科医は、すべての希望を私たちから奪ってしまおうとしているようで、あと6ヵ月と母に言いました。否認しているのかもしれませんが、がんが早期発見できたように感じています。母はまだ若いし健康なので、タキソールとカルボプラチンの治療がうまくいくチャンスはあるはずです。私たちは、フォックス・チェイスがんセンターにセカンドオピニオンを聞きにも行きました。母に前向きに考え続けさせることは、間違いでしょうか。母には、まだ何も失ってないんだと言い続けています。私は、現実から完全に逃げているわけじゃないって、誰かに言ってもらいたいのでしょう。

読んでくれてありがとう、マーラ。

どんな家族でも、診断への家族の反応は、家族間のダイナミクスによって異なる。そして、家族の中の一人、もしくは親しい友人が、中心的な介護者となって患者の代弁者となる。前述のメーリングリスト投稿者である養女のマーラは、彼女の公表されたナラティヴによれば、少なくとも最初の段階では中心的な介護者である。マーラは、死んでしまうという診断と目の前にいる生気にあふれた義母を結びつけることができずに苦しんでいる。家族の介護者は、その患者ならではのことをよく知っている。また家族は、闘病生活における患者の望みや気持ちをよくわかっていることが多い。家族は、患者のほかに、最も終末期の診断に直接的な影響を受ける人々である。家族システムは一変し、苦しみの圧力が圧倒的なものになるにつれ、急激に展開してゆく。

介護者としての情報を必要とするとき、マーラは一人ではない。彼女が情報を求めたメーリングリストには、少人数だが彼女のどんな支援の求めにも結集する活動的なメンバーがいる。多くの介護者は、自分の大切な家族についての診断情報を直接教えてもらいたいと望み、大切な家族とともにその情報を受け入れるための時間を必要としており、また医師に気持ちをわかってもらいたいと思い、病気の進行の中での意思決定に医師とともに関与してゆくことを望んでいる（Ambuel and Mazzone, 2001）。

診察室や家の中での家族のコミュニケーションは、これまでほとんど研究されていないが、研究すべき時期に来ている。命に関わる病気に直面したときに、家族がどのように話し合い、なすべき行動についての意思決定をするか、私たちは知る必要がある。ウェイン・ビーチ（Beach, 2002）は、彼自身の家族がんだという悪い知らせを受け入れてゆくストーリーを提供している。そこでは、意図せず録音された電話での会話が分析されており、家族として、父親と彼は、母親の恐るべき健康状態（悪性腫瘍）について、「明るい面」ばかりを繰り返した、と記している。その明るい面は、家族の皆が感じた恐怖の中で、家族によって必要とされた慰めなのかもしれない。マーラもまた、メーリングリストへの投稿の中で、明るい面を求めている。

意思決定をして、治療に協力する

ハルは、兄のテッドの主要な介護者になった。テッドは、最近原発不明腺がんと診断されたのだ。ハルは職を辞め友人からも離れて、兄の介護のためにその地方の別の場所から引っ越してきた。以下は同僚と友人へのメールからの抜粋だが、テッドの治療を決めるまでの過程が描かれている。

小さな町の医者と職員は患者に気遣いを見せ、一生懸命治療してくれるが、技術が欠けていて珍しい病気についての特殊技術はない。巨大な総合がんマシンは、非常に細分化されているので、人間はいろいろな部門（泌尿生殖器、胃腸、頭、首）にとっての番号だ。やつらは、いつもとげとげしい。その辺にいる皆が深刻な苦しみを持っているという事実が、やつらをますますとげとげしくしてるみたいだ。それは高くつく賭けだ……だが経験から、自分たちのような力を持っているところは他にないということを知っているんだ。だから、そのどちらをとるか、ということだ。最終結果は、家族が患者にとっての羊飼いになるということだ、どの道を選んでも。

治療とケアは、通常、患者、家族、医療スタッフで共有される集団的な判断である。患者の身体状況が極度に悪化した際には、患者はほとんどそれに関われない。重篤な病気に直面したとき、社会的要因、治療の侵襲性、家族の目標、経済、患者の信仰などのすべてが、家族の行う意思決定に影響する。患者にとっても家族にとっても、治療の最初の方向づけは、医師――病気の解釈者――つまり予後の供給者によって与えられる。多くの家族にとって、大切な家族に治療を続けるように促すことは、病気による破壊に立ち向かい、医療的なコントロール感覚を得るための道である。

患者が子どもの場合、家族は治療に関する意思決定に最も大きく関わる。ウルフら（Wolfe et al., 2000）は、両親が子どもの予後をどのように理解しているか、そしてその理解が彼らの治療の選択にどのように影響するか、ということについて調べた。彼らによると、がんの進行や治療による合併症により亡くなる子どもは、適切な緩和をまったく受けずに、最後の1ヵ月を苦しんで過ごしている。彼らの推定によれば、医師と両親の現実離れした目標が緩和ケアへの壁となって、不適切な治療計画が立てられてしまう。大人のがん患者の場合、家族は生存の可能性を高く見積りすぎ、そのため強い治療を求める傾向があるということが明らかになっている（Weeks et al., 1998）。両親の悲しみを慮って、医師は子どもの予後について両親に伝えることをためらい、その結果として親は強い治療を求めることになる。ウルフら（2000）によると、診断時には、43パーセントの医師、そして56パーセントの親が、子どもは治ると考えていた。その両親が子どもは治らないということに最初に気づくのは、亡くなる150日前であり、医師が子どもは治らないとわかるのは330日前である。医師は、子どもが治ることはないのだということをわかっていながら、両親や家族にはっきりと伝えるのを、3ヵ月以上もためらっている（Wolfe et al., 2000）。激しい治療をするために使われたこれら3ヵ月間の時間と資源は、緩和に方向を変えることもできるのではないだろうか。家族と医師は話し合い、数ヵ月の残された命のあいだの子どもの苦しみを少なくして、延命よりも質の高い生活をするという緩和ケアの目標のもとに一致して取り組むこともできるだろう。同じ母集団に関する研究での両親の回答によると、死までほとんど緩和治療を受けなかったために、痛みと疲弊は圧倒的な強さになった。これらの子どもたちの半数以上が、最終的に病院の集中治療室で亡くなっている。

病気を治す効果や緩和としての効果さえも期待できなくなっても、強い治療に家族を方向づけるもう一つの圧力は、医療費の償還である。2001年には、化学療法が開業医の収入の50パーセントにのぼっている。これとはまったく異なる医療サービスが、家族のミーティングである。そこでは、数名の医療系職員と非医療系の介護職員が一緒に家族に会い、患者の状態とそこにいるすべての人々の考えを集めて最も良い治療のコースは何かについて話し合う。現在のメディケアとメディケイドでは、家族との1時間もかかる話し合いのために償還される金額は、零ドルである（Smith et al., 2001）。医療機関の報酬は、コミュニケーション以外を処方することにかかっている。

医師とのコミュニケーション

家族は、治療に関する自分たちの希望が考慮されないときには、無視されたと感じ困惑したと報告する。患者と家族はいずれも、緩和と終末期の意思決定における医師とのコミュニケーションに価値を認めており、これこそが最良の治療と計画によって迎える死を可能にするためには欠くことのできない要素だと考えている（Steinhauser et al., 2000b）。

ジョーは、ＭＳ（多発性硬化症）のサバイバーでタイプ1の糖尿病のセリエと結婚した。ジョーはアカデミーの終身会員であり、父であり、祖父である。診察室でセリエと医師とのあいだで彼が経験するコミュニケーションのダイナミクスについて、彼は以下のように描き出している。

私は、相談室で黙っている限りにおいて、とても歓迎されます。医師に対してもたまに直接語りかけますが、君（セリエ）には、しばしば話しかけます。話し合いの準備をしながらあるいは相談室に向かいながら話し合ったことで、まだ言ってないことを思い出させようとして、また自分の健康について話したい別の例を思い出すことができるように。モボル先生と話したときは、つら

> かったです。医師が患者と会っているときは、第三者が同席するのを好まず、配偶者であれ誰であれ、十分な理由がなければ口出しするのは気に入らないんだ、と感じました。そして、大部分の時間、私はただそこにいるだけです。そして、私がいると、先生の振る舞いと君の感じ方が変わるんじゃないか、と思います。でも、私はその話し合いで多くは話しません。

主要な介護者として献身し、だが歓迎されるのは黙っているときだけと感じることは、家族にとってはかなり不満であろう。医療者は、終末期に家族が密接に接触するコミュニティである。もし介護者が、大切な家族について医療上の助言と治療をする医師から追放されるなら、彼らの介護と意思決定は、いっそうストレスの多い孤独なものとなるだろう。医療のコミュニティは、病気と死への良い旅路にとっての要である。このような苦境のときに、家族のＱＯＬを向上させるために、ハウザーとクレイマー（Hauser and Kramer, 2004）は次のような介入を推奨している。

> 仮定を排除して、医療者は介護者の話に耳を傾け、どのような情報が家族にとって役に立つのかを判断する必要がある。介護者は次のような情報を必要とするかもしれない。（1）病気とケアを受ける人のニーズ（たとえば、死が差し迫っていることを示す兆候をよりよく理解するための情報や患者が利用可能な資源）、（2）介護者の負担と支援や休息を得るための実践的な方法、（3）介護に伴う悲嘆と喪失、そして悲嘆のプロセスへの支援。（pp.679-80）

希望を位置づける、あるいは希望をリフレーミングする

原発不明腺がんメーリングリストを通じて、クレムは彼の介護を受ける配偶者についての希望と時間についての文章を投稿した。彼らの希望は、生命の延長に深く根ざしていた。より長く生きることが、患者と家族の治療選択に関する文献において中心となっている。

デブは、今日――診断を受けた月から2年後――は、消耗する化学療法の治療コースが許可されたのでいつになく明るく、元気に見えました。彼女の原発不明腺がんの種類は、「未分化」――特定困難――で、一人の病理の先生が巧みに言ったように、分析した細胞組織が「泥状に」散ってしまうため原発巣を確定するのが厄介なものです（と聞きました）。実際、彼らは原発巣に関しては、細胞のサンプルからはまったくわかりませんでした。

でも、先手を打っていけるあいだは――できればですが――、実際、原発巣を何がなんでも探し出すことに取り付かれているわけではありません。それは（まだそこにあるとして）、確かにおとなしくしているようです。さて、それは永遠に「不活性のまま」でいるでしょうか。たぶん違うでしょう。もちろん、少なくとも肝臓の一つの腫瘍は処置しなければなりません。だから言われるように、デブと私は、窓の外の「20年」をつかむつもりだし、もっと追いかけます。

誰が寿命とか診断後について考えるでしょうか。可能性は、かつてよりも良くなっています……少なくとも、それが私の強い感覚です……　クレム

クレムのナラティヴは、グループマン（Groopman, 2005）が不確実性のパラドックスと呼んだものに根ざしている。この病気が治ったり、治すための良い治療法があるということについては約束がない、確固とした証拠もない。確実なことがないということは、同時に、結果が予想と違ってもっと良いというチャンスがあるという希望の根拠となる。「古代ギリシャ時代以来、希望は人間にとって重要なものだと考えられてきた。それは、心の目で、より良い未来への道を見ることから生まれる、人を元気づけ、活力を与えてくれる感情である」（Groopman, 2005, p.3152）。進行が速くてとくに破滅的ながんは、患者と家族の将来を急速に暗いものにしてしまう。身体が良くなる可能性がなくなるとき、病気を治すための治療を取りやめなければならないとき、それでも希望は存在し続けると、グループマン（2005）は信じている。視点を身体から魂へと移すことによって、患者と家族のための最後の生活の中に希望を位置づけ直すことができる。関係が修復され、家族が十分にケアされ、家族の中で解決できていない問題が家族と患者のあいだで取り組まれるとき、命の終わりのときは希望のときでありうる。これは、いわゆる「良き死」を遥かに超えた希望である。クレムとその他の多くの原発不明腺がんメーリングリストのメンバーは、身体に焦点を当てた希望を超えた、別の希望についての考えを持っていない。

希望を持っている介護者は、持続的なストレスの圧力、極度の疲労、睡眠不足、情緒面での苦悩、孤独、際限のない介護の負担になんとか対応することができる（Herth, 1993）。メンタルヘルスや医療ケアの文

献では、希望はストレスを和らげる、とされている。介護者と患者の相互のストレスとその軽減についての考え方に関する近年の研究もまた、希望を論じている。

介護者の希望を調べた独創的な研究において、ハース（Herth, 1993）は、大切な家族の闘病生活における3つの時点で介護者にインタビューした。（T1）ホスピスに入って最初の2週間、（T2）患者がひどく不自由を経験し始めたとき、（T3）2週間以内に患者が亡くなるだろうと見積られたとき。（T1）のあいだ、家族、友人、医療者、神が、おもな希望の源だと認められた。（T3）まで、希望をもたらす支えとなると認められていたのは、医療者と神のみである。3つのインタビュー時点から、時間に伴う介護者の希望の変化を見ると、大切な家族の死が近づいてくるにつれて、介護者は、医療者を主な希望の源として強く頼るようになることがわかった。

ハースは、希望に関する介護者の応答を調べて、次のカテゴリーに分けた。関係の持続、認知のリフレーミング、時間の再焦点化、達成可能な期待、信仰、気持ちを高揚させるエネルギー（生産的な気晴らし）である。希望を低下させる応答のカテゴリーは、孤独、同時に複数の喪失、症状のコントロールができないことである。これらの低下カテゴリーは、終末期の患者の研究においても、希望を脅かすものであることがわかっている（Miller, 1989; Herth, 1990）。

クレイトンら（Clayton et al., 2005）によると、家族の介護者は希望を次のように捉えている。（1）大切な家族への良い介護、（2）痛みと症状のコントロール。原発不明腺がんのメーリングリストでの介護者からのメッセージも、この研究と共通している。ジェーンは、最もつらい時期を通じて、彼女の夫の希望が彼女の介護の力を推進した様子を描き出している。夫が希望を持っていることがわかることによって、彼女は自分がつらくても、介護者の役割を続けることができた。

夫のジムは15ヵ月前に亡くなりました。あなたが書いていることは、私が経験したこととよく似ています。生きることについても、死ぬことについても。ジムのがんは、最後は脳にも転移しました。2年半前に首の腫瘍に22回の放射線治療を行ったので、脳のがんを殺すための放射線は、致死量に達していました。そんな大量の放射線を浴びたら、誰も長く生きることはできないでしょう。

夫は決して治療したことを後悔しませんでした。希望も失いませんでした。夫は毎日、「生きているっていいことだね」と私に言いました。

思い返してみると、私たちがほとんど毎日良い日を送ることができたのは、私たちが希望を持っていたからだと思います。彼の希望は、最初私の希望よりも強いものでした。でも、私の希望は、彼の励ましによって膨らんでいきました。彼はポジティブな人です。

悪い知らせを聞いて、何も当てにできるものが無くなったときには、希望が一番大切だと信じています。そのとき、私は希望しか持っていませんでした。

希望を持たずポジティブに考えることがなければ、ジムが最初に診断を受けて余命が少ないと聞いたときに、私は気持ちのうえで死んでしまったでしょう。この困難な経験を通じて、私は彼から希望の価値を学びました。

原発不明腺がんでも20年も生きている人もいます。原発不明腺がんと診断されても何年も生きることはできるのです。希望を手放さないで。希望は良いものです……　ジェーン

相互的な苦しみ――介護者の重荷と不安

以下は、ジョー〔ジョーとセリエの〕のケアすることとケアを受けることに共通した重荷についての考えを録音したものである。

ケアすることとケアを受けることは、この関係の中で一方向のことだとはまったく思いません。また、ケアすることとケアを受けることは、1つ2つの病気だけに関係していることでもありません。それはまた、僕が会社での一日についてや、僕が君と一緒に考えなければならないこの人やあの人と僕との関係や、（セリエに話しかけながら）君が僕と一緒に考えなければならなかったこれまでの経験について、僕がどう感じるかということでもあります。そして、この役割はよく入れ替わります。

医療者も非医療系の介護職員も、家族の介護者は、本質的に「第二の」患者であり、支えと緩和ケアを必要としているという考え方を受け入れている。過去20年間に行われた研究によると、「終末期の病気を経験している患者と家族が被る苦しみは深い相互性がある」（Sherman, 1998, pp.357-358）。痛み、ストレス、喪失、苦しみ、深いつながりを経験する過程を通じて、ケアする人とケアを受ける人は、他には類を見ないかたちで絡まりあっている。どちらの側にとっても、自分の苦しみに対処することにはお互いへの気遣いがあり、相手の苦しみに対処するときもお互いの気遣いが関わっている（Ferrell, 1996）。患者と家族の介護者は、病気とともに生き、病気により亡くなるという奇妙な二重性を共有している。両者は、人類の一員として役割を持って生きたいという望みと闘いながら、病気による苦しみを終わらせたいという望みも経験している。

終末期の近親者を介護することには良い経験もあるが、同時に、深刻な心理的影響をもたらし、不安と抑うつの増大、人間関係の悪化、職業上の役割や個人的に実践している健康的な活動の抑制が起こることがある（Higginson, 1998）。介護者の死亡率と不健康度は、介護者の負担に伴う身体的、情緒的な困難度と相関している（Hauser and Kramer, 2004）。

患者の身体的な痛み、苦しみ、実存的なストレスが増すにつれて、家族も、愛する人の途方もないニーズに出会い、それを引き受けようとしてストレスが増してくる。ハウザーとクレイマー（Hauser and Kramer, 2004）によると、主な介護者で最も多いのは、配偶者（70パーセント）、次に子ども（20パーセント）、そして友人と親類（10パーセント）である。ほとんどの調査対象では、70パーセント以上の介護者は女性である（Kramer et al., 2006）。男性の介護者は、女性の介護者よりもストレスが高く、孤立しており、そのことは抑うつとその他の精神的ストレスと身体的ストレスへの高いリスクをもたらしている。

生活の質（QOL）

ヴェラは、サムの前立腺がんの経験に照らして介護者の生活の質についての考えを記録している。

今では、最初の診断で予後は18から36ヵ月と聞いたので、悲嘆の段階に入ったのだと理解するようになりました。私たちはQOLの低下がすぐに起こると思いましたが、実際にはまだQOLは低下していません……あとどのくらい時間があるのかはわからなかったので、やりたいと思ったことをしたかったのです。でも、悲嘆の段階に入ったとき、私はとても怒りを感じました。そして、私の中では、サムの診断に対する悲嘆、適応、その他のプロセスも起こりました。でも私は実際には一定の怒りを持ち続けており、それが私に強い影響を与えています。私は、ぶっきらぼうになり、愚かさに耐えられなくなりました。連邦政府で働いているんですが愚かな人々がいっぱいいて、実際私の仕事に影響しています。

マクミランとマーン（McMillan and Mahon, 1994）は、QOLを次の主要な4つの点、つまり身体的ウエルネス、心理的ウエルネス、社会的ウエルネス、経済的なウエルネスへの配慮を含むものとして概念化している。彼らのホスピスでの家族の介護者に関する研究では、介護者の抑うつは、経済的な困難、家族の支え、健康問題、日常的なスケジュールでの時間のなさとのあいだに正の相関があることが見いだされた。

「身近な家族の終末期の病気によって、家族の教育上の計画や結婚などの行事、キャリアの目標などがしばしば延期または取りやめになる」(Sherman, 1998, p.362)。

家族の介護者は、大切な家族の容貌や能力があまりに変わることに、恐れを感じることもある。終末期の病気の圧倒的なニーズは、犠牲を伴い、友人や家族でさえ、緩和ケアの切迫した日々のあいだ介護者をどう支えたらよいかわからず、社会的に見捨てられた状態になることもある。大切な家族が緩和ケアで過ごすあいだに、職場での地位を失ったり、仕事を維持できなくなったりすることもあり、生活が一変し、大きな損失となる(Lenderberg, 1998)。これらの要因は、全般的な心理的ストレスとして家族のＱＯＬを低下させる。

介護のストレス

図5-1は、ハウザーとクレイマー(2004)による、ストレス過程と終末期の介護のモデルを示している。この図を見ると、患者をサポートしようと努力する中で、家族や友人が経験するストレスと負担の元となるものが非常に幅広いことがわかる。ハウザーとクレイマーの研究の範囲は、緩和ケアと終末期の苦しみを経験しているときの家族の複雑な相互作用に照らして、コミュニケーションと医療の研究者にとって考慮すべき有用な概念的ネットワークを提供している。

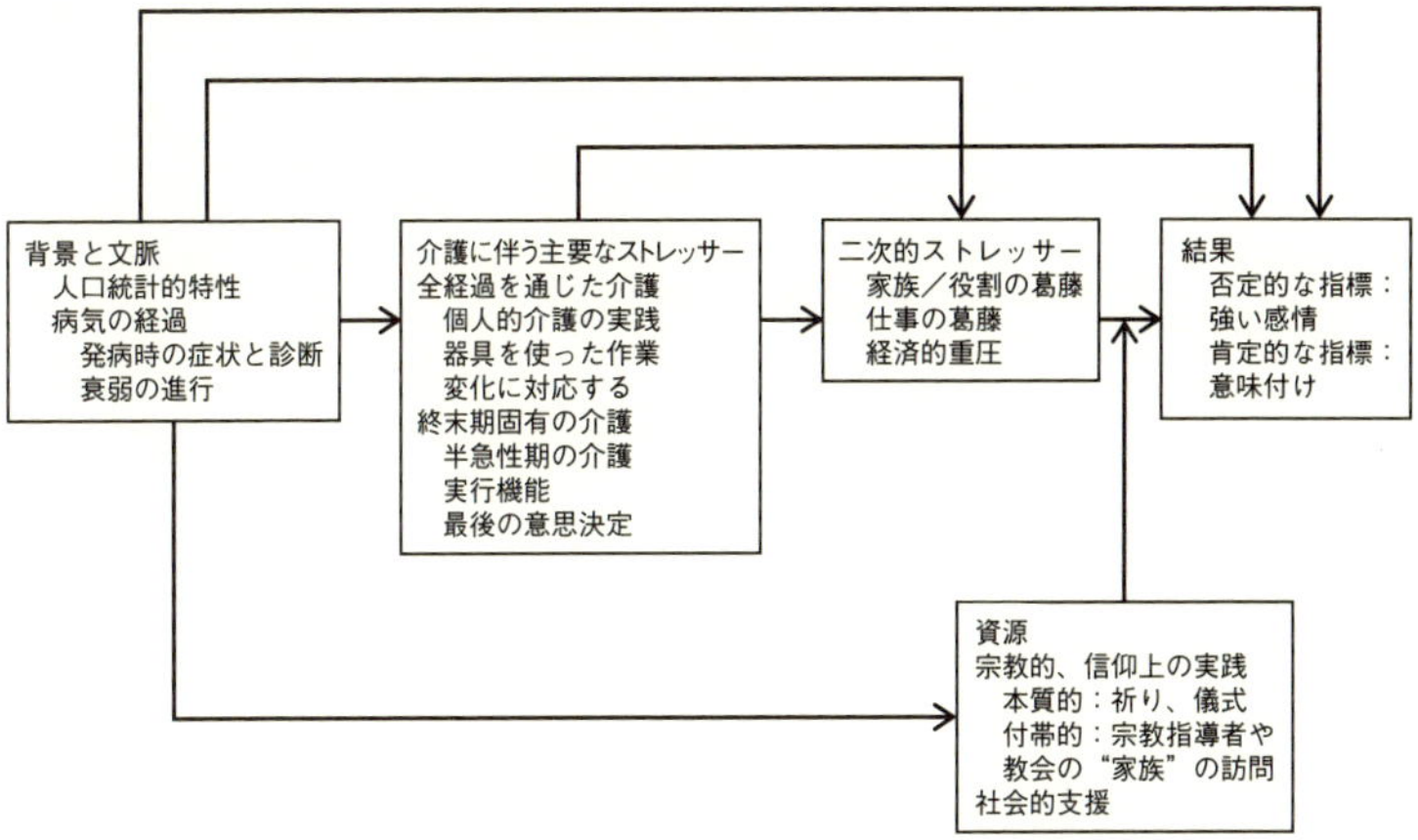

図5-1　ストレス過程と終末期の介護のモデル（Hauser and Kramer, 2004, p.671）

最後の数ヵ月、数週間、数日を通じて大切な家族を支える人は、睡眠不足と患者のほとんど絶え間ない覚醒状態のために身体的疲労を経験するとともに、情緒的なケア、元気づけ、支えるというストレスにも出会う。多くの介護者が、これらの課題は貴重で充実していると述べている。これらの働きのために家族が被る損失は、コミュニケーションの観点から指摘しておく意味がある。

患者の抑うつ、不安、不確実性、痛みが大きいほど、介護者の負担は重い。苦痛と進行がんが、影響を受けるカップル（ケア提供者とケアされる人の両者）の不安とストレスにどのような影響をもたらすか検討した研究によると、終末期の患者を介護する人は、終末期の患者と同程度の心配と不安を持つ（Hoskins et al., 1996; Kaye and Gracely, 1993）。

介護者の負担の重さの大部分は、パートナー、親、兄弟姉妹、子どもの終末期の病気のために、家族構成の中で果たすべき役割が変化することによって生み出される。それでも、基本的な家族のニーズは続いており、他の家族はしばしば診断の前の活動やつながりを維持している。そのようなときには患者の強い苦痛とこの新たなあれこれが混じりあって、高い不安、フラストレーション、混乱、怒り、喪失の感情を生み出す。

痛みの管理

２００２年に行われたある研究で、家族の介護者と重篤な病気のケアを受ける患者にとってのＱＯＬの問題を順位づけているが、ＱＯＬに配慮したケアにおいては痛みの管理が、家族にとっても患者にとっても常に優先順位の第1位であった（Yurk et al., 2002）。死を迎えつつある患者は、介護者の心配と負担を軽くするために、自分の痛みをおもな家族の介護者には隠すことがあるという証拠がある（McPherson and Addington-Hall, 2004）。重篤ながんの痛みを経験している夫婦に関する研究によると、60パーセントの患者が、介護を担う配偶者を守るために、がんの痛みの存在と強さについて嘘をついていると認めた（Dar et al., 1992）。

終末期の患者のコントロールできていない身体症状は、介護者の心に鮮明に刻み込まれる。ハース（Herth, 1993）の知見によると、介護者は、与えられた時間の中で痛みを取り除き、楽にしてあげることができなかったことに伴う恐れと希望の喪失感をはっきり思い出し続ける。

精神的労働と身体的労働

サムはベラの介護を研究者というかたちで描いている。

ベラはたくさんの責任を担いました。だから、介護は本当に彼女の肩にのしかかりました。ある意味、それが彼女の慣れ親しんだやり方なのでしょう。その点に関して、私たちは良いチームです。彼女はエー、研究者タイプで、えっと、この種の前立腺がんについての情報、それは私にはあまりに圧倒的で、扱うことが難しく、わかりにくかったりする情報を、明らかにすることができました。そんなチームで、私は彼女に頼りっきりでした。彼女はイニシアティブをとり、私のママになりました。

病気のステージによっては、家族は、介護に関する意思決定とコミュニケーションの過程の中心にいるだけではなく、日々の患者の身体介護を担う。病気の終わりの頃の段階になると、この役割が家事の仕事とスケジュールの中心となる。全米家族介護協会（National Family Caregiver Association, 2000）の調査によると、家族の介護者の半分以上が日常生活の介助をしており、介護される患者の85パーセントがこの介助について完全に家族に頼っている。家族は、しばしば日常生活の動作、服薬の管理、着替え、入浴し服を着るといったことの世話をすると同時に、患者の移動と家事を機能的に維持するためにも多くのエネルギーと時間を使っている（Hauser and Kramer, 2004）。患者が最終段階に入って、ほとんど緊急水準の介護と時間が必要になったとき、身体介護の必要性は、しばしば家族の介護者がそれに対応できないような高度で強い水準に引き上げられる。吐き気、痛み、混乱、抑うつ、不安、失禁、傷の管理、不眠、衛生などは、介護者の生活のすべてを消耗させてしまう。先行研究によれば、介護者の心理的健康度は、介護ストレスと負担が増すにつれて低下する。興奮した患者や活発な症状のある患者に対応する場合は、とくにそうである（Markowitz et al., 2003）。

「終末期の介護」は、全米家族介護高齢化支援プログラム局（Administration on Aging National Family Caregiver Support Program）の出資したフロリダ・サンコースト・ホスピス研究所における3ヵ年計画のプロジェクトである。このプロジェクトの目的は、終末期の介護者のニーズを、家族と患者にとって生活をいっそう意味があり支えとなるものとするという点から評価することである。研究によると、患者が終末期あるいは亡くなる6ヵ月から1年以内の場合、家族の中の介護者が家族支援のホスピスの介護者や友人から救援を受けることは、介護、自己受容、意味、介護をやめる、といったカテゴリーで快適度の水準に良い効果があった。介護者には支援への際立ったニーズがあり、救援が必要だということは明らかである。

経済的な問題と負担

ハウザーとクレイマー（2004）によると、家族による介護は費用と労働から見ても際立っている。介護の経済的な価値は、1960億ドルにのぼる。「これらの介護者が行う仕事が有料の在宅介護に置き換えられたなら、1年で450億〜940億ドルにのぼる」（p.673）。介護者は、直接介護のために1週間に平均20時間を費やしており、3分の1以上の介護者は、1週間に40時間以上を費やしていると答えている（Donelan et al., 2002; Tuner et al., 1994）。

レーダーバーグ（Lederberg, 1998）の知見によると、介護者の25パーセントは家での介護労働と必要なことのために仕事を続けることができなくなり、3分の1の世帯は、終末期の病気の結果として、主な収入源もしくは預金を失っている。ベラは、仕事の立場に介護がいかに影響したか、腫瘍内科医の診察で30分ごとに請求された負担について語っている。

私の中で今でも尾を引いている経験は、私がしばらくのあいだ持ち続けた怒りで、まったく気づかないまま存在し続けていました。そのために、私は仕事場ですぐイライラするようになりました。そのことが私のスキルに関する上司の見方に影響したのです。私はそのダメージを修復しようとしています。でも、どこか他の仕事を探してもいます。そのダメージを修復できなかったら、きっと転職するでしょう。

このダメージはマイヤーズ医師が原因です。先生は徹底的でした。先生は、私たちが話したがるだけ喜んで話そうとしているようでした。でも、先生は30分につき３００ドルを請求しました。33分かかったときには追加の30分としてさらに３００ドル請求されました。私たちは、最初は、「気にしない。話したいだけ話そう」と言っていました。でもそれも、次の30分をちょっとオーバーしただけで９００ドルを請求されたときまででした。マイヤーズ先生と話すときは、ちょっとだけ時間を気にするようになりました。

家族の葛藤と緩和ケア

病気がゆっくりと進行した末に迎える死は、この数十年のあいだに生まれた社会的な成果である。かつてのより有害で急激な死のパターンは、ゆるやかな死へと変化を遂げた。患者が長期にわたり家族の介護者に依存し、衰弱して、介護者に相当の負担を強いるという現状は、現代の医療の進歩の産物である。

家族は、ますます高齢者の痛みと症状管理、ケアの調整、意思決定などに関わるようになった。家族は、高齢者が医療と社会的なサービスを受けることができるように患者を支える役割、つまり代弁者、ブローカー、連絡係、ケースマネージャー、現場介護者の役割をとるようになった。(Kramer et al., 2006, p.791)

病気の近親者のニーズへの家族の反応は、自身の介護の負担とあいまって、家族介護者が介護の中で経験するストレスと葛藤のレベルに影響する。患者の具合が悪くなって、ケアについての意思決定において患者が話すことができなくなったときに、家族の葛藤は支えきれないほどになることもある。介護の文脈での家族の葛藤は、以下の5つの領域のいずれかで不一致が発生すると噴出する。（1）一人かそれ以上の家族が、余裕があるのに介護の努力を支えようとしないと見なされるようになったとき、（2）患者へのケアの調整に意見の一致がないとき、（3）患者のニーズが満たされていないとき、（4）病状についての理解の不一致があるとき、（5）家族の歴史の中での葛藤が引き出され、現在の葛藤の中で拡大されたとき（Kramer et al., 2006）。家族の葛藤が、この緊急事態の中で爆発するというのは想像に難くない。

> 圧倒的な病気を積極的に治療するかどうか、もしくは延命をやめるかといったことがらの判断をするときに、怒り、否認、その他の非合理なものの影響が、家族を紛争状態にはまり込ませてしてしまう。印象深いことに、その感情の強さにもかかわらず、そのような葛藤が法廷に持ち込まれることはまれである。（Bloch, 2005, p.2371）

緩和ケアの文脈での家族の葛藤の影響は、非常に厄介であり、壊滅的な結果につながる可能性もある。すぐ思い出すことのできる実例で、激しい葛藤を含んでいたのは、テリー・シャイボのケースである。シャイボ婦人の緩和ケアを巡る家族の葛藤はあまりにひどいものになったので、彼女の医療情報のプライバシーまで放棄されてしまった。そして、彼女のケアの調整に関する判断は、政治家、メディア、特定の関心を持つ政治的なグループによってさらけだされた。緩和ケアにおけるほとんどの家族の葛藤は、ここまでの熱狂には至らないが、その結果はこの過程に関わった人々にとって依然として残酷である。

このすでに非常にストレスの高い時期の家族の葛藤の結果として、介護者の負担が増し、健康が損なわれることもある。また家族の葛藤の結果として、介護される患者のストレスと抑うつも高くなる（Semple, 1992）。研究者は主要な介護者への葛藤の影響について考察してきた。しかしながら、このように単一の焦点に絞って家族の葛藤の影響を考えても、テリー・シャイボの例で示されたような複雑な影響の波紋を正確に描き出すことはできない。大切な家族が終末期の病いに直面しているとき、多職種チーム、医師、さらに広い範囲の医療関連の文脈でのコミュニケーションが、家族間にある葛藤によって深く影響される。だが、この終末期の家族葛藤によって最も高い代償を払うのは、患者自身である。

患者の意識がなくなると、家族の介護への関わりには明らかな変化が生じる。せん妄は、生命の終わりに40～80パーセントの人が経験するあまり良く知られていない過程である。せん妄と意識の喪失は、同様に家族に意思決定の重荷をもたらす（Boyle, 2006）。せん妄の過程は、生命の終わりにあって十分な治療が行われず、患者はかなり苦しんでしまう。この知覚と認知の恐るべき変化は、急速に生じる。家族とケアチームは、油断につけ込まれてしまい、ついさっきまで正気だった患者にとっての重要な決断が放置されたままになってしまうかもしれない。

家族の葛藤の結果もたらされる最も直接的で深刻な影響は、患者の適切なケアを妨げてしまうということである。医療職は、家族の葛藤が、患者にとって最良のケアを妨げる障害、もしくは患者にとっての最後の生き方の選択（たとえば延命処置。Kayashima and Braum, 2001）を決めるうえで最も邪魔になることだと認識している。クレイマー（Kramer et al., 2006）の研究は１５０人の患者の死を取り上げているが、それぞれの患者の家族といきさつをよく知っている医療職が、再訪問調査で、患者の半数以上の死において、家族の葛藤が支配的であったと回答している。

家族のコミュニケーションと話し合い

マイナスとなる家族の葛藤と患者の治療計画に変化をもたらそうとして、医師が提案する助言のほとんどは、時間をかけることである。コペルマン（Kopelman, 2006）は、新生児ＩＣＵにおいて家族が延命措置を望む理由を医療チームが完全に理解するためには、時間をとることが必要だと述べている。彼の印象では、このことを知っていれば、未熟児に関する生命の現実的な結果について、完全な見積りを家族と共有し、話し合うことが可能である。彼はまた、1回の訪問で終わるのではなく、数回の話し合いを推奨している。最小限の時間とエネルギーしか使えないにもかかわらず、多職種チームのサポートとともに医師に責任は戻ってくるのだから。コペルマン（2006）によると、家族の会話の中で正しい選択と資源の投入が話し合われると、患者の死のさなかと直後にあって、誰にとっても計り知れないコストの節約となる。「家族との意味のある会話は正しい判断をし……家族を支えるためには決定的に重要であり、そのために必要な時間は見つけなければならない」（p.585）。ワイスマン（Weissman, 2001）もまた、家族の生命の選択についての葛藤がコミュニケーションによって減少すると認めている。「延命措置を制限することについての意味のある議論は、信頼感の中でのみ可能となる」（p.3）。

ドゥカスとハートウィッグ（Doukas and Hardwig, 2003）は、事前指示書に換えて家族、医師、患者のあいだでの契約を提唱している。この書類は、重篤な身体状況になる前に作られ、患者が自分の生命に関してどのように考えていたかについての家族の葛藤を減らすことができる。事前指示書の記述事項には、3つの主要な領域において問題がある。（1）文書は、患者と医師の会話や医療情報とは独立に作られうる、（2）患者の死にゆくプロセスは、患者を愛する人々が関心を持っていない過程として扱われる、（3）患者の家族は重要ではない（p.1156）。代理人は、家族内で同様の困難に直面する。家族契約は、患者と医師が初めて会ったときから、最後のときのケアについて話し合う、プロセスに基づいたアプローチである。家族も、その話し合いに参加する。契約は、緩和ケアと終末期のケアのコミュニケーションのあいだの深刻なストレスに直面して、葛藤と患者の苦しみを放置するような事態を食い止めるために、関与するすべての人の時間とエネルギーを必要とする。

命の最後のときの判断が行われるとき、病気の患者が直接記入するのは5パーセント以下である。患者の希望に関する情報は、通常利用できない。最後のときの効果的なコミュニケーションを妨げる障害は、その多くが患者に関係している。患者は通常、家族とコミュニケーションをとることができない。そのとき家族は、苦悩、否認の傾向、医療情報の難しさ、代理人としての意思決定に不慣れなことなどに苦労して取り組まなければならない（Lautrette et al., 2006）。

緩和ケアの進展は、家族を患者に通じるチャンネルとして遇することであり、家族の話し合いを構成することによって、患者のケアプランに家族に関与してもらうことである。家族の話し合いは、通常多職種の構成であり、すべてのケアチーム（6章参照）のメンバーが招集され、出席することを奨励される。多くの場合、患者は病状が悪く、またはコミュニケーションをとることができないため、参加することができない。介護者は患者の声となる。緩和ケアチームの一番の目標は、「患者をその部屋につれてきて」患者が一人の人間として、人間存在として愛された人であることを知り、介護者が自分の価値観に基づいて、患者が望んだことについて考えることを手伝うことである。

死という出来事

ホスピスと緩和ケアのスタッフは、家族が病気になった患者との関係で苦しむことを知っている。死は、患者の経験ではあるが、家族が集合的な出来事として記憶することがらでもある。死の期間は、患者の死のときを遥かに超えて、死別として知られる時期にまで広がっている。運動としてのホスピスの広まりにもかかわらず、ほとんどの人は、いまだに病院で亡くなっている。緩和医療における医師の教育は、同様に病院で行われている。家族にとっての死という出来事の経験は、緩和と終末期のコミュニケーションを考えている私たちにとっては、重大な関心のあるところである。

ハルは、彼の兄テッドの死について、家族が直接的な医療のコミュニケーションを必要としていた、と日誌に書いている。

テッドの死は、現実に起こりつつあるように思えた。彼の呼吸が苦しく、雑音がするようになり、空気を吸ったり吐いたりするために頭から首全体を横に引っ張るようにしていた。彼が発熱して意識を失って以来2日間にわたって悪化していた。でも、病院の先生は、病室に来るたびに、「抗生物質が効くのを待ちましょう。諦めないで。彼はきっと切り抜けるでしょう」と言った。ある時点で、先生は私の両親にテッドはあと6〜12週間の命です、とまで言った。これは、その先生に答えて看護師たちが口々に言っていたことに照らせば、馬鹿げている。彼が亡くなる12時間前に、ある看護師が彼の呼吸を聴いて、彼は間もなく亡くなるでしょう、と言った。この話を聞いて、テッドの奥さんと私は近くに居た家族を呼び入れ、その夜と次の日、泊まり込んだ。

テッドの死の2時間前になっても、先生は彼の台詞「きっと切り抜けますよ」を繰り返した。先生が病室から出ようとするとき、私は尋ねた。「テッドが亡くなってゆくときは、どうしたらわかりますか?」私たちは、何に気をつけなければならないか、全身で息をしているつらいときに、私たちはどのように彼とともに過ごせばよいのか知りたかったのである。「血圧計を見るだけでいいです。とても高くなってから、ゼロになります」と答えながら、先生はテッドが亡くなりつつあることを認めた。抗生物質というくだらない話は、単なるごまかしだったのである。そんなふうにして、私たちは最後の最後の瞬間になって彼が亡くなりつつあるのだと知ったのだった。機械。機械。もっと違ったやり方だったらよかったのに。機械じゃなく、先生と率直に話がしたかった。

死のときの、ケアとスタッフとのコミュニケーションへの満足

病院で亡くなる患者の4分の1近くは、最後の入院の日々を緊急救命室で過ごす。ビリングスとコルトン（Billings and Kolton, 1999）は、緊急救命室で大切な家族の一員と過ごした多くの家族は、そこでは待ち時間が長く、ほとんど痛みの管理をしてくれないことに不満を持っている。患者の状態が悪くなるにつれて、家族は医師や医療職員とコミュニケーションをとる必要が増す（Hanson et al., 1997）。ビリングスとコルトン（1999）のマサチューセッツ総合病院調査では、50人の回答者中30パーセントが、彼らの配偶者の死を見守っていた医師と医療スタッフとコミュニケーションをとることがとても難しかったと回答している。このデータは、家族の死から5～12ヵ月経った時点で、介護者に尋ねたものである。思いや不満は多岐にわたるが、なかでも共通しているのは、情報への接近である。

・「家族が先生と話をしたいとき、それに応じるべきだ。」
・「彼がどのように亡くなるのか、知りたかった。」
・ある女性が、自分の姉の死を病院で働いている友人から聞いた。誰も彼女を呼ばなかった。「病院は私に嘘をついた。」
・事前指示書が無視された。「彼が冷たくて真っ白になって亡くなってしまっていても、呼吸器のチューブは

そのままだった。なぜ彼を安らかに逝かせてあげなかったのか。」
・「何が起こっているのか、まったくわからなかった。」
・「彼らから情報をひっぱり出したようなものだった。」
・「彼らは、私に彼が逝きつつあることを告げるべきだった。」
・「誰かが、ただ何が起こっているのかを教えてくれさえすれば、もっと簡単だったはずなのに。」(p.37)

テッドは、緩和ケアもホスピスもない、小さな田舎の病院で亡くなった。テッドの死後、彼の弟のハルはその小さな田舎の病院で彼らを助けてくれていた看護師に手紙を書いた。また、総合がんセンターの多職種緩和ケアチームにも手紙を書いた。彼の手紙は、家族／介護者の視点から、コミュニケーションの問題をありのままに伝えている。

あなたは、ただER(緊急救命室)を通りかかっただけだと思いますが、私たちを見て、私たちがとても困っているのをわかってくれました。そして、一連の奇跡を起こしました。部屋を見つけてくれました。空いている超音波用の部屋を。移動ベッドもありました。テッドはそこで横になることができました。あまりにも具合が悪かったので、導尿カテーテルが必要でした。失禁があったのです。あなたは私たちが必要なものを出して、私が聞きたくてたまらなかったことを言ってくれました。あなたこそ、彼を4階に連れて行き、ベッドに寝かせて点滴するようにしてくれた人だと思います。あなたはそこまで私たちと一緒に移動してくれました。あなたがしてくれたこれ以外のことすべても、親切と気遣いからのものです。あなたは私たちにとって、まさに良きサマリア人でした。

以下のハルの手紙の抜粋には、緩和ケアチーム全体へのコミュニケーションへの特段の不満が述べられている。

以前H先生は病室に来て、ノートを取るけど気にしないでください、細かいことは気にしないで、と言い、――でも、軟髄膜転移という新しい診断のつく可能性があって、それは致命的です、と言いました。テッドがあとどのくらい生きられますか、と尋ねたとき、H先生は「なぜそんなことを知りたいの？」と言いました。先生にとっては、まるでこれが細かいことだと考えているように見えました。

次の日、H先生は看護師を伴って再び現れました。テッドは膀胱と腸のコントロールができなくなってしまったので、大人用のおむつをしていました。彼らは大人のおむつが「セクシー」だとジョークを言いました。彼らは部屋を出てから、テッドに延命拒否についての意思表示にサインするよう言い忘れたのに気づいて、すぐに戻ってきました。テッドは数ヵ月も前にそれを済ませているのに。

家に帰ってから、地元の腫瘍内科医のところに行きました。見慣れたビルに入って見慣れた顔の人々を見たとき、まるで自分の葬式に来たみたいでした。スタッフがすぐに検査室に案内してくれ、看護師、事務職員、そして先生が、一人ひとり入ってきて、私たちを取り囲みました。確かに、26日にH先生が腫瘍内科医に電話をかけてきて、テッドは軟髄膜転移があるので、ホスピスに行くことになると話したのです。実際は、私たちははっきりしない診断でがんセンターを後にしました。誰もホスピスについての話をしてくれる人はいませんでした。

死別と支援の移行

家族や大切な人の死が悲嘆による深い心身および身体的な損失をもたらすことについては、多くのことが書かれてきた。悲嘆と大切な人との別れにより、死亡率、アルコールの消費、喫煙、抑うつ、自殺、社会不安、医療機関の利用は増加する（Billings and Kolton, 1999）。図５‐２は、ハウザーとクレイマー（Hauser and Kramer, 2004）による、家族の介護者にとっての支援のニーズと時間経過の関係を表したもので、家族のニーズと苦しみは患者の死の後に増す、ということを示している。

マサチューセッツ総合病院の研究では、半数の回答者が病院のスタッフと患者の死後に接したと答えているが、病院が提供する継続的な死別へのサポートはなかった。病院と接触した家族の４分の１は、家族から接触を求めたか、まったく偶然によるものであった。亡くなったパートナーの主治医から、死別カウンセリングに関するプログラムやサービスについて聞いた家族はいなかった（Billings and Kolton, 1999）。このことは、大学病院の医師は患者の配偶者から接触を求められない限り患者の死後に遺族である配偶者と接触しない、という先行研究の知見と一致している（Tolle et al., 1986）。

ビリングスとコルトン（1999）の研究に回答した家族は、大切な家族が亡くなったときに、長い時間と

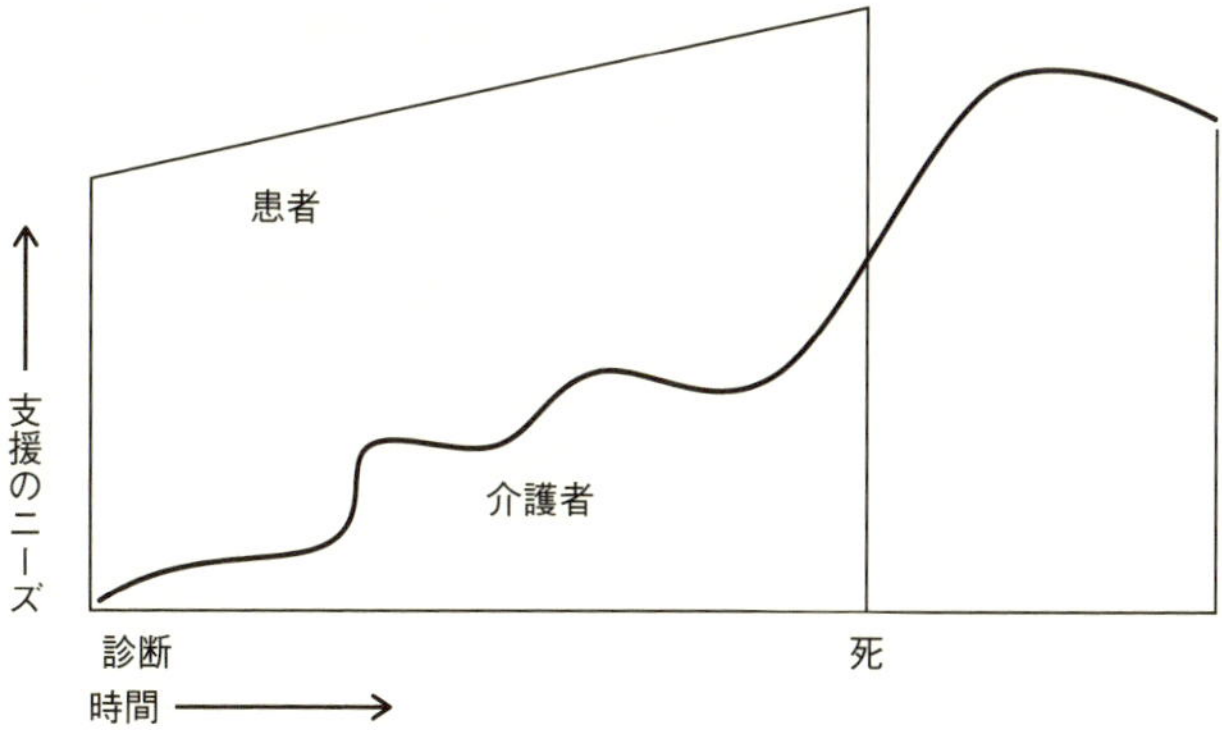

図5-2　患者の支援の必要（曲線の上部）と介護者の支援の必要（曲線の下部）

病状が重篤ではないとき、診断時の支援とコミュニケーションは基本的に患者に向けられる。病気が後期になると、患者への支援の必要は変わらないが、介護者への支援の必要が劇的に高まる（出典：Hauser and Kramer, 2004, p.671）。

もに仕事をした医師からそのことを知らされなかったら侮辱されたと感じると回答している。また、病気や死に関する疑問についての情報を医師からもらえなかったという不満を持っている回答者もいる。

家族の生活の中に生じた大きな溝に伴う深刻なニーズに応えるには、病院における正規の死別プログラムが必要である。人々は医療システムの支えの中で亡くなり、医療の世界では終末期の患者の家族は第二の患者だと認識しているのであるから、最大の喪失を耐えている家族へのケアをぜひ提供するべきである。医師、看護師、ソーシャルワーカー、チャプレンによる正規の死別コミュニケーションとケアには、標準化された構造と資源を用意することが不可欠であろう。

結び

もう一度はじめからやり直せるなら、彼に研究に参加しないように説得するでしょう。でもそれもうまくいったかどうか、わからないけど。クラースはすべてに同意するんです。

彼は、不満を言ったり、難しがったりするのは好きではありませんでした。彼は私が今起こっていることについて質問したとき、恐ろしいと思ったでしょう。彼は、先生を信頼するしかない、と言いました。彼は先生に完全に服従しました……一番残念なことは、彼の死について私たちがまったく話し合わなかったことです……もしそのときのことがやり直せるなら、違うようにするでしょう。彼は自分が死ぬことを知っていました……亡くなるとき彼はそのことに折り合いをつけていました。私たちはそれをこれから始めなければならなかったけど。それについて話していたほうがよかったでしょう。

たぶん先生は、終わりのときが来た事実をもっとはっきりとさせるべきでした……先生がそれをはっきり言うのを聞いたことがありません。先生がそうしてくれたら、実際状況がどのくらい深刻なのかはっきりと私たちに伝わったでしょう。でも実際は、希望を持たされ続けました。レントゲンはきれいで、うまくいっていると思っていました。

たぶん、希望が持てるのではなかったら話したでしょう。たぶん、もっとはっきりしてくれたら、そんなに希望は持たなかったでしょう……良くなってはいないと誰かが言ったって、死ぬんだなんてすぐには考え

ません。(The, 2002, pp.230-232)

スィ(The, 2002)は、非小細胞性の肺がんでウィアーズマ氏が亡くなってから3年後に、ウィアーズマ婦人を尋ねたときのことを書いている。ウィアーズマ婦人は、彼女と夫はもっと診断と治療について医師と話す時間がほしかったと語った。デッカーズ夫妻もまた、スィの非小細胞性肺がんのエスノグラフィーに登場する。デッカーズ氏の死に際して、妻は「先生[リーム医師]に自分を悩ませているすべての疑問を聞いてみようと決心した。しかし、いざその段になると、何を質問してよいかわからなくなってしまった。リーム医師は、情報をくれたわけでもなかった」(p.232)。ウィアーズマ婦人の声もデッカーズ婦人の声も、家族の介護者の苦労——治療の決定、どこに希望を持ったらよいのか、介護者の負担、死別——について語っている。配偶者の死から3年が過ぎても、この問題は彼女らのナラティヴにはっきり残っている。

家族の視点は、緩和と終末期のコミュニケーションの研究にとって中心的である。多くの場合、介護者は病気のプロセスを一つひとつ患者とともに歩んでゆく。本書では、家族の苦労と行程、そしてその家族のコミュニケーションの一端を描こうとしてきた。このテーマについての質的‐解釈的アプローチからは、すべての家族の経験は、整然とした分析を受けつけるようなものではないという考えを強めるものである。緩和と終末期の過程を耐える家族に共通することは、苦しみの経験である。ハワーワス(Hauerwas, 1986)は、この言葉が、「一連の状況」に耐えることを強いられた人間という概念の中に「根源的な意味」を持っていると見ている(p.28)。そうであるから、私たちはまず患者は苦しむ人だ、と考える。私たちの考え、そして緩和ケア研究の理念では、家族もまた苦しんでいる。実際、死別のとき、より長くより強く苦しんでいる。介護者は、患者の命の最後のときの声である。それは、終末期の病気と死のケアのしかたについてたくさんの知識をもたらしてくれる、重要な声である。

本書の執筆陣の一人が、数ヵ月前に病院のロビーで『治療』というタイトルの雑誌を手に取った。その雑誌は、新薬の紹介（宣伝）、がんのホリスティックな治療法、妻の肺がんを乗り切ったある男性（家族と一緒の写真）からのアドヴァイス、食道がんにならない方法、などなどの素敵で、輝いている、色とりどりの明るいページで埋め尽くされている。写真の人々は、生存者で、病気に負けたり病気で何かを奪われたりしていないように見える。この雑誌は、深刻な病気に直面したときにほとんどの家族がそれを通して見るレンズなのであろう。積極的な治療の追求である（その有効性を超えて）。製薬会社は、この立派な雑誌に資金を提供し、魅惑的な回復ナラティヴをすべての家族に向かって広めている。

患者、家族、医療の提供者のあいだで共有されるコミュニケーションは、緩和ケアと終末期ケアのさなかにあって、自らも苦しんでいる介護者を支えるための通路である。家族は、患者の主治医に治療のあいだもその後も、接触したいと望んでいる。そして、患者の治療のあいだもその後も、支援の紹介を望んでいる。

医師も家族も、患者の最後のときについての希望を不正確にしか判断できないが、しかし、家族のほうがずっと正確だということがわかっている（Tschann et al., 2003）。緩和ケアに関する医学のある教科書では、家族とスタッフとの葛藤と、その葛藤を解決するためのアプローチに1つの章が設けられている。しかしながら、このジェンキンスとブリューラ（Jenkins and Bruera, 1998）の章では、コミュニケーションに言及されることはなく、コミュニケーションが解決の担い手だと指摘されてもいない。葛藤の生じる領域は特定されているが、それらの葛藤領域に何らかのつながりを見いだすための道具としてコミュニケーションを使うという方法は取り入れられていない。家族間の葛藤に関する文献においてコミュニケーションの効果と改善が問題を解決し時間の節約をするための手段として見なされるようになったのは、最近になってのことである。医療の実践者が家族との定期的な面接をして、家族間の関係とそれぞれの家族と患者との関係を知り、せん妄と重篤な病状のつらい時期が患者と家族に訪れたとき、有害な葛藤の可能性をできるだけ回避できるようにすることの重要性がようやく認識されるようになってきた。

付記

本書の2人の共著者が、私たちの緩和ケアチームの医師（第四著者）にインタビューして、緩和ケアの実践において家族について経験したことを確かめた。家族は、患者に加えて、緩和ケアの主要なクライエントである。緩和ケアチームの主要な責務の一つは、家族と会って、患者の家族が大切な家族の一員のケアプランについて共通認識を持てるように手助けすることである。これらの面接は、必ずではないが通常は医師を中心に進められる。この面接は、進行したまたは終末期の病気において、初期の段階で行われなければならない。そうしないと、遅くなっての緩和ケアへの紹介は、家族間の希望に葛藤が起こったり、その他の問題が起こったりで、機会を失ってしまう。家族の面接では、緩和ケアチームは、提案されたケアプランに関するどのような葛藤に対しても、仲裁に入って家族を手助けしなければならない。また、家族の全員に、患者の予後についての情報を伝え、すべての家族が同じ情報を持って意思決定をできるようにしなければならない。実際、面接は、他の家族のメンバーが医療スタッフや緩和ケアチームから聞いた話を他の家族メンバーもきちんと聞くようにしたいと希望する家族の要望に応えて、しばしば行われる。情報の明確さは、家族が意思決定に成功するためには最も大切なことである。

緩和ケアの目的は、終末期のケアにあたって患者の望みを引き出し、叶えることであるが、患者が事前指示書（そして、急変時指示書）によって自分の希望をわかるようにしておかないうちに、昏睡状態やその他のことで希望について伝えることができなくなってしまったら、問題が起こる。このとき、家族のあいだで進め方についての同意がない場合に葛藤が生じる。法的には、一人の家族がかつての患者との会話から患者の最後の生活についての希望を知っていると主張しても、事前指示書がなければ必ずしもその希望を叶えることができないというわけではない。そのような場合、家族の希望は尊重されるであろうし、（法的に婚姻している）配偶者が最初の発言権を有し、次に子ども（出生順にかかわらず同じ権利）、最後に患者の両親やその他の親戚となる。多くの家族は、最近のテリー・シャイボの嫌な事件を知っており、そのため患者が自分で話せたなら望んだと思われるアクションのコースについて、配偶者とその他の家族のあいだで認識の不一致が激しいときに起こりうる恐ろしい葛藤を避けようとする。

執筆陣の緩和ケア医によれば、緩和ケアのケースの60～70パーセントの家族に葛藤があった。しばしば、患者の家族は苦痛な医療的処置をどのくらい大切な家族の一員に受けさせるかというような問題で葛藤する。多くの家族は、大切な家族が肉体的な痛みを経験するのを最小限にするように投薬することと、最後の会話やさようならを言えるように意識の清明を保つことのあいだのバランスをとるのは難しいと感じる。緩和ケアチームはしばしば、家族がこの難しいバランスを得られるよう介入して手助けできる。家族の一人が、モルヒネ中毒を恐れるというのも、しばしば直面するもう一つの問題である。そこで、緩和ケアチームは、つらい痛みから解放する必要のある患者にとっての薬物中毒の神話について、家族に教えることができる。

その他の家族の葛藤としては、患者や家族の未処理のニーズが関わるとき、とくに家族が見放される恐れを感じたり、実際に見放されたりしたときに、葛藤が経験される。しかし、葛藤の主要な源は、患者の予後に関して医療専門職からの情報が欠けていることにより起こってくる。たとえば、患者は腫瘍内科医から、腫瘍の緩和のためにもう1ラウンドの化学療法をしましょうと言われ、次の日、緩和ケアチームからホスピスのケアに入るように勧められるかもしれない。腫瘍内科医、外科医、その他の医療専門家は、患者を終末期だという予後に直面させることを望まず（詳しい議論は3章と4章を参照）、しばしば緩和ケア医に患者にこのメッセージを伝えてくれるよう依頼する。その結果、患者は、怒りや敵意さえ感じるようになり、医療スタッフを信じなくなる。これは家族も同様である。きっと治るという信念から避けられない死へと急転直下に移行するなら、見放されたと感じることにもなるだろう。この場合、家族面接をすることによって、家族も患者も緩和ケアチームから見放されることはないということを、関わるすべての人に伝えることができる。

これらの面接で、そして患者とその家族に関わるあらゆる場合に重要なことは、緩和ケアチームは家族についての評価を差し控えるということである。緩和ケアチームは、家族と患者双方に安らぎを提供することだけを追求しなければならない。たとえ、亡くなりつつある患者を見放すような家族であっても、である。これは、まちがいなく、緩和ケアチームにとって最も難しい課題の一つである。だが、緩和ケアチームが予後をできるだけ正確に伝えようとするときに示される誠実さと公平無私には、家族は好意的に反応する。悪い知らせでさえ、不確実性がなくなり、信頼感を強めるという点で、安らぎとして受け止められることもある。最良の緩和ケアは、患者のみならず、家族にも安らぎをもたらす。

私たちの緩和ケアチームの医師は、彼女の名づけた「予防緩和ケア」を提唱している。それは、人生の最後と適切な判断（たとえば、代理人の強い権限、緊急時の指示など）に関する会話を、終末期を迎える可能性のある病気になる前から行うことである。一方、医師は、緩和ケアについてもよく理解すると同時に、その価値を認めなければならない（現在の医学教育が達成しようとしている目標）。それによって、医師は患者に緩和ケアとホスピスのケアを紹介しやすくなり、患者も緩和ケアについて知るようになる。患者教育は、患者に力をつけ、彼らの運命の船長は、医師ではなく、患者自身なのだと信じることができるようにする必要がある。患者は、自分にとって受け入れられるQOLはどのようなものであるかをはっきりさせて、終末期のケアについて判断し、これらの判断を法的に（つまり、事前指示書や代理人の権限）知らせるとともに、家族や愛する人々にそれを話しておくことができる。ベビーブーマー世代の差し迫った高齢化によって——高学歴、裕福さ、大きな人口、生活のあらゆる面での良さを求める消費者意識とともに——、緩和ケアとその他の人生の終わりについての教育が向上することを期待している。

6　医療チームの視点

彼は、あらゆる意味で、家族に闘うと約束していました。そして、私に安楽死のことを聞くときが来ました。彼は、疲れすぎていたのです。そこに座っている彼は、完全にエネルギーを使い果たしてしまっているように見えました。彼は言いました。「泣きたいんだ。」でも、彼は泣くことができませんでした。あまりにも闘うことに疲れ果てていたので、泣くことさえできなかったのです。彼は、ただただ、休みたかったのです。そして、闘うのを止めたかったのですが、闘うのを止めたいという気持ちと闘うという約束に苦しんでいました。――緩和ケア心理士

緩和ケアは、それが生命の閾《しきい》、生と死のどっちつかずの中間を意味するという特別なケアの状況におかれている。そのような状況では、しばしば生きて病いと闘う努力が選択される（Turner, 1982）。とくに緩和ケアは、それ以外の治療と同時に提供されるので、死と死にゆくことへの境界線は、治療法を見つけ、病気を治してもらうための努力によって霞んでしまう。患者と家族は、生きることと死ぬことの境界を定

める意識的な意思決定を自分たちでするよう、しばしば求められる。患者のサポートシステムが、この意思決定とケアの過程に役立ち、影響力を持つという認識のもとに、緩和ケアの臨床家は、患者と家族のニーズに十分な注意を払って、多職種アプローチによるケアを提供している（Morrison and Maier, 2004）。

多職種によるケアモデルは、さまざまな領域の専門知識を持つ医療職の協働に基づく過程である（Geriatrics Interdisciplinary Advisory Group, 2006）。これらの多職種チーム（ＩＤＴｓ）の特徴は、チームのメンバーが異なる方向づけを持ちながら、同時に協力して働くというところにある。多職種ケアモデルによって、医療のプロセスが促進され、医療システムと介護者双方に役立ち、医療職が高齢者へのより良いケアを提供できるようになることが指摘されている（Geriatrics Interdisciplinary Advisory Group, 2006）。理想的には、この全人的《ホリスティック》なアプローチによって、患者は多様な領域の専門家によって評価されているケアプランを提供される（Dyeson, 2005）。

患者と家族に対して専門的な症状管理を行いながら、全人的《ホリスティック》で継続性のあるケアを行うためには、多職種チームアプローチが必要である。緩和ケアにおける多職種チームの役割は、ケアの目標、とくに終末期のケアの目標を達成するために、患者と家族に支援を提供することである。多職種チームのメンバーは皆、自身の専門的な価値観よりも、患者と家族のニーズと意向を優先しなければならない（Conner et al, 2002）。こうして、個々の職種間の境界は不鮮明となり、多職種ケアチームは全体として、全人的《ホリスティック》なケアプランを共有する。

しかしながら、多職種チームアプローチに参加している個々の職種は、全人的《ホリスティック》なケアプランに対して、違ったアプローチのしかたをする。あるメンバーは純粋に生物医学的な観点を持っており、その一方で別のメンバーは患者と家族の心理的なニーズに注目してアプローチする。先行研究によると、すべての領域が同じしかたで情報を集めるわけではないので、別の領域から提供された共有情報は、さまざまな形式を持ち、そのために他のチームメンバーが混乱することもある（Ellinhson, 2003）。多職種ケアを効果的に実践するためには、それぞれの職種がお互いの領域の知識を持ち、全人的《ホリスティック》なケアの計画と目標についてのそれぞれの職種の見方を認め、理解するということが、重要なポイントになる。

多職種チームのメンバーによるナラティヴは、「医療の声」と「生活世界の声」の両方を明らかにする（Misher, 1984）。すべての多職種チームメンバーは、それぞれの独自の立場から死にゆく患者とその家族のストーリーを聴き、避けられない死を扱うときの経験と感情をそれぞれの立場から解釈しなおす。これらのナラティヴは、他の医療職への知識源となり、また将来の患者と家族が共有する可能性を備えている（Geist-Martin et al., 2003）。緩和ケアメンバーの声を共有することによって、患者、家族、それぞれの職種に声を与え、緩和ケアの実践の文脈に内在するコミュニケーションの難題を明らかにして、これらのコミュニケーションのジレンマへの患者中心アプローチを提供できるようになることを期待したい。この章では、緩和ケアチームの多職種からの声を通じて、緩和ケアにおけるコミュニケーションの難題を明らかにしよう。チームによって、参加している職種の数も種類もまちまちである。それは、チームの関わる患者のニーズ、チームの能力、利用可能な資源によって決まってくる。私たちのチームはさまざまな職種から構成される。この章では、とくにチャプレン、心理士、ソーシャルワーカー、看護師の業務に敬意を表して注目してみよう。

臨床パストラル教育連合（ＡＣＰＥ）は１９６７年に結成され、臨床パストラル教育（ＣＰＥ）の展開を始めた。ＣＰＥの1単元は、神学的考察、ケーススタディ、グループワークとともに、少なくとも４００時間の臨床経験が必要である。年を経て、ＡＣＰＥは、パストラル・サービス信任委員会へと発展し、医療ケア共同認定機構（ＪＣＡＨＯ）とともに活動するようになった。１９９８年、ＪＣＡＨＯは、スピリチュアル・ケアのカテゴリーを拡張した。２０００年、専門職としてのパストラル・ケアの5大機構により、「白書」が公刊された。この文書で、初めて医療チャプレンの実践における臨床範囲の輪郭が描かれた。今日、患者、家族、スタッフへのチャプレンによる直接的なケアには、教育的活動、優先判断、アセスメント、死別支援、危機支援、必要に応じたスピリチュアル・サービスの提供が要件とされている（Ford and Tartaglia, 2006）。

メディケアのホスピス給付に関する連邦法の要件では、ホスピス多職種チーム（ＩＤＴｓ）にはチャプレン職が含まれなければならない。患者と家族への聖職者の訪問機会についてすべての患者が助言を受けることが、法的に規定されている。連邦法の要件に加えて、ＪＣＡＨＯは、カウンセリングもしくはそれ以外のスピリチュアルな支援を通じて、ホスピス組織が患者のすべてのスピリチュアルなニーズに対応することを要求している。今日、ホスピスのチャプレンはホスピス多職種チームの主要なメンバーである。

チャプレン職

とくに、チャプレンはスピリチュアル・ケアのプランを組み立て、実行する。つまり、聖職者としてのケアとカウンセリングを提供し、患者とコミュニティを結びつける役割を果たし、多職種チームと緊密に協働する（Harris and Satterly, 1998）。緩和ケアにおいては、チャプレンは死への医学的アプローチに対して批判的な立場にあると見なされている。彼らの役割は、勇気づけ、生の意味、個人的成長、赦しを患者が見いだすのを助けることである。彼らは、死別カウンセリングとスタッフへの支援を提供し、患者、家族、スタッフのあいだのコミュニケーションを促進する（Ford and Tartaglia, 2006）。

生命の終わりは、死にゆく患者が生の意味を求めて自問自答する期間である。チャプレンの役割は、希望と支援を提供することであり、答えを出すことではない（Harris and Satterly, 1998）。チャプレンはそこにいて、自問自答のプロセスを助け、罪、怖れ、赦しの欠如といったスピリチュアルな痛みを見いだし、それぞれの人が自分なりの意味を発見する手伝いをする。聴くことと自問自答を通じてライフストーリーの中での命の問題を探索することは、チャプレンの役割の重要な側面である（Speck, 2003）。私たちの緩和ケア・チャプレンは次のように説明している。

> 私たちは、その人（患者）とともに歩むためにそこにいます。彼らがライフストーリーを探索するのを手伝うためにいるので、どのような終わりにでも彼らに付き添って、すべて彼らのための平安に至ることができるようにします。人に対して私が誠実であろうとするならば、それを無理強いすることはできません。無理強いするのは、いけないことです。それはただ、間違っています。

意味の探求は人の内面で起こることがらであり、患者が人生の意味を問うたとき、そして神の目の前での自分の意味を問うたとき、チャプレンはその過程を進めるように促す。

スピリチュアルな痛みの領域を探求することは、緩和ケアのチャプレンにとってのコミュニケーション上の難題である。ホスピスと違って、緩和ケアのチャプレン職は、しばしば終末期の予後診断とともに導入される。その結果として、多くの患者と家族は、予後を受け入れる過程の最初の段階にいる。終末期という予後を受け入れることは、スピリチュアルな痛みを探求する前に必要とされる重要な要素である。私たちの緩和ケア・チャプレンは、このことを次のようにまとめている。

私はまだお呼びではない。私はそれをするためにまだ招かれていない。あなたは私を信頼できるほど私との時間を過ごしていない。どのような理由であろうと……あなたは怒っている。そして、あなたはつらい。あなたの人生は終わりだ。じきに亡くなってゆくだろう。あなたにはものごとを整理する時間がない。

患者が、スピリチュアルな痛みについて話をして、探求する用意ができていることもある。そして、その準備ができていない人もいる。

緩和ケア・チャプレンの限界は、患者が人生の最後と苦しみについてスピリチュアルな解釈を探求しようという気持ちになっていなければ、できることはない、ということである。患者のスピリチュアルな信仰がなければ、チャプレンの手段は、静かに支え、祈ることに限定される。このような場合の無力感について、私たちの緩和ケア・チャプレンは次のように述べている。

人生において自分がどんな人間だったかということ、つまり受けた教育、訪れたところ、やってきた仕事、築き上げてきたキャリア、成し遂げてきたこと、成功、家族といったことを除いて強みとしてよりどころにできる確固たるものがないように見える患者は、これらのことがたいへん重要なことではないということではありませんし、確かに自分を自分たらしめるものですが、来世という側面の問題があります。最も悲しいときは、彼ら（患者）が次にくることについて何の安心もないことを知りながら、それでも静かに彼らが逝ってしまうがままにしなければならないときです。

こういう文脈では、チャプレンはそこに居ることによってコミュニケーションの支えが表現される。とくに、欧米の文化では、チャプレンは神と宗教的な典礼の象徴的な体現者である。これは訓練によって達成されるものではなく、「チャプレン」という呼び名が意味するものによって達成される（Ford and Tartaglia, 2006）。チャプレンは、神への結びつきとスピリチュアルな世界への接近を体現している。この点に関して、緩和ケア・チャプレンは患者と家族に受け入れられる。以下の経験は、この結びつきの強さを照らし出すものである。

彼（患者）は、強さを持ちたい、そして信仰に支えられたいと望みました。強い信仰を持つほとんどの患者はそう望みます。彼らは、終わりのときも信仰を失いたくないと感じ、終わりのときに信仰を失ってしまう、つまり終わりのときに信仰に忠実でいられなくなることを恐れます。私にとって、終わりのときまで彼がとても強くあり、奇跡を信じようとしたこと、そして主がもたらした奇跡に立ち会ったことは驚きでした。彼は、そこに私を招き入れ、彼とともにその神聖な場に立ち、最後のときにもその力を持っていたのです。それは貴重です……彼は私がともに歩むことを認めてくれました。誰かにともに歩むことを認めるということは、真に個人的なことがらです。私たちがどのような人間であろうとも、その道を一人で歩まなければならないし、またともに歩ませる人を選ばなければならない、ということを私は学びました。

しかしながら、注意しなければならない大切な問題がある。チャプレンが本来的に神や高次の存在に結びついているということは、とくに病気を違った文化的な解釈で考える場合は、必ずしも肯定的に受け止められるわけではない、ということである。自分の病気が神によってもたらされると信じる患者の場合、チャプレンがスピリチュアルな領域につながっているということは、チャプレンが患者と関係を作るときの障壁を生み出してしまい、この点でチャプレンはコミュニケーション上の複雑な難問に直面する。

コミュニケーションに関する社会構成主義のアプローチによれば、これらの関係や経験は、受け入れられたスピリチュアルな信念に基づく個人化された行為を表しており、そして、そのすべてのスピリチュアルな信念は意味を作り出している言語によって露わになる。これらの例では、死にゆく患者と緩和ケア・チャプレンが話し合うことを通じて、人生の最後においてスピリチュアルな信念と死と死にゆくことについてのスピリチュアルな解釈に対する具体的で基礎的な基盤を与える。このようにして、緩和ケア・チャプレンとのコミュニケーションが進み、より大きな来世への声と表現をもたらすにつれて、科学とヒューマニズムのあいだの弁証法的な緊張は解消する。

文化／社会の中でのこの特権的な立場によって、緩和ケア・チャプレンのコミュニケーションにおける役割は際立ったものになる。神とのつながりは、チャプレンにスピリチュアルな癒やし手かつ信頼できる友としての力を当然のこととして与える。多くの患者と家族にとって、チャプレンに与えられた秘密性の考え方は受け入れられており、それがチャプレンとそれ以外の医療チームのメンバーを分けている。私たちの緩和ケア・チャプレンは次のように説明している。

そのために私は報酬を得ているのであり、実際にそこに座って聴き、彼らが医師について怒ったり、詮索したり、話したりするとき、なんでも彼らのしたいままにします。なぜなら私はチャプレンであり、私は誰にも話すことはできないからです。彼らが心理士に話すと、心理士はそれを分析し、どこかに記録しようとします。私はチャプレンなので、彼らが私に話したことは秘密であり、彼らは怖れを吐き出すための真に安全な場所を手に入れます。そのようにして、ストレスや怖れやそのようなものを取り除くことができて初めて、医師は医療を行うことができると思うのです。

チームにおけるチャプレンの位置づけに由来するこの秘密性の感覚のために、チャプレンはチームの一員ではなく、患者の社会的な支援ネットワークに属するもののように受け止められる。この枠組みに組み込まれているのは、科学とヒューマニズムの弁証法的な考え、すなわち「私たち 対 彼ら」イデオロギーであり、チャプレンが患者の側につくというものである。緩和ケア・チャプレンは、緩和ケアチームに近い、もしくは関係があるとさえ考えられておらず、それゆえ、以下のように、緩和ケアのコミュニケーションにおいてユニークな役割を果たす力を備えている。

葛藤が生じたら、チャプレンが入ってきて、その葛藤について話すことを（おそらく）支え、医療チームと医師を信頼するように請うことができます……何度でも私たちは説明することができます。患者と私が話していたときに、医師が入ってきて、これ以上化学療法をすることはできないと患者に説明したことがありました。患者はそれを聞き入れませんでした。ただ聞き入れませんでした。私はチャプレンなので、言うことができました。私は医師とまったく同じことを言いました。でも私がチャプレンで、普通の人間だから、彼（患者）は医師の言うことは聞かなくても、私の言うことを聞くことができたんだと思います。

この例で、医師は「医療の声」を代表し、緩和ケア・チャプレンは「生活世界の声」を代表している。チャプレンが多くの患者にとって象徴的な意味を持つために、チャプレンはおそらく医師よりも信頼できると思われている。医療の声と生活世界の声の弁証法的な性質は、多くの患者と家族に不確実性をもたらす。しかしながら、これらの2つの声が合わさって、同じメッセージが与えられたとき、状況がはっきりと確実になる。緩和ケア・チャプレンは、役割、存在、情報の反復を通じて、患者が不確実性に対処するのを促すことができる。

チャプレンの役割は明確に決まっているが、チャプレンの具体的な務めはわかりにくい。スピリチュアリティは、さまざまに解釈されるため、一人ひとりはさまざまなしかたでスピリチュアルな信念を共有し、表現する。したがって、チャプレンの任務と責任は患者のニーズに合わせて果たされる。この役割の多義性は、部分的には、スピリチュアルなことがらについての社会的な多義性によるものである。すなわち、緩和ケアにおけるチャプレン職の目的は明らかである。スピリチュアルな癒やしと支えを提供することである。しかしながら、その目的の実現方法は、しばしば患者によって違ってくる（Harris and Satterly, 1998）。

また、象徴的なものを代表しているという立場によって、緩和ケア・チャプレンは緩和ケアチームの中でも自由な発言をすることができる。医療チームの基づく生物医学モデルでは、医師がチームの階層の頂点にいるのとは対照的に、緩和ケアの多職種性は、すべてのメンバーが同等の発言権を持ち同等の貢献をしているということを強調している。このような構造によって、緩和ケア・チャプレンは、チームにおけるユニークな役割を果たしやすくなる。たとえば、チャプレンは、悪い知らせを伝えることに関するチームの議論に参加することができる。

医師：彼（患者）は否認していますか？
緩和ケア医：はい。
医師：彼は化学療法が緩和だということを知っていますか？
緩和ケア医：いいえ。
医師：自分が死につつあるということを彼に知らせる必要はありますか？
緩和ケア医：はい。
チャプレン：なぜ先生はそれ（自分が死につつあると患者に教えること）をしなかったのですか？

緩和ケア医：それは私の仕事だとは思わなかったので。

医師：確かに、それは腫瘍内科医の仕事です。でも実際彼らはそれをしない。本当のところ、他の人がしないのなら私がしようと思っています。

緩和ケア医：はい。腫瘍内科はいつもそうなんです。（看護師がうなずく）

医師は、腫瘍内科が病気を治すことに焦点を当てている、とチームに説明する。多くの患者は、化学療法を受けながら亡くなってゆく。

チャプレン：これは、彼らが患者に対してよい関係を維持したいと思うからでしょうか。

医師：いいえ。彼らは失敗したくないのです。私たちの〇氏についての目標は、彼に診断について伝えることです。彼は終末期、6ヵ月です。

このように、患者と家族は緩和ケア・チャプレンがチームの外部にいるように受け止めるが、チャプレンの役割はチームの外部であると同時に内部であるとも考えられる。これは、とくに患者に悪い知らせを伝えるときに緩和ケア・チャプレンが果たす役割の中に、はっきりと示されている。緩和ケアチームの一員として、チームが悪い知らせを伝えるときにチャプレンは同席する。しかし、コミュニケーションのやりとりの後、緩和ケアチーム・チャプレンはチームが部屋を出るときに一人だけ残る。緩和ケア・チャプレンは、悪い知らせが伝えられた後で、コミュニケーションの「後始末」を進める。

心理士

心理士を医療に取り入れた当初は、メンタルヘルスへの対応が出発点であった。心理士の役割は、患者の検査とアセスメントであったが、患者の全人的《ホリスティック》な心理的アセスメントにまで拡大している（Kalus, 2003）。心理的なケアには、情緒的なことがら全般へのケアと支援の提供も含まれる。アセスメントを超えて、良い心理的ケアには、患者のケア、タイミングよく大切な情報を繊細に提供すること、カウンセリング、個別の心理的な介入といったことをうまく行うコミュニケーションの技能が含まれている（Payne and Haines, 2002）。

医療心理学は、歴史的には、ボランティアと自助グループに任されてきたが、最近緩和ケアに含まれるようになった。英国では、全国緩和ケア協議会が心理士を病院の緩和ケアチームに含めることを推進している。しかしながら、米国での緩和ケアと終末期ケアの領域においては、心理士は比較的新しい専門的サービスである。１９９０年代に発表された死と死にゆくことに関する詳細な諸研究が現れて以来、終末期のケアにおいて増大しつつある公衆のメンタルな危機を心理士は認識するようになった。大衆文化、医療職、患者と家族における死の集団的否認は、緩和ケアが心理士の専門性を必要とする領域であるとの認識に心理士を駆り立てた（De Angelis, 2002）。今日では、緩和ケアで働く心理士は、ほとんどが臨床心理士である。

パインとヘインズ（Payne and Haines, 2002）によると、心理士は緩和ケアの領域に次の4つの分野で貢献することができる。患者とその家族に対する直接的な臨床的サービス、教育と指導、組織のレベルでの支援、研究の方法論とアプローチである。心理士は、「科学的な臨床家」もしくは「応用科学者」である。なぜなら、心理士には学問的な訓練と背景があるので、臨床サービスを提供することができると同時に、臨床的および組織的研究を行うことができる（Kalus, 2003; Payne and Haines, 2002）。

さらに、緩和医療の心理士は、ケアの全体的な計画に対して、心理的アセスメント、チーム作り、計画の評価、チームと患者・家族間のコミュニケーションを促進すること、疼痛管理法といったことの提供を通じて貢献できる（DeAngelis, 2002）。心理士の目標は、心理的な苦悩を軽減し、幸福を増進することである。とくに、緩和ケアのサービスにおいては、緩和ケアの心理士は、終末期の病気に対する反応の認知的側面、情緒的側面、行動的側面についての理解を促すことができる（Payne and Haines, 2002）。心理的サポートはまた、家族が自分自身の幸福についての理解を深めるためにも役立つ。緩和ケアの心理士は、家族システムの一部として患者を捉えるので、そのことが緩和ケアチームによって提供される一連のケア全体に貢献する（Alexander, 2004）。

緩和ケアの心理士は、終末期の文脈でよく起こりうる臨床的な問題、たとえば異常な罪悪感の反応、適応障害、心理的な罹病、関係とコミュニケーションの問題を扱うことができる（Payne and Haines, 2002）。その他の患者の心理的な問題には、主観的な負担感、そしてそれによって引き起こされる罪悪感、ストレス、責任感、自己感覚の低下などがある（McPherson et al., 2007）。

アメリカ心理学会（ＡＰＡ）によると、緩和ケアの心理士が対応する命の終わりにあたってのアセスメントは、気分不安障害、痛み、家族と介護者の相互作用、心理的ならびに認知的機能、そして実存的な問題である。それ以外の業務としては、情緒の表出を促進するためのカウンセリング、効果的な傾聴、死別、倫理委員会がある。さらに重要なことに、介護者への臨床スーパービジョンが包括的な緩和ケアを促進するためには必要である（Payne and Haines, 2002）。

緩和ケアの心理士は、また、死と死にゆくことへの怖れについて患者と家族のカウンセリングをすることができる。依存性への怖れ、自律とコントロールそして尊厳を失うことへの怖れは、死にゆく患者が気に病んでいる問題である（APA, 2006）。これに関連して、緩和ケアの心理士は家族メンバーのコミュニケーション上の必要に応じて、患者と家族介護者のコミュニケーションを援助することができる。患者が未完の仕事に取り組むのを援助することは、家族メンバーの複雑性悲嘆に大きく影響する力を秘めている（APA, 2006）。このことは、とくに、医療上の代理人であり、延命装置の取り外しといった医療に関する決断に責任を持っている家族にとっては重要な問題である。

緩和ケア心理士は、痛みと症状の管理にも援助を提供する。痛みの割り込み、そして痛みのつらさは、心理的苦痛（不安と痛み）につながり、また、「他者との関係」にも影響して、患者の抑うつよりもむしろ不安とつながることが見いだされている（Mystakidou et al., 2006）。緩和ケア心理士は、患者の認知状態と判断能力をアセスメントすることができる。緩和ケアの場合はとくに、認知機能の低下が、痛みやそれ以外の症状や、薬の影響やそれらの複合的な要因による、一時的な現象であることもある。これらの一時的な精神状態の変化は、せん妄と呼ばれ、このタイプの患者を管理するためには多職種の介入が必要である。進行性の高度の認知症を発症している患者も、介護者の行動を改善し、教育するために、緩和ケア心理士によってアセスメントを受ける。緩和ケアの心理士は、とくに重複する診断を受けている患者にとって重要だということが指摘されている。認知症の患者の心理的な管理と行動上の管理は、家族にとって重要な問題であり、認知症と痛みの経験の複合のすべてが、緩和ケアの心理士が援助可能な領域である(Alexander, 2004)。

ホスピスでの心理士の紹介率に関する研究によると、心理士を依頼する理由は、抑うつ、不安、痛み、混乱、親戚/家族の問題、怒り/攻撃、認知症、破壊的な行動であることがわかった(Alexander, 2004)。興味深いことに、その同じ研究の中で、医師と看護スタッフは、痛みのコントロールを助けるためにも患者を心理士に依頼している。そこから、このことはホスピスと緩和ケアの場面で成立しているチームの協力関係をよく表しており、そこでは心と身体も同じく扱われている、と著者は結論づけている。長期的で複雑な関係の問題もまた、スタッフが緩和ケア心理士を依頼する理由となっている(Alexander, 2004)。たとえば、終末期の介護の文脈における介護者の負担の問題は、大いに注目されてきた。そして、痛みの支援グループと死別への介入では、しばしば緩和ケア心理士がイニシアティブをとってきた(McPherson, 2007)。それに加えて、緩和ケア心理士は、アルコール依存の問題がある患者のケアにも役立っている。

抑うつは、慢性病と活発な症状に伴ないやすいので、緩和ケアとホスピスの患者が心理士に紹介される最も主要な理由である。緩和ケアの心理士は、現在では、抑うつがある終末期患者のQOLを最大限にするための治療法をアセスメントし、提供する領域の開拓者である(Alexander, 2004)。私たちの緩和ケア心理士は、このコミュニケーションの挑戦を次のように説明している。

単純に「生きる意欲の喪失」だと診断された患者さんたちがいました。いつ病気と闘うように患者さんの背中を押すか、いつもっと強力な処置をするか、つまり、介入して思いとどまらせるか、それとも彼らが病気で死につつあることを認めるかというようなことの判断に苦労します。身体的に健康な人が自殺を望んでいて、それが明らかであれば、はっきりしています。彼らを止めるはずだからです。自殺を思いとどまるよう彼らをしばらく入院させて落ち着かせるでしょう。そのためには何でもするでしょう。でも、医療的な問題を多く抱える人の場合、それが彼らを殺すんじゃないんです。彼らはただ生きようとしないんです。だからゆっくりと亡くなってゆきます。それは、ゆっくりとした一種の自殺、受動的な自殺です。そして、彼らは健康状態が悪くなって、もはや引き戻せない地点に行き着いてしまうのです。でも、その地点がいつかを見極めるのは難しく、患者が否認していたり感情を処理する余裕がない場合、自分でこの状態から脱するようにするのはとても難しいのです。

しばしば、この問題から、患者が死にたいと言ったり安楽死を求めたりする事態に至る。緩和ケアの心理士は、このような場合、そのような要求の背後にある、心理的理由、対人関係上の理由、社会的な理由、スピリチュアルな理由、経済的な理由、ジェンダーに関わる理由、文化的な理由をアセスメントする任を負う（APA, 2006）。私たちの緩和ケア心理士は次のように説明している。

たとえば、患者さんが安楽死を頼んできたとき、または終末期の段階で自殺したいと言ったとき、本当に言いたいことはたぶん他にあるのです。だから、さらにそのことで何を言いたいのか、何を言おうとしているのか尋ねる必要があります。この患者さんの場合、安楽死について頼みながら、本当は、「闘うことに疲れた。本当に疲れた」、「休める方法はないの？」「休んではだめなの？」、と言いたかったのでした。

基本的に、緩和ケア心理士の役割の一つは、状況の全体性を考慮することである。この場合、心理士のコミュニケーションにおける役割は、状況全体を理解することであり、その状況は家族への影響を患者が気遣っていることに深く関わっている。

コミュニケーションの問題は、また、患者の不安、機能の喪失、避けられない死と絡まりあっている(Hudson et al., 2006)。とくに緩和ケアの文脈では、死んでしまいたいという発言が、一時的なものであるか、心からのものであるかを見極めることは難しい。医療専門職は、そのような発言を無視するか、話題を変えるか、会話を独り占めするか、身体的な問題に話題を変えるか、早計であるか誤りの保証を提供するかして、「ブロック」することができる(Hudson et al., 2006)。安楽死の議論は、終末期のケアの弁証法的な性質をよく示しており、変化を象徴している。患者が経験する生と死の多義性の結果として、患者と家族がもう死と闘うことについて話すことがなくなり、死ぬことについて話すようになったとき、会話は変化する。そのようなコミュニケーションは、病気とどう闘うかではなく、どのように死ぬかということについて意識的に話すことを意味しており、そのコミュニケーションは状況の不確実性に対処するために役立つ。私たちの緩和ケア心理士は、このように説明している。

患者さんは、栄養管をつけるといったことの決定の論理的な理由をわかってはいますが、切り札の考え方になるのは、感情的な理由です。彼らは、何が最善かについて、筋道の通っていない非合理的な感情的判断をしているとわかっています。それでも彼らは、その状況の純粋に感情的な経験によって、そうするしかないのです。

コミュニケーションの主要な難問は、緩和ケアの基盤がケアの生物医学モデルに基づいているということから派生する。生物医学アプローチは、伝統的に医療領域の中心であり、自助グループのように心理学的な方向づけの治療は、治療計画と展開の外側にあると考えられてきた。その結果として、緩和ケアの心理士は生物医学モデルと心理学的な倫理コードのあいだの弁証法的な緊張を経験する（Kalus, 2003）。この2つのイデオロギーの基本的な違いには、患者との関係が関わっている。治療の生物医学モデルは、患者との関係を強めることはないが、標準的な心理臨床は、患者との関係が必須である。その結果、緩和ケア心理学の弁証法的性質が、臨床に影響する。私たちの緩和ケア心理士は次のように説明している。

たとえば、患者さんを中断して次のローテーションに移ることが私はできません。それは、私の領域の倫理コードによれば非倫理的なのです。私にはそれはできません。でも、それは、他の領域でもそれをしたら倫理的でないという意味ではありません。働き方が違うのです。

ケアの継続性は、緩和ケア心理士にとって、チームの他のメンバーよりも非常に重要な概念である。心理士はセラピーを行い、介入サービスを提供するために、患者と治療関係を築かねばならない。治療関係では、真にその人とともに居て、共感的な理解を深めてゆく（Kalus, 2003）。これらの関係は、医療チームと患者および家族の協働を通じて築かれる。反対に言えば、心理療法は、セラピストと患者の治療関係を特徴とし、治療関係を通じて治療や病気／病いによってもたらされた困難に対処する行動上の変化をもたらす（Kalus, 2003）。

治療関係と治療の境界はまた、多職種チームの弁証法的な性質を例証している。緩和ケアの心理士は、患者中心的であり、これは緩和ケアチーム全体のアプローチからは離れてしまうかもしれない（Kalus, 2003）。緩和ケアのサービスは、とくに病院の条件では、典型的には、入院中は緩和ケアチームが患者を担当し、その後リハビリユニットや入院ホスピスか在宅ホスピスに移されるというように、比較的短期間で適切なケアの場に移されてゆく。その結果として、緩和ケアの心理士は、患者が緩和ケア病棟から移った後に新しい患者を担当しなければならなくなっても、患者との関係を維持しようと努める（「患者との関係構築」という見出しの議論を参照のこと，p.240）。

緩和ケアの心理士が直面する別のコミュニケーションの難問は、「臨床心理士」というラベルが、しばしば患者と会って治療関係を開始するのを妨げるということである。チャプレンの役割とラベルとは対照的に、心理士のラベルには特定の社会的な意味が込められている。そのラベルの意味が、患者と家族にサービスを提供する障壁となることがある。さらに重要なことには、そのラベルの社会的な意味が、患者と心理士のあいだのコミュニケーションに「ルール」をおく。このルールは、患者 - クライエント関係に基づく、よく知られた秘密性と心理士の倫理コードを患者に与える。さらに、ルール管理の過程が、患者と心理士のあいだで交渉される境界線を作ってゆく。

緩和ケアに心理士が入ることによる強みが強調されているにもかかわらず、心理士の役割の曖昧さは、緩和ケアの領域でさまざまな影響になって現れている。ある事例では、緩和ケアチームの反応は、「敵対的」なものであった（Payne and Haines, 2002）。私たちの緩和ケアチームの心理士は、次のようにまとめている。「私の領域でも同じように、他の分野が中心になっている領域に入るために、奮闘努力しています。病院は、心理士よりもソーシャルワーカーを雇いたがります。」この領域にとって緩和ケアの心理士は新しいために、心理士の役割やチームにおける働き、そして患者や家族への有効性をチームが理解していない。そのため、ほとんど影響力を持っていないと思われている（Kalus, 2003）。私たちの緩和ケアの心理士は、この領域の状況を次のようにまとめている。「多くの人々は心理学がこの領域で何をできるのか知らないし、私たち自身がいまだにある程度は自分でそれを明らかにしようとしているところなのです。」それに加えて、彼女は、訓練プログラムと基盤サポートに限界があると説明する。

自分の構造を作り出さなければならないんです。そこへ行って1人でやるだけです……そのことが、指導を受けることを難しくしています。なぜなら、この分野以外のポスドクは、その分野で、つまりその特定の分野で仕事をしている指導者がいます。でも、私の分野で緩和ケアのスタッフになっている人は他にいません。だから他のポスドクは指導者に日常的に接していますが、私にはいません。それは本当に挑戦なんです。

ソーシャルワーカー

ソーシャルワーカーは、患者のケアには全人的《ホリスティック》なアプローチをして、自分の感情をうまく伝えることのできない患者に対応し、ストレスを抱えた家族とともに働くように訓練されているので、終末期のケアの過程において中心的な役割を果たす用意が万全である（Rosen and O'Neill, 1998）。近年の研究によると、ソーシャルワーカーは、教育、患者のアセスメント開始、患者の権利擁護、患者と医療チームの仲介役などを通じて、終末期の意思決定を促進する（Black, 2006）。彼らの目標は、命に関わる病気という経験の社会的な側面を理解し、対応することである（Napier, 2003）。

ナピアによると、緩和ケアのソーシャルワークのねらいは、次の3つである。（1）社会的な心配や問題を扱うこと、（2）社会的な支援環境を作り、強化すること、（3）社会的な不公平を正す方法を見いだすこと。緩和ケアのソーシャルワーカーは、個人的な支援とエンパワーメントを提供し、患者が自問自答するのを支えながらよく聴いて、家族とともに働く。また、緩和ケアのソーシャルワーカーは、リラクゼーション法を教えて症状の管理を助け、カウンセリング・心理に依頼して心理的・スピリチュアルなストレスに対処し、経済的な問題や経済的ストレスの問題解決を行い、今後のケアについての計画の話し合いと書類作成を促し、悲嘆と死別への支援を提供する（Raymer, 2006）。

ソーシャルワーカーにとってのコミュニケーションに関する難問は、交渉を促進することである

(Napier, 2003)。緩和ケアのソーシャルワーカーにとって、交渉は次の3種類の人間関係で発生する。(1) 患者と家族、(2) 患者・家族とソーシャルワーカー自身、(3) 患者・家族と緩和ケアチーム、である。典型的には、患者と家族に関わるときは、ソーシャルワーカーは、意思決定について交渉しなければならない。緩和ケアのソーシャルワーカーの業務の一つは、事前指示書の書類作成を促すことである。緩和ケアのソーシャルワーカーは、患者と家族のコミュニケーションが進むように働きかけなければならない。私たちの緩和ケアのソーシャルワーカーは、彼女が患者と家族に働きかけるアプローチ方法が緩和ケアチームの一員となることでどのように変わったか、次のように説明している。

私は、[患者さんとご家族を] 力づけて、[終末期の] 会話をこれらの人々……ご家族と話そうとしない患者さんが喜んで話すように強く勧めることを学んできました。「私が話そうとすると、娘が聴きたがらない、もしくは、妻が聴こうとしない。」[私が学んだのは] もう少し彼らを積極的に力づけ、彼ら任せにするのではなく、私がそれを促すようにすることです。単に力づけるのではなく、もう一歩踏み込んで、「さあ、座って、これから話しましょう」と言うのです。

彼女は、終末期のコミュニケーションの促進者として自分の立場をどのように築いてきたのか、話している。時間をかけて、患者と家族の実際の話し合いの司会者として働くことが必要なのだと彼女は学んだ。境界について患者や家族と交渉することは、難しいコミュニケーションの問題である。私たちの緩和ケアチームのソーシャルワーカーは、次のように語っている。

たとえば、患者さんと関わるとき、彼らのために多くのことをしすぎないように注意しなければなりません。ご存知のように、患者さんに力をつけ、彼らが自分でものごとを行うしかたを教えることがソーシャルワーカーの仕事ですが、緩和ケアやホスピスの状況では、そのバランスがとても難しくなります。というのは、患者さんは自分でできることもありますが、状況によっては介入して患者さんのために何かをしてあげる必要が出てきます。ただ初期の段階では、だからホスピスというよりも緩和ケアでの問題になりますが、患者さんがいろいろ自分でできるときには、患者さんのために多くのことをしてあげることは患者さんにとって有害だということを、私は本当に学びました。あなたがいなかったら自分の面倒が見られなくなるということになってしまうので、患者さんはコントロールの感覚を持てなくなってしまうのです。そうなったら、患者さんにとって何も良いことをしていないのです。

多くのことをしすぎているかちょうどいいのか、その境界を見つけることは難しい。病気の進行段階が変わってゆく緩和ケアの患者と関わるときは、なおさらである。

最後に、ソーシャルワーカーは、患者、家族、緩和ケアチームのあいだのコミュニケーションを調整しなくてはならない。ランダウ（Landau, 2000）は、病院のソーシャルワーカーが、緩和ケアにおける倫理的なジレンマのような葛藤を解消するうえで影響する要因について調査を行った。研究の結果、ソーシャルワーカーは自分の役割がおもに、他の病院スタッフの前で患者と家族の弁護士となることだと理解していることがわかった。興味深いことに、病棟でのソーシャルワーカーの影響力は、中心となる医療スタッフがソーシャルワーカーの役割をどのように考えているかということによって決まることをランダウは見いだした。他のチームメンバーが、ソーシャルワーカーを貴重な知識源だと見なしているときに、ソーシャルワーカーはより大きな役割を果たしていた。したがって、緩和ケアで患者や家族に提供できるサービス向上のための研修とともに、多職種チームにおけるソーシャルワーカーの役割の重要性についての意識向上のためにも、ソーシャルワーカーが研修を受け能力を磨くことは重要なのである。

看護師

常に患者に直接的なケアを提供し、家族を支えている看護師は、緩和ケアの開拓者である（Jacham et al., 2006）。今日、看護師の役割には、症状の測定、介入、アセスメント、再アセスメントが含まれている（Stanley and Zoloth-Dorfman, 2001）。緩和ケアと終末期医療の範囲では、看護師は自己判断で仕事をしており、通常、先行ケア計画、予後、「蘇生拒否」といった判断に関わっている（Stanley and Zoloth-Dorfman, 2001）。

看護師にとって優先される仕事は痛みと症状の管理であるが、看護師の役割はそれにとどまらない。緩和ケアでは、看護師の主要な働きの一つは、患者と家族との関係を作って維持することを通じて、支持的なケアを提供することである（Stratford, 2003）。患者と家族との関係を作ることによって、看護師は個別のケアの目標や望みを明らかにし、それによって患者中心のケアを提供することができる。私たちの緩和ケアの看護師は、痛みと症状の管理を超えたサービスを提供する経験を語っている。

私たちが関心を持ったケースは、非常に強い痛みのあるように見え、それでも積極的な治療をたくさん受けていた患者さんでした。そのどちらも、ご家族の望むことではありませんでした。興味深いと思ったのは、医療チームもご家族もそれを望んでいないのに、それでもご家族は患者さんの意思を尊重していたということです。患者さんが痛みに過敏になっているときに、私たちはダブルチェックして、患者さんはすべての治療をすることを望みました。そのようにして、患者さんの意思を尊重したのです。とても難しい問題です。とても考えさせられました……私たちは、実践の裏付けとなる倫理モデルに照らして、正しいことをしているのでしょうか？　私たちは患者さんに奉仕し、ご家族も患者さんに奉仕したのです。

この緩和ケア看護師は、コミュニケーションにおける多重の役割を看護師が担っていることをはっきりと示している。第一に、緩和ケア看護師は、創造的な解決方法を見つけ、患者と家族の意思決定を擁護することにより問題解決を促進する（Strarford, 2003）。何よりもまず、ケアに関する看護師の個人的な価値観や信念よりも、患者の意思が尊重される。第二に、家族がその意味を理解して見いだすのを手伝うことによって、創造的に問題解決をしている（Starford, 2003）。この場合、看護師は家族に対して、患者の望みが緩和ケアの過程では一番大切だとはっきり示すことができた。

この看護師の多面的な役割は、看護師が患者、家族、チームのメンバーと持っている関わりの性質に由来している。緩和ケア専門の臨床看護師には、いくつかの役割が含まれている。すなわち、臨床家、教育者、研究者、資源、そして変化の担い手である（Husband and Kennedy, 2006）。急性期の治療モデルとは対照的に、緩和ケアでは、患者の個別性が唯一の焦点となる。とくに、看護師、家族、患者の関係は、癒しのプロセスに不可欠な要素である（Coyle, 2001）。コイルは、緩和ケア看護師の役割には、医師、患者、家族のストレスを見極めること、介入すること、話を上手に聴くこと、スピリチュアリティについて話すことを通じて癒やすこと、痛みと症状の管理についての知識を持っていることが含まれると見積っている。厄介なことに、緩和ケア看護師の理論的な役割は、他の緩和ケアチームのメンバーすべての能力と専門性にまで広がっている。

緩和ケア看護師の包括的な役割ゆえに、彼らは次のようなストレスを経験する。過重な役割（ナースコールに応じ、患者のところに行くこと、頻繁な危機といったプレッシャー）、役割の葛藤（ケアのしかたと判断に関するチームのメンバーとの不一致、コントロールできず力がないこと）、役割の緊張（準備が不十分だという感情）。さらに、職務上の環境ストレスと患者と家族からのストレスとして、依頼時期の適切性、チームのコミュニケーション問題、常に亡くなりつつある患者と接すること、ストレスの高い意思決定などがある（Vachon, 2001）。

これらのストレスは、患者の擁護という悩ましい役割と混ざりあっている。看護師は、診断、予後、治療情報を患者と家族と共有するために呼ばれる。その理由は、おもには看護師が他のチームメンバーよりも自由に呼びやすいからである（Stanley and Zoloth-Dorfman, 2001）。しかしながら、患者の擁護は、看護師、医療従事者、患者、家族のあいだで共有されなければならないし、他の3つの立場への一次情報源としての役割は、看護師にコミュニケーションの共有と協働的なチームのコミュニケーションを促進するという重荷をもたらしてしまう（Wittenberg-Lyles and Paker Oliver, 2007; Vachon, 2001）。次の節では、これらのダイナミクスを詳しく見て、多職種チームの中で発生するコミュニケーションの難問を明らかにしてゆこう。

コミュニケーションの難問

チームのコミュニケーションの重要性は、医療領域の文献や研究でよく立証され、強調されてきた（Penson et al., 2006）。効果的な多職種ケアチームは、コストを節約し、患者の結果をよくして、チームのメンバーの一人ひとりの仕事への満足度と達成を高める（Hall and Weaver, 2001）。多職種の仕事の仕方によって、3タイプのチーム環境が発生する。オーピー（Opie, 1997）の主張によると、チームのメンバーと多職種の協働が、チームの発達に強い影響を与え、それによってチームのメンバーが作り出す環境は決まってくる。つまり、チームのタイプは連続的に変化する。多職種チームとして始まったばかりの初期のチーム環境は、協調して働くためにさまざまなメンバーがそれぞれ平行して働くという特徴がある。多職種チームは、共同作業でありながら別の方向性で働くメンバーによって構成されている。最終的には、多職種チームは専門性を超えたチームに発展する。そこでは、同じ言葉が使われ、専門的なジャーゴンや用語は存在しない。人と人の協働が中心となって、そのような高度なチームの発達がもたらされる。次の節では、多職種の緩和ケアチームが直面するコミュニケーションの難問に照明を当てよう。それは、構造、チームワークを妨げるもの、紹介、患者との関係形成、自己ケアの維持である。

構　造

患者の治療の調整責任を最初に持つのはプライマリーケア医であり、緩和ケアへのゲートキーパーとして働く（Morrison and Miere, 2004）。緩和ケアを提供する上での大きな障壁の一つは、たとえば手術ユニットのように、患者がケアを受ける設定が異なる場合である。手術ユニットは、手術の直後に痛み止めを処方するが、それに続く回復期には適切な処方計画を提供し損ねてしまうことで知られている。しばしば、術後あるいは一晩で突然痛み止めが切れてしまい、多くの患者が痛みの中におかれてしまう。緩和ケアのサービスは、病気のコントロールから症状のコントロールに至るまで幅広いが、多くの患者は症状のコントロールをする緩和ケアサービスを受けずに、直接ホスピスに入ってしまう。終末期のケアを導入するのが遅れてしまうのは、おもにプライマリーケア医が誤った状況認識を持っている結果である（緩和ケアにおける医師の役割については、4章の長い議論を参照のこと）。この問題は、専門的な医療を地理的に受けにくい、または利用できないコミュニティにおける治療に加えられた社会経済的な圧力とも関連している（Hall and Weaver, 2001）。

一般に、プライマリーケア医は、患者の治療の確率判断、つまり患者が死亡する見込みの判断に深く関わっている。医師は生物医学的な治療モデルで教育されるので、問題の統合にあたって不一致を経験しやすい。つまり、期待する結果（治癒）と起こるだろうこと（死）のあいだにずれがある。コミュニケーションの難問が医師、患者、家族のあいだで発生し、不快なコミュニケーション環境を作り出す。このような事態の不確実性をなんとかしようとする多くの医師にとって、緩和ケアの紹介がその答えとなる。緩和ケアチームに紹介することによって、医師はコミュニケーションの事態から完全にまぬがれて、この不確実性を扱うことができるようになる。

その結果として、紹介過程の構造は、緩和ケアを多くの病院医師やその他のサービスにとっての「ごみ捨て場」としてきた。緩和ケアチームにとって、まだ自分が終末期だとは何も告げられていない患者を紹介されることがまれではない。緩和ケアチームは、悪い知らせを告げて終末期のケアプランを開始することを短い時間枠の中でしなければならない。

全体として、協力しなければならない3種類の医師がいる。プライマリーケア医、内科医もしくは家庭医または老人病専門医、そして多職種ケアチームの緩和ケア医である。緩和ケアチームは患者の受ける治療の判断をするが、その判断においてはＱＯＬが強調される。緩和ケアチームとプライマリーケア医では、見込みの方向づけが異なっているので、患者と家族に混乱した情報が伝わる可能性がある。一致した見込みの方向づけをするために、プライマリーケア医と終末期の治療チームのあいだで意思疎通をはかるための公式のシステムが求められている（Morrison and Meier, 2004）。

緩和ケアチームは、良い死に向けて協調した取り組みを提供できるが、この目標を設定することにおいては無力である。第一に、彼らのサービスへの紹介やその時期をコントロールすることはできない。第二に、あまりにも多くの医師と協力しなければならないので、コントロールをすることは困難である。第三に、コントロールの利かなさは多職種チームの仕事自体からも派生する。効果的な緩和ケアのサービスを提供するためには、多職種チームメンバー間の協力が避けられない。

チームワークを妨げるもの

緩和ケアを支える基盤として重要な要素は、毎日、毎週のミーティングであり、日課スケジュールであり、それらが多職種の協働と全人的《ホリスティック》なケアのプランの効果的な実現を促す（Meier and Beresford, 2005）。多職種チームミーティングは、各患者のための多職種によるケアプランを作成するために発達してきた。多職種チームミーティングのあいだ、チームは1つのサービス計画を立て、その計画についてすべてのチームメンバーが責任を共有し、その計画の中の自分の役割を果たす（Sabur, 2003b）。過去の研究によると、このアプローチのもとで患者はより包括的なケアを受け、それゆえ全体としての医療コストは少なくなる（Dyeson, 2005）。また、チームの機能がよいと、医療サービスは少なくてすみ、医師の病室訪問は少なくなり、患者の満足度は高くなる、ということもまた実証されている（Reese and Raymer, 2004）。

多職種チームミーティングではオープンな話し合いができるので、すべてのチームメンバーが患者の状態、つまり患者の移送、死、看護師の呼び出し、新規入院、すぐに注意しなければならない問題などについてよく知るようになる（Williams, 1997）。ホスピスの多職種チームに関する研究によると、よく機能しているチームは目標をはっきりと理解し、対人関係の雰囲気が良く、そのために信頼と技術的・情緒的な支援を提供することができる。また探索的な研究から、よく機能しているチームは自分の失敗から学ぶこともできる、ということも示されている（Connor et al, 2002）。さらに重要なことに、仕事への満足度はチームの機能と有意な正の相関があることがわかっている。競合する役割が少ないと答えるメンバーほど、そしてチームの機能が上がってきていると答えたメンバーほど、仕事への満足度も高いと報告されている（DeLoach, 2003）。

しかしながら、すべての多職種ケアチームがメンバーの協働によって高い機能を達成しているとは言いがたい（Connor et al, 2002）。多職種チームミーティングでよくある問題は、人間関係の葛藤と「なわばり意識」である。そこでは、チームのメンバーは自分の領域と自らの専門性に基づいた役割について、防衛的になる（Larson, 2003）。多職種チームミーティングでの情報共有の実態に関する予備的な研究によると、チームメンバー間の緊張関係は生物医学的な情報の共有が第一に重視されることにより発生する。その結果として、患者に関する心理的な情報は二次的な情報と見なされてしまい、ホスピスケアの多職種で共有される目標が崩されてしまう（Wittengerg–Lyles, 2005）。全体として、効果的でない多職種チームミーティングでは、不全感を残すメンバーが生まれてしまうこともある。つまり、自分は他のチームメンバーより重要ではなく、多職種チームのケアにおいて下級の役割しか果たしていないと感じてしまう（Sabur, 2003a）。

多職種ケアチームで働くことへの態度に関する予備的な研究によると、その態度には職種間での違いがあることがわかった。とくに、医師の役割についての認識にはずれがあり、研修医の73パーセントが、チームの主要な目的は医師を補助することだと考えているのに対し、ソーシャルワークや看護の学生では

44〜47パーセントがそのように考えているにすぎない（Leipzig et al., 2002）。また同じ研究によると、研修医が多職種チームの業務を肯定的に受け止めることはほとんどない。多職種チーム業務に関する認識の違いは、部分的には、それぞれの職種の背景が異なることによる。職種の背景は、さまざまな医療職に内在する態度と文化の伝統として定義できる職種独特の精神が生み出している（Reuben et al., 2004）。たとえば、ソーシャルワークや看護といった医療職は、その職種特有の職務を果たすために、他のチームメンバー、おもには医師と協働する必要がある。それに対して、医師の領域では、職種の独立性に関する歴史的な文脈がある（Reuben et al., 2004）。職種の精神に影響しているそれ以外の要因は、法的な要求事項、訓練のレベル、医療システムの中でのヒエラルキーである（Reuben et al., 2004）。

多職種のケアモデルを必要とする患者のニーズは増加しているのであるから、医療職の養成では、チームのコミュニケーションスキルの開発と多職種の訓練が中心となってくるだろう。しかしながら、多くの医学生は、高齢者医療や緩和ケアといった特定の多職種プログラムに入らない限り、多職種の訓練を受けることはない（de Haes and Teunissen, 2005; Howe and Sherman, 2006）。そのようなプログラムにおける今日の多職種訓練への教育的アプローチは、講話と臨床からなる教育構造によって進められている（Howe and Sherman, 2006）。たとえば、チームに基づく高齢者医療と緩和ケアにおいては、学生は、セミナーやチームワークの授業に参加しながら、他のチームメンバーがすることを学ぶよう期待されている（de Haes and Teunissen, 2005）。全体として、医療関係の文献には、多職種ケアのモデルが奨励されており、それを実現するために適切なカリキュラムが必要だという共通認識はある。そのカリキュラムでは、チーム構成のスキル、役割の曖昧化、グループのコミュニケーション、葛藤解決のスキル、多職種チームに集まった多様な職種についての教育などが扱われなければならない（Hall and Weaver, 2001）。

チーム内で行われる紹介

終末期の病気を抱えての生活経験は、恒常的なものではない。その結果として、コミュニケーションも流動的で柔軟なものであり、患者と家族が直面している生と死の弁証法においては、患者と家族の変化するニーズに対応するために、緩和ケアチームは柔軟でなければならない。すべての緩和ケアチームメンバーは、そのチームの他の職種に対して患者と家族を擁護する責任を持っている。多職種のケアモデルは、チームのメンバーが柔軟になるための枠組みを提供するので、チームメンバーは必要に応じて自分の専門性を離れた役割を当然のこととしてとることができる。たとえば、看護師がスピリチュアルなケアにあたるとき、またチャプレンが死んでしまいたいという気持ちについて患者と話すときに、そのような役割の曖昧化が生じる。

役割の曖昧化は、とくに、家族ミーティングでオープンな会話をして、患者、家族、緩和ケアチームのあいだで終末期のケアについて意思決定をしようとするときにはっきりとする。このようなミーティングでは、チームメンバーが多重の役割を担うことはよくあることだ。私たちの緩和ケア看護師は、このことを次のように語っている。

私たちの全体的な目標は、ご家族を尊重しながら患者さんにとって最も良い結果を求めて、ご家族と患者さんに付き添うことです。私たちの役割は、基本的にはご家族に知識と選択肢を提供することから始まって、「大丈夫です。あなたはできる限りのことをしました」と言ってご家族を慰めることです。人間だからそれでいいんだと教えてあげて……最初に入って行ったとき、「さあ、ここに選択肢がありますが、お手伝いいたします」と言い、そして不意に、ご家族のケアに切り替わります。それが典型的なことです。家族ミーティングではご家族をケアし続けているのですが、その焦点は変化してゆくと思っています。

この看護師は、自分の役割の流動性――情報の提供者から慰め役まで――をこのように説明している。それは彼らの専門性の外側のことではあるが、チームのメンバーはこのような会話に関わることができるような柔軟性を備えている。

この全人的《ホリスティック》なケアのアプローチは、一見して有益であるが、職種に固有の役割が曖昧になることによって、そのような会話に関わる際に必要な専門性を損ない、とくに緩和ケアで複数の役割を担いがちな看護師に役割の緊張をもたらす。たとえば、多職種チームに固有の難問として、患者の信仰についての判断の責任者を決定するということがある。フォードとタルタリア（Ford and Tartaglia, 2006）は、患者のスピリチュアルなアセスメントもまた、患者のスピリチュアリティがさらに介入を必要としているか決定するためには関わってくると見ている。とくに多忙な病院では、緩和ケア医が患者のスピリチュアルなアセスメントを行い、チャプレンにその患者のところに行くよう依頼するであろう。この意味で、医師がスピリチュアルなケアのゲートキーパーになっているが、医師はスピリチュアルなアセスメントについて何の訓練も受けていない。このように、スピリチュアルなアセスメントは二重の意味を持つ。患者の信仰を判断することと患者のスピリチュアリティへのさらなる介入が必要かどうかを選別することである。同じように、心理的支援と心理的介入のあいだの境界は、緩和ケア心理士の依頼が適切かどうかを決める医師に委ねられている（Payne and Haines, 2002）。このように、チームの葛藤が患者に関するアセスメントと介入に関して発生することもある。

患者との関係構築

緩和ケアチームにとって、人間関係の構築は基本である。なぜなら、彼らは、とくに入院のあいだ患者に接近する3種類の医療職の一つだからである。患者との関係をすみやかに構築する能力は、緩和ケアチームに与えられたコミュニケーションの挑戦となる。緩和ケアチームは、プライマリーケア医と専門医と競っているのであり、これらの医師は、この時点までかなり長い時間を患者と過ごしているのだ。皮肉なことに、チームはしばしば、悪い知らせを伝え、同時に事前指示書について話し合うという文脈の中で、患者の信頼を得ようとするという難題に直面する。

さらに、それぞれの多職種固有のサービスについて、必要ならばアセスメントと介入も含めて、患者に適切なケアを効果的に提供するためには、患者との人間関係を構築する時間が必要である。患者との人間関係を構築することは、チームメンバーのどの職種でも必要な要素である。たとえば、チャプレンは患者との人間関係を築くことなしにスピリチュアルな痛みに触れることはできないし、心理士は適切な介入として治療関係を開始しなければならない。また、ソーシャルワーカーと看護師は、患者中心のケアを提供するために患者と家族を知らなければならない。

患者についての情報のバランスをとれるようになることは、関係構築の過程において必要なコミュニケーション・スキルである。チームメンバーは、関係を「強制しないように」、事前指示書や死と死にゆくことについての相談を強制しないように、そして、スピリチュアルな痛み、心理的な痛み、情緒的な痛みについて探求することを強制しないように、努めなければならない。私たちの緩和ケア心理士は、この複雑なコミュニケーションのダイナミクスを次のようにまとめている。

> 考えて処理しておきたい問題がたくさんある人々もいれば、そうでない人々もいます。彼らは人生でそんなことを見つめたくはないし、今したいとも思っていません……彼らはすでにたくさんのことを抱えており、彼らのエネルギーの水準では、ものごとをオープンにしてそれについて考えようとすることは、ますます彼らからエネルギーを奪ってしまうだけにすぎないのです。何をどのように扱いたいか、彼らが選ぶままにさせておくのではなく、扱おうとすることの量のバランスをとるようにしないとなりません。

患者と家族との関係を維持することによって、緩和ケアチームは患者中心ケアに手が届くようになる。私たちの緩和ケア看護師は、家族との信頼関係が構築できたときのことを次のように回想している。

看護師：ＩＣＵで何もかも維持していた患者さんのケースです。私たちはご家族に会いました。ご家族は、患者さんが何を望んでいたか話していました。彼らは自分たちがしてしまったことをわかっていました。そして［中断］

インタビュアー：延命はどちらですか？

看護師：はい。はい。それは患者さんがまったく望んでいないことでした。ですが、ご家族はわかっていてそれをしました。彼らはしてしまったこと、それを患者さんはいかに望んでいなかったかをわかっており、「やっぱり」っていう思いをご存知でしょう？　ご家族はその「やっぱり」って思ってらしたんです。

インタビュアー：ご家族のミーティングで？

看護師：家族ミーティングで。それからあなたの役割（指をパチンと鳴らして）あなたの役割はその瞬間に変わります。

インタビュアー：どんなふうに

看護師：あなたが伝えているような。私たちの全体的な目標は、ご家族を尊重しながら患者さんにとって最も良い結果を求めて、ご家族と患者さんに付き添うことです。私たちの役割は、基本的にはご家族に知識と選択肢を提供することから始まって、「大丈夫です。あなたはできる限りのことをしました」と言ってご家族を慰めることとです。人間だからそれでいいんだと教えてあげて……最初に入って行ったとき、「さあ、ここに選択肢がありますが、お手伝いいたします」と言い、そして不意に、ご家族のケアに切り替わります。それが典型的なことです。家族ミーティングではご家族をケアし続けているのですが、その焦点は変化してゆくと思っています。

チームが家族をケアする力は、家族がチームのことを信頼しているという事実に基づいている。つまり、関係が患者の家族とチームのあいだに築かれてきたのであり、それによって、愛する患者のケアと家族がなすべきことに関してチームが言わなければならないことに、家族は耳を傾けることができる。

家族ミーティングは緩和ケアチームが患者と家族との関係を作り出そうとして試みることの一例である。緩和ケアチームは、患者の家族とチームの関係作りを促進するために他の方法も使う。まず、チームのメンバーは患者との最初の相談に同伴する。このやり方で、多職種チームのすべてのメンバーが患者と家族に一度に紹介される。これによって、患者と家族はチームのメンバーに出会い、さらに重要なことに、これによって患者も家族も、すでにチームのメンバーのことを知っていて、そしてチームのメンバーが患者のことについて知っていることを知っているので、チームの個々のメンバーが患者の病室を訪問しやすくなる。入院中は多くの医療者が患者と家族に会いに来るので、このことによってチームのメンバーはすでに入り口となるところに立っており、自分の役割を説明したり、患者に関する質問を再来室した際にしなくてもよいという点で意味がある。このことは、病室の訪問が悪い知らせを伝えるということに関わるときは、とくに重要である。

第二に、チームは患者に接触するために家族や介護者に協力してもらうこともある。たとえば、チャプレンは、病室に立ち寄って患者のためにお祈りをしてよいか、患者の配偶者に尋ねる。家族／介護者との関係を作ることによって、多職種チームのメンバーはしばしば患者と会うことができる。第三に、患者についての心理社会的な情報を共有することによって、チームのメンバーは患者についての知識を明確にし、会話のための共通の基盤を見いだす。私たちの緩和ケアチームの観察を通じて明らかになったことによると、患者についての個人的な情報を共有することは、それが家族との会話の中から得られたものでもカルテから得られたものであっても、患者の印象に残り、関係作りの始まりをもたらしてくれる。

自己ケアの維持

緩和ケアチームが直面する特有のコミュニケーションの難題として、自己ケアの維持がある。私たちの緩和ケアチームのソーシャルワーカーは、終末期に関わる仕事の難しさを次のように表現している。

ただ悲劇の連続に慣れることを学ぶんです。こんな恐ろしいことがすべて一日中続くんです。これに慣れるのが一番難しいところの一つです。私の世界にそれを組み込もうと試みて、そして、すべてが正常な自宅に帰ることができること ……それは難しいことです。

長時間働くことになりがちなのは、この仕事に本来的である。それに加えて、チームのメンバーは多くの患者と家族とともに展開する健康クライシスの役者になる。私たちのソーシャルワーカーは、以下のように続けている。

患者さんが望むことがわからないときはとてもつらいです。それが本当に私にとってつらいことです。「わからない。わからない。私がしてあげたいことならわかる。でも彼が望んでいたことが知りたい」とご家族が苦しんでいるときは、つらいものです。

その結果、多くのチームメンバーは関わりの始めと終わりを探して葛藤する。ソーシャルワーカーは、この葛藤を次のように説明している。

立ち去りがたくなるんです。立ち去ることだけなのに、とても難しい。私は、その日の終わりに、まだしていないことがあるとき、明日まで待てない、患者さんは明日には死んでしまうのだから。そして、一番つらいのは、自分が私生活を守らなければならないということに気づくときです。でも、この患者さんは今亡くなりつつある。明日はここにいないだろう。私は何か言いたかったことがある。だから、本当に立ち去らなければならないときは……つらいのです。

チームメンバーが自己ケアをする上で助けになるものが、緩和ケアの環境には2つある。第一は、亡くなりつつある患者は生きることに貢献するものをたくさん持っているということに気づいたときに、自己ケアの奨励が始まるということである。だから、緩和ケアは、チームメンバーが患者からそれを受け取る方法を学ばなければならないという点で、技術的なものになる。私たちの緩和ケア・ソーシャルワーカーは、これを、しなやかな過程と表現している。「悪いところに行って良いところに行けるようにする、それが仕事の誇りです。」

本質的に、チームメンバーは、病院やそれ以外の事態の中で、非常に複雑な患者と家族の状況をケアすることへの、圧倒的な感情という難問に直面する。チームメンバーが他のメンバーとつらい経験を共有し、ストレスに対処する方法について話し合うことは大切である。自己ケアのセッションが、チーム自体の健康と幸福を促進するために導入されなければならない。チームの重要メンバーの一人であるチャプレンは、しばしばチーム自体の自己ケアを支えることを求められる。

第二に、孤独につらさを耐えなければならない他の病院の医療チームと異なり、緩和ケアチームは患者と家族を支えるのと同時にお互いに支えあう。チームのメンバーは他のメンバーからエネルギーをもらうことができ、集団での協働が生まれる。デブリーフィングのためのチームミーティングは、感情を吐き出し、協働の力を強める場ともなる（Wittenberg-Lyles and Parker Oliver, 2007）。それに加えて、チャプレンと心理士は、チームメンバーの自己ケアとストレス対処を助けてくれる。

まとめると、多職種緩和ケアチームの各メンバーには時間が必要である。患者に確実にケアを提供するために人間関係を作るための時間である。残念ながら、患者は一人ひとりすべての多職種チームメンバーと時間をともにする（支えられる）ことはない。時間は紹介の段階でのゲートキープのために、そして病気の進行のために失われてしまう。時間は、チームメンバーの役割に関する社会的に構成された障壁のために失われる。その障壁のために、患者はサービスを受けるのを妨げられるのだ。幸い、コミュニケーションの難題にもかかわらず、緩和ケアチームの多職種という性質は、少なくともチームの一人のメンバーによって、4つのレベル（身体的、スピリチュアル、情緒的、心理的）のすべてにおいて患者一人ひとりが支えられ、一人ひとりの患者が擁護され、一人ひとりの患者の痛みが配慮されることを保証している。

7 著者たちの声

私たちは、本書を通じて緩和ケアのコミュニケーションへの社会構成主義、すなわちナラティヴ・アプローチの立場に立ってきた。その理由は、その声が他の誰の声よりも優先されるべき患者は、「患者自身の健康と病気の意味の能動的解釈者であり、管理者であり、創造者であると信じるからである」(Vanderford et al., 1997, p.14)。また、緩和ケアを提供し、実践する関係者——医師、家族、多職種緩和ケアチーム——のすべての声が、緩和ケアのコミュニケーションの複雑さと難問を理解するためには最重要であるということを見いだしてきた。それゆえ、本書は緩和ケアの提供に固有の多面的な視点を描き出そうと試みたのである。

本書を締めくくるにあたって、「知見のまとめ」と「今後の研究への提言」(または「最良の実践のために」)といった一般的な終わり方ではなく、著者の声というかたちで、私たち自身のナラティヴで締めくくるのが良いだろうと考えた。それによって読者は、緩和ケアの教育や実践の進歩に揺るぎなく取り組んでいる私たち4人が経験している動機や情熱を垣間見ることができるだろう。患者や自分の愛する人の死に際しての私たち共通の経験は、本書の執筆に伴って、さらに深い考えにつながっていった。その過程は、私たち合衆国に住む多くの人々の死の迎え方についての苦悩を明確にして、緩和ケアにおいてその苦悩を解毒することへの望みを形作るために役立った。以下の著者のストーリーは、非常に個人的なものである。読者には、私たちの自己エスノグラフィーの旅の証人になってもらえれば幸いである。

サンドラ・レイガン

「緩和ケア」という言葉を私が最初に耳にしたのは、2001年の初めの頃でした。ジャーナリストのビル・モイヤースが司会する「私たち自身のこと――モイヤースの死について」というテレビのドキュメンタリーで、ダイアン・マイヤー医師がその言葉を口にしたのでした。このPBSテレビの番組は、死と死にゆくことについて扱った4回シリーズの番組で、私は深く感銘を受けました。その理由の一つは、私が大学生と大学院生に医療コミュニケーションを教えており、私の学生たちにこの番組の一部を見せるのは意味があると思ったからでした。コミュニケーションに関する私たちの研究もテキストも、この領域に関してはそれほど詳しく取り組んでいなかったのです。しかしながら、私は当時、「良い死」の迎え方に関する議論については何であれ敏感でした。私は、長患いをしており、また大切な2人の人を亡くしたばかりだったのです。その一人は、ロバート・ホッパーで、私のテキサス大学での博士号の助言者で、メンター、そして友人でした。彼は、1998年12月に結腸がんで亡くなりました。もう一人は、私の父親のアレックス・レイガンです。父は、翌年の1999年10月に前立腺がんで亡くなりました。それから当時もっと気になっていたのは、私の姉が進行した転移性肺がんのために体調を崩していたことでした。シェリーは、1995年4月に診断を受け、その同じ月に私も非ホジキンリンパ腫という診断を受けました。私と違い、シェリーのがんは一度に1年以上も緩解状態にあることはありませんでした。彼女は「勇敢」なんてラベルは好きじゃないと何度も不満を言いましたが、がんばってがんを患いながら、なんとか暮らして6年が経っていました。

2001年の春に、私はビル・モイヤースのドキュメンタリーを見ました。そして、その、「新しいタイプのケア」——緩和ケア——を扱った部分を私の学部生のための医療コミュニケーションの授業に取り入れました。皮肉なことになりましたが、死と死にゆくことについてのセクションを3月の春休み前の週に教えたばかりでした。それから、春休みの週をメリーランドのベテスダにいる私の姉のところで過ごしました。姉のがんは脳にまで広がっており、運転をすることもできなくなっていました。その週の私の仕事は、彼女のために運転手を探して雇うのを手伝うことでした。彼女は、電気通信関係会社の上級副社長を退職したばかりでしたが、複数の電気通信関係の会社設立に関して相談を受けていました。そして、彼女は、その相談を続けることも移動することも諦めようとはしませんでした。私は、春休みの最後の日曜日までシェリーのところで過ごし、その後オクラホマの自宅に戻りました。次の週の水曜日に、彼女は昏睡状態に陥りました。そして、3月31日の土曜日に亡くなりました。

私が最初に緩和ケアについて書いた文章は、自分の愛する人、とくに姉の死についての気持ちを整理する必要性に触発されたものです。コミュニケーションと老年学についての学会が、リサ・スパークス博士のコーディネートによりジョージ・メイソン大学で開催され、それに続くスパークス博士を編集者に迎えての特集号『ヘルス・コミュニケーション』誌刊行が契機となり、私は（オクラホマ大学の大学院生、イレーヌ・ウィッテンバーグ、トム・ホールとともに）緩和医療の医学文献を批判的に検討するようになりました。私は、緩和医療には医療への生物心理社会的アプローチ（それは医療コミュニケーション領域では誰もが主張していることです）の実践が最適だと思いますが、私が緩和医療に関して読んだ大半の文献では、患者のケアについて医学的、生理学的な側面しか取り上げられていないという奇妙さに衝撃を受けました。痛みの管理と症状のコントロールの研究が中心だったのです。

続いて医療コミュニケーションに関する論文集の緩和ケアの文献を読んでいって、私は次のことを確信しました。（1）医療コミュニケーションの研究では死と死にゆくことが適切に扱われていない、（2）コミュニケーションは緩和ケアの実践において中心的な問題であるが、それに関わるすべての人々、医療者、患者、家族、その他の愛する人々はたくさんの難題を経験する。ジョイ・ゴールドスミスは私の多職種OU（組織単位）のドクター学生であり演劇「ウィットト」も監督しましたが、彼女と一緒に1つの章を執筆して、私は、緩和ケアに関する医学文献をコミュニケーションの観点から扱った本が書かれなければならない、と確信しました。一方、もう一人の以前のドクター学生であるイレーヌ・ウィッテンバーグは、ホスピスケアにおけるコミュニケーションに関して学位論文を執筆しました。彼女は、現在、老人医療と緩和ケアの資格を持つサンドラ・サンチェス-ライリー博士の共同研究者です。私はサンチェス-ライリー博士がマウント・サイナイ病院でダイアン・マイアー医師による緩和ケアプログラムの同僚だったことを知り、興奮しました。そしてもっとわくわくしたことに、イレーヌとジョイと私と一緒に本書を執筆することを引き受けてくれたのです。

残念ながら、私の父も姉も本書を通じて描かれた緩和ケアの恩恵を受けることはできませんでした。2人とも、誰かが私にはっきりと今亡くなりつつあると言ってくれる前に、半昏睡状態になっていました。私の父の場合、アトランタのエモリー大学病院で骨転移した前立腺がんの治療を受けていました。父は亡くなる数週間前、手術を受けました。その手術が完全に緩和的なものであることを外科医も腫瘍内科医も知っていたはずですが、そのことを教えてもらった家族はいませんでした。私の知っている範囲では、父自身もまた、知りませんでした。むしろ、父は、良くなってプエルトリコの自宅に帰ることができると思っていました。私たちの話題の中心は、父が自分の食事を自分で作りたいということ、そうすれば、母がよそってくれる大量の食事よりも食事がおいしく感じるだろう、といったことでした。父は、高額な病室に入院していましたが、チャプレンや心理士、ソーシャルワーカーなどのサービスを受けることはありませんでした。父は、文字通り賄いシェフに付き添われていました。(でも、父が、雇った介護士と野球ファンの仲間とともに、アトランタブレーブズの試合のテレビ中継を見ることができたことが、せめてもの慰めです。)

私の姉は、痛ましいことに、1999年の秋には自分自身ががんで死んでしまうだろうと気づいていたに違いありませんでした。その姉は、父との会話の中で父が自分の死について話すことができるように気を配った唯一の人だったのです。医療者でもそれ以外でも、そういうことをしたのは彼女だけでした。私たち家族は父にどの程度の痛み止めを投与するか、そして先生が一番父のためになるのだと勧めてくれるように、インシュリンやそれ以外の薬をやめるべきかどうかということで葛藤していました。そして、3

人の子どもは、父が痛みを止めるために必要なだけモルヒネを投与すること、そしてそれ以外の延命のための薬物は止めるべきだということで一致しましたが、母は納得しませんでした。父がモルヒネの効果の中でかろうじて意識のはっきりしているとき、姉は父に尋ねたのです。「楽しい人生だったよね？」、「やりたいことはほとんどやれた？」と。父は、私たち皆がよく知っている表情で、いぶかしげに片方の眉毛をあげて応えました。これが、私が覚えている限り唯一の、父の死について父が認めていることが伝えられたやりとりです。

２００３年、私は以下のような文章を姉の死に際して書きました（Ragan et al., p.220）。

私の姉シェリー、才能溢れる電気通信関係会社の上級副社長、は、私の知る限り緩和ケア（ＰＣ）という言葉を聞いたことはなかったはずです。彼女は、生命の終末に至るまで、病気を治すためと同時に緩和のためとされる化学療法を受けていました。それと同時に、痛み、不安、抑うつをコントロールするために薬を飲んでいました。７ヵ月前に放射線で治療した脳のがんがそこにまた現れて、再び放射線で治療することができなくなったとき、彼女は、病院では死にたくない、と彼女のパートナーに強く訴えました。そしてまた、緊急救命室の先生が脳の腫れと出血を取り除くために勧めてくれた脳の手術も受け入れませんでした。栄養管や輸液やそのようなものにつながれたままで生かされ続けたくはなかったのです。シェリーは、自分の家で、酸素と導尿カテーテル、モルヒネとアチバンの吸入以外の医療的な介入は受けずに、安らかに亡くなりました。彼女の家族と愛する人たちは彼女を囲み、最後の夜の間中、彼女は娘と彼女の愛したコッカースパニエルに抱かれました。２人のアフリカ系のホスピス看護師が、死に際して、シェリーと友人や家族の両方に優れたケアと癒やしを提供してくれました。それでも、私は今でも姉が望んでいたはずの緩和ケアのすべてを提供しなかったことを悔やんでいます。

2003年の私の嘆きは、今では、シェリー、父、それから多くの医師たちと、避けられない死について話そうと試みなかったということの、深い悲しみに変わっています（姉の腫瘍内科医は、姉が亡くなるたった1週間前に診察室で、長年のあいだ彼女がさらなる化学療法に反応して——一時的にだったわけですが——打ち勝ってきたことを認めて「私の生還した子ども」と言ったのです。シェリーが死んだ朝に私がこの腫瘍内科医に電話したとき、この素晴らしい先生はショックを受けて悲嘆にくれると思いましたが、彼女は私にほとんど何も言いませんでした。）私は、父や姉がまさに死のうとしているということに気づいたとき、ホスピスに連絡してほしいと言おうとすることもしませんでした。シェリーがホスピス看護師の恩恵を受けることができたのは昏睡状態に陥ってからだけでした。父も姉も、亡くなるときに身体的な痛みは抑制されていたと思います。でも、彼らの情緒的、社会的、スピリチュアルな痛みをわかろうと思いわずらった人はいませんでした。

サンチェス-ライリー博士とそのチームの緩和ケアの聖職——私は聖職と思います——を目撃してから、亡くなりゆく大切な人に「慰めのコミュニケーション」を導入して、去りゆくことについて人々が考えることや感じることをともに探してゆくための情緒的なスペースと思いやりを提供することは、家族や親しい友人として私に課された義務だと今では信じています。本書を通じて、医療者やコミュニケーションの専門家、そして普通の人々がともに、どのように死にゆく人に寄り添って歩むのが良いのかということについて、自分の感じ方や信念を問い直すことになることを期待します。

サンドラ・サンチェスｰライリー

多くの事例の中の一例

私たちがその会話をしているとき、彼の涙が突然溢れ出しました。もう彼の目を見ることができませんでした。彼の目はとても霞んでいました。私は沈黙を聴きました。沈黙は、とても騒がしいものでした。チームのメンバーは息をするのもやっとでした。そのうち何人かは、涙をこらえきれず、また他のメンバーは泣いてしまったことを恥じていました。研修生の一人が沈黙を守りきれず、サエンス氏を慰めようとしました。サエンス氏はもう聴いていませんでした。「末期がん」という言葉が、平原の火災のように内側で燃え盛りました……それはとてもひどく、ちょっとのあいだ耐えがたい背中の痛みさえ忘れてしまったようでした。

サエンス氏は2週間前に49歳になりました。今では、108歳のような感じだと彼は言いました。彼はとても活発な人でした。愛すべき夫で、責任のある父親で孫もいました。若い頃、静脈注射のドラッグをしたことがあり、かなりの飲酒もしていました。しばらく後、サエンス氏はリハビリに行きました。そして、そこで妻と恋に落ち、生活も改善しました。サエンス氏は、建設労働者になり、花嫁のための夢の家を造りました。2人はダンスを楽しみ、旅行もして、ペットも飼いました。子どもたちが生まれ、そんな生活が続きました。

しかしながら、それほど前のことではないのですが、サエンス氏は集団検診のときにB型とC型の肝炎だという診断を医師から聴きました。サエンス氏のその話を聞いて家族は一時的に打ちのめされましたが、愛情のある寛大な人々だったので、家族が協力して、この習慣病をコントロールするための治療法を探して、サエンス氏を支えました。ところが、サエンス氏は体重が減り続け、黄疸で顔の皮膚の色が変わり、食欲がほとんどなくなってしまい、背中の下部の痛みが強まってきました。さらに医師に診察を求めましたが、その知らせは「がん」の言葉だったのです。私に何ができたでしょう。彼らのわかる言葉で真実を伝え、楽になるという希望をもたらしてQOLを上げ、私たちのチームのサポートを提供し、彼らのために密かに祈ることもでき、彼らの介護者をもっと楽にするために教育することもでき、苦しみから救うこともできます。それはとてもよさげで、生産的なように見えますが、残念ながら患者の予後を変えることはできません。そして、それこそが患者の望むことなのです。緩和ケア、患者と家族を苦しみから解放し、楽にするための技術は、そのようなものです。

私はどうやってここに来たか

さて、私の関心は、常に高齢者に向いていました。私の母方の祖母は、私の成長に最も影響を与えた人です。祖母は、子育ての時期にとても苦労をした強い人です。彼女は、私にありったけの知恵と祈りと優しさをくれました。祖母が私の腕の中で目を開いたまま亡くなったとき、私は11歳でした。そのときから、私は「みんなを治してあげたい」と思うようになりました。私は、医学部に行けば人を死から救えると思っていました。でも、その後すぐに、そのときの私の考えが誤りだったと気づきました。私は、慢性病、とくに高齢者の習慣病の治療を学ぶ中で、自分が力を発揮できることを学びました。内科の研修医時代、病気を「コントロール」することを学ぶことができました。これによって、お年寄りを助けたいという私の望みに近づくことができました。でも、私がしていることは十分ではないと感じていました。

ある夜、私は「夜のフロート」ローテーションをしているとき、一人の年老いた紳士が、ICUのベッドで人工呼吸器を喉につけている奥さんを抱きしめているのを見かけました。彼は彼女のためにロシア語で歌っていました。彼は彼女のために家のことや昔の思い出を語っていたのでしょう。私がその病棟の他の患者を診ているあいだ、この紳士は奥さんにこの優しいケアを続けていたのです。私が次の夜に来たときも、そして30日後に私の夜のローテーションが終わるまでずっと、この紳士は毎晩そこにいて、同じことをしていました。私は夫にこのローテーションのおかげで睡眠不足だと毎日こぼしていましたが、この老紳士は毎日奥さんを癒やしてそこにいました。私は、いつかこの紳士のために何かできたらなんて素敵だろうと思うようになり、彼の奥さんの回復を祈っていました。数週間後、私が救急室で患者を受け入れているとき、その老紳士が現れました。R氏は85歳で、胸の痛みのために来たのでした。R氏には家族がなく、奥さんは最近亡くなったばかりでした。私は彼に話しました。彼は奥さんなしではもう生きたいとは思わないのでは、と思いました。私は彼の身体的痛みを緩和しようとしました。心臓の検査では、冠動脈が詰まっており、手術が必要でした。彼は気にもとめていませんでした。ただそこに横たわって、奥さんが来て癒やしてくれるのを待ち望んでいました。Ｒ氏は徐々に回復しましたが、彼の痛みを和らげることは私にはできませんでした。そのとき、薬も効果はあるかもしれないと考えました。でも今では——私には彼の痛みのすべてに近づくことはできませんでした。彼にはチームが必要だったのです。そのチームがどんなチームなのか、私にはわかりませんでした。彼は長い暗号を残して亡くなりました。私たちには解読できませんでした。彼が痛んでいたことに、私は痛みました。

　ある日、私の義理の父が私のためにＴＶのシリーズを録画してくれました。「死についてだから、興味あると思って」と。このＴＶショーがたまたまビル・モイヤースの「私たち自身のこと——モイヤースの死について」だったのです。それは、私の人生と私の進路を変えました。番組はニューヨークのマウント・サイナイ病院で作成された、亡くなりつつある患者を「適切にケアする方法」についてのものでした。医師とその他の医療職が患者の人生の最後の個人的で貴重な時間に親密に関わりました。つらさを和らげることが、その「チーム」の焦点でした。チームとは、面白い考え方だと思いました。何のためのチーム？　今では、自分の素朴さを思い出し、笑ってしまいます。時が過ぎ、私は米国で最も名門の老人病の奨学金プログラムに採用されました。実際は、そのとき「名門」とは思っていませんでした。ただ、その番組のことで頭がいっぱいでした。そして、幸せにも、マウント・サイナイ医学校での老人病と緩和ケアの奨学金を受けることができたのです。私のメンターは、衰弱した老人と終末期の患者のケアについて、私が期待していた以上のことを教えてくれました。訓練を通じて、私はリーダーシップをとるスキル、チーム作りのスキル、そして何よりも臨床上の専門技術を身につけました。メンターと患者は、教師になる方法を教えてくれました。私に与えられたこの貴重な贈り物を教えることができて初めて完全になる、と私は理解しました。贈り物は、癒やしの技です。

研究と教育の場が、私の価値観に植えつけられました。そして、私はこの領域のリーダーになって教師になるべきだ、と決断したのです。数年後、日々、教えることよりも学ぶことのほうが多い、ということに気づきました。今では、患者と家族が私のメンターです。彼らは、彼らを擁護することの必要性、そして真に苦しみから解放することの必要性をいつも思い出させてくれるのです。知識と専門技術を持っていても、それができないときがときどきあります。それが一番不満の残るときなのです。

有名な緩和ケアチームの場合

K氏は、67歳の患者で、金曜日の午後遅く地方の病院からVA病院（在郷軍人病院）に移ってきました。この患者の受け入れ診察をしたインターンは、彼の話を聴くとすぐに緩和ケアチームを呼びました。私たちはこの迅速な紹介を歓迎し、K氏の病室にすぐに出向きました。そして勇んで、自分たちがホスピスチームだと名乗りました。K氏は激怒し、大声を上げて、私たちを部屋から追い出しました。始まりは最悪でした……

K氏はこの入院の2ヵ月前までは、まったく健康な男性でした。K氏はトラックの運転手で、旅行好きでした。農場に住み、数匹のペットと牛を飼っていました。K氏は、個人で農場に精を出していました。K氏には近親者はいませんでしたが、隣家とは親しくしていました。ある日、K氏はひどい背中の痛みで目が覚めました。あまりにも痛くて動くこともできなかったので、隣家が彼をその地方のERに担ぎ込みました。そこはテキサス州の田舎にある、彼の家から30マイル離れたところでした。彼は、痛みのために汗をかいて、青ざめ、わめいていました。痛み止めが処方され、いくつかの検査が実施された後、医師は「心臓関係だ」と判断しました。K氏は入院し、心臓専門医が呼ばれました。K氏の痛みはコントロールされたので、家に戻り、医師の診療所を毎日受診しました。心臓カテーテルを実施した後、肺の検査と複数の画像診断を行いました。K氏に悪いところは見つかりませんでした。医師は、痛みはストレスのせいだと判断し、彼は帰らされました。K氏はこの診断に決して納得しませんでした。彼は住んでいる田舎のコミュニティでいろいろセカンドオピニオンを求めました。残念なことに、診断には大差ありませんでした。

K氏は生活を続けましたが、ずっと背中が痛み続けて薬を飲まなければならなかったので、働くことができませんでした。ある日、K氏は背中が痛むだけでなく、足の感覚を失い、歩くことができなくなりました。K氏は病院のシステムに憤慨していましたが、再検査のために戻らざるをえませんでした。この時点で、彼はさらに長く入院し、そのあげくいきなり、脊椎転移のある膵臓がんと診断されました。K氏は打ちひしがれ、怒りでいっぱいでした。K氏は腫瘍内科医に意見を求めました。そしてこの医師は彼に、「悪性度は治癒可能な程度であり、手術が可能だ、根治的治療を受けられる三次機関にすぐに移送しなければならない」と言いました。少なくとも、K氏はそのように聞いたのです。

私たちから見れば、この悪性腫瘍のタイプとステージでは、この時点でK氏が治る可能性はありません。膵臓がんの発生は、年齢とともに増加し、高齢者では重篤な病気になります。その患者の約85パーセントは、播種性か局所的に進行したがんです。K氏はちょっとの間も待つ気にはなれずに、一番近い大都市――サンアントニオ――に行き、退役軍人だったので私たちの病院に来ました。そこが私たちの出会った場所です。

K氏は6時間ものあいだ救急車に揺られて私たちの病院に着きました。その間、ずっと痛みと不安でいっぱいで、すぐに腫瘍内科医に治療を始めてもらえるように求めて受診しました。もちろん、彼は私たちに礼儀正しく振る舞いましたが、私たちは、「死の医師」であり「ホスピスチーム」だったのです。私たちはその日のうちに再度病室に行きましたが、彼は会おうとしませんでした。私たちは彼の痛みを取り除こうとしましたが、彼は腫瘍内科医に会うまではどんな治療も受けようとしませんでした。当院の腫瘍内科医に一人が同行して、K氏に予後の深刻さを正確に説明しました。K氏は激怒して、セカンドオピニオンを求めました。同じようなセカンドオピニオンを聞いた後、一人にしてくれ、と彼は言いました。彼は数日間食事を受けつけず、腫瘍内科医に何か治療をしてくれるよう強く求めました。結局、緩和的な放射線療法が行われました。

最終的に、K氏は私たちに会い、彼の身体的な痛みをコントロールすることができました。チームのメンバーは、彼のスピリチュアルな痛み、心理的な痛み、社会的な痛みを緩和しようと精力的に取り組みました。K氏は自分の診断を受け入れようとはしませんでした。彼は、この先の計画のこと、主な目的として楽になること、そして家族と接触することなどについて、聞く耳を持ちませんでした。数週間、K氏の痛みの全体が私たちを強く覆いました。私たちは緩和ケアの専門家なのに彼を助けることができなかったのです。もしかしたらこの日に至るまで、何か助けていたのかもしれませんが、私にはわかりません。

K氏は非常に衰弱し、私を呼んで、自分のための意思決定を隣家にしてもらいたいと言いました。私は、彼に何か要望はありますか、と尋ねました。彼は言いました。「まだ死ぬ準備はできてないんだ。自分の要望はこれを変えることだ。あんたにできるのか？」私にはできませんが、聴くことはできました。そして聴きました。K氏は昏睡状態に陥り、彼の望みに基づいて、隣家がすべての努力を緩和ケアに向けました。K氏は私たちの病棟で安らかに亡くなり、私たちは彼のそばでそれを見守りました。彼は私や他のチームメンバーに対して話してくれました。私たちは痛みを取り除くことについて何も知っちゃいない、しっかり聴く必要がある、痛みがわかるようになるためには「痛みを感じる」必要がある、と。K氏は私に言いました。私たちにも限界がある。そして、とりわけ、患者が最良の教師なんだ、と。

チーム

振り返ってみると、……医療は多職種チーム抜きでは存続できないと思います。私たち医師は、何でも知っていると思いがちです。私のチームは、そうではないのだと教えてくれました。日々の定例の多職種ミーティングからホールでの立ち話にいたるまで、チームのメンバー一人ひとりが、チームとそのサービスの向上に向けて専門性を発揮します。チームが一緒になって、自らの活動をし、チームの全員が平等であるということが重要です。

87歳のM氏は、この3ヵ月間で10回も入院した患者です。腎臓が機能しなくなったので、最近人工透析を始めました。血管の病気のために、彼の足には潰瘍があり、2、3ヵ月前に足を切断しました。彼は糖尿病のためにほとんど全盲で、末梢神経系の神経痛により常に痛みがあります。M氏の素敵な奥さんは、車椅子で生活し、多くの病気を抱えています。彼には別の町で暮らす2人の娘がいます。家族をよりよく支援して、彼のケアプラン、とくに痛みのケアと心肺蘇生処置に関する意思決定を促すために、家族ミーティングが開かれました。ただ、そのミーティングは医師によって計画されたのではなく、チャプレンのアイディアでした。ミーティングは、看護師によって取り仕切られました。彼女は、家族の関心事についての話を聴くことがとても上手なのです。ミーティングは、すべてのメンバーがそこにいたので成功しました。医療に関する質問には、医師が答え、患者の配置の可能性と医療給付金についてはソーシャルワーカーが情報を提供しました。祈りがチャプレンによって捧げられました。家族はチームによって癒やされました。家族は微笑んでおり、満足そうに見えました。家族は答えと計画を持ちました。私たちチームは、互いに補いあいました。私たちは、チームとして任務を果たします。

生活のもう一つの側面 ―― 家庭

さて、うちに帰る仕度ができました。午後遅く、疲れているし、「議論は尽くしました」。カンファレンス、ミーティング、日課、記録、そして、やっと家に帰れます。家に？　そう、そのとおり。そこには、気に入った家があり、愛しい夫と娘が私を待っている。私の生活のもう一つの側面です。こんなにすることがあるのにどうして家に帰れるのでしょう？　患者とチームを残してどうして立ち去れるのでしょう？　でも、答えは、帰らなければならない、です。あなたはまず第一に、家族の一員なのです。あなたは家族の一員であるからこそ、あなたであるのです。家族は私を見て、支え、私が自分の患者について、エッと驚くようなことを語らないではいられないのを聴いてくれます。

終末期の患者と家族をケアすることは、私たちの誇りです。彼らは、その存在において最も重要な時間、この世界、苦しみ、そして葛藤からの旅立ちの時間を私たちと共有します。私たちは彼らを助けるために何でもしなければなりません。その重要な要素が私たちの人格であり、また私たちの人格の重要な要素が私たちの家族なのです。私たちは、患者が「家に帰るのを手伝う」ために、自分たちも家に帰らなければなりません。だから、私は家に帰り、子どもの笑いが私を人生は美しいと思い出させてくれるのです。そして、夫が私に尋ねると、患者さんたちの生きた記憶を思い出し、また話すのです。ねえ、聴いてよ、と。

ジョイ・ゴールドスミス

氏名：ゴールドスミス、ジャネット　C　　２００２年2月21日

#098-29-8493　　部屋番号　9MAI095003

[redacted] 医師

手術報告書

術前診断：腹部腫瘤、腫瘍の切除

術後診断：鼠径部結節、直筋、肺小結節の転移性腺平上皮がん
手術：右鼠径部のリンパ節切除および右直筋組織の切開生検
麻酔：全身
適応症：ジャネット・ゴールドスミスは33歳の白人女性。ジョージア州のミリッジビルにある長老派教会の牧師である。担当の婦人科医師が不妊検査のために診察し、糖尿病の検査のために[redacted]医師が診察したが、すでに大きな右側直筋の腫瘤と鼠径部結節があり、ＣＴスキャンでは横断的肺小結節が認められ、組織診断が必要である。これ以上は、この組織の一片が必要である。この詳細は彼女と彼女の夫に十分伝えられた。病歴と身体検査の詳細参照のこと。
手続き：患者とその夫がすべてに同意し、すべてを了解したうえで、患者は手術室に運ばれ、手術台の上におかれた。麻酔が施され、腹部は麻酔下で調べられた。右の直筋全体の中に堅固なものがあった。鼠径部にもまた、顕著なリンパ節腫脹があった。右鼠径部のリンパ節腫長が最も顕著で、左側はわずかな散らばった結節であった。私たちは腹部の右直筋と鼠径部の前処置をし、殺菌した方法でドレープした。
まず、横断的な切開が大きな右の鼠径部結節に行われた。直径２㎝程度の薄い茶灰色の節を完全にそのまのかたちで切り離して取り出した。それを[redacted]医師のところに送り、医師は凍結切片を行い、電話で返事をしてきた。医師の最初のコメントは、子宮頸内膜にある転移性の腺平上皮がんに一致するというものだった。私たちは直筋の生検を行った。私たちはただ直筋の中にある結節の隆起の上の皮膚を開いた。それはバルサ材のように固かった。私たちはそれを削ぎ落としたが、それは転移性腺がんのものだった。私は[redacted]医師と十分協議して、細胞診等のための追加の組織片を送った。

その結果、この女性は腫瘍の陽性診断となった。明らかに細胞診、細胞分析などを待たなければならないが、しかし、現時点で、肺、腹部内壁、鼠径部腫瘤がある。これはよくない。

切開を2-0クロム酸縫合糸で綴じ、皮膚をステープルして、圧迫包帯をつけた。患者は回復室に運ばれた。

この時点で手術室を出ると、病院のチャプレンである[redacted]先生が気配りよくやってきて、回復室の[redacted]を伴って、[redacted]のオフィスで私と彼女の夫と妹と一緒に会った。ゴールドスミス氏に見たものを正確に説明し、彼に患者と一緒に前向きになるように励ました。私は彼にこれがどの程度悪い診断であるか、どのように非外科的な問題となってゆくか、今は明らかに術後の補助療法の問題だということを説明した。彼はこのことをよく理解した。

ゴールドスミス氏にとってはかなり感情が揺さぶられる話だったが、なんとかやり遂げた。

これを終えてから、病歴について彼に尋ねた。病歴はずっと興味深いものだということが明らかになった。

2001年9月、彼女はイリノイ州の[redacted]にある婦人科を、不妊検査のために受診した。そのとき子宮頸管の穿孔生検を行い、それは地元の病理に送られ、腺がんが陽性となった。彼女の年齢のこともあり、彼らはセカンドオピニオンを求めた。インディアナポリスの病理は、がんは陰性だと報告してきた。さらに、その2つの診断結果を携えて、彼らは[redacted]診療所に行った。それはそこに送られ、[redacted]診療所から戻ってきた。回答は、がん腫はないということだった。彼らは、さらに不妊検査の続行を求めた。

その後、卵巣切除の腹腔鏡手術を受け、膿腫切除の腹腔鏡手術を受けなければならなかった。そのとき、直筋の中に腫脹があるが、直筋の血腫だろうと[redacted]で言われた。その後、彼女はミリッジビルに3週間前に帰ってきて、最終的に、これが大きくなっていると判断し、当院を受診した。

私たちは、すでに当院の病理医師と話していたので、彼女を担当する科はイリノイ州のインディアナポリスの[redacted]診療所からの可能な限り十分な情報を得た。

この患者の支援のために[redacted]医師に連絡する予定である。

この婦人は、今は恐ろしい診断と予後を聴いて、非常に落ち込んでいる。夫は理解がある。私たちは回復室に入って、数名の人と一緒に、患者と長い話をした。患者はありのままの率直な話にはとても感謝した。

[redacted]医師

D：2002年2月21日　T：2002年2月22日　8：57P

私の姉の手術報告書の中で、E医師は効果的に、そして時には温かく、あの日に私たちに降り掛かった人生の大きな変化を記述しています。ジャンと私は、この報告書を振り返り、私たちが包まれていた医師の中にある温かさを懐かしみながら読みました。E医師は、彼がこの知らせを憎み、明らかになったこととは違うことを望んでいたのだと私たちに知らせてくれるようなやり方を持っていました。

私は、彼があの部屋でチャプレンとともに私たちに話したときの私の反応を覚えています。私は奇妙な感じがしました。なぜなら、私たちは待っていた場所から離れた部屋に集められ、そこにはグリーンのブレザーを着た男性がいて、私たちが入ったときに「牧師」のようなしぐさをしたからです。E医師は、私たちに「最悪のお知らせをしなければなりません」と言い、私の姉が転移性の腺がんだと話しました。私は、両親を呼び、残念だと話したことを覚えています。私は両親に話す前に、両親の牧師に電話をして、牧師が両親の家に向かっているところだと確認しました。私は、待合室でのすすり泣きを覚えています。

テレビの音はうるさく、見知らぬ女性が私と夫のところに来て、一緒に座りました。夫はどんなに悪いことか話しました。その女性はジャンのために祈ってくれました。私たちがジャンと回復室にいるとき、E医師は私たちに話したのと同じ話し方で、「最悪のお知らせをしなければなりません」と伝えました。姉は困惑してぼーっとしていたように見えましたが、わかったようでした。彼女は私たちの目を見て、「がっかりだわ」と話しました。

彼女は同じ病院の腫瘍科のフロアで完全に目を覚ましました。彼女のベッドの横には、かつらの購入と試着に関するパンフレットと、化学療法と放射線療法の副作用への対処法についてのパンフレットがありました。E医師は、腫瘍が専門ではなく、感染性の蜘蛛と蛇のかみ傷を専門とする外科医でした。私たちはその医師も伴わずに、がんの世界に送り込まれてしまったのでした。私たちは、次の日の午後遅くになるまで腫瘍内科医に会えませんでした。24時間のあいだ、何も情報がない中で過ごすのは一生のように長く思われました。私たちにはこの手術報告書はありませんでしたし、それを手に入れる権利があるのだということも知りませんでした。ようやく、午後5時に腫瘍内科医のD医師が私たちに会いにきました。先生は、感冒性胃腸炎にかかっており、姉の病室で吐きそうになりました。先生は1分間も病室にいませんでした。私たちは、姉の診断とケアするためにすべきこととできることについて知りたくてたまらず、先生に質問を浴びせかけました。先生はつらそうに見え、汗をかいて青ざめて病室を出てゆこうとしました。D医師は火曜日——4日後——にまた会いますと言って、立ち去りました。私は先生の開業先に電話をして、先生の共同経営者にメッセージを残しました。「腺がんとは何ですか?」、「転移性の病気とは?」、「私たちは何をすべきですか?」といった質問を。その医師は折り返し電話をくれましたが、これはパートナーの患者さんのケースなので、私にお話しできることは何もない、と言いました。術後の手当に来た看護師に、E医師とD医師から聴いたいくつかの言葉について尋ねても、基礎的な定義についてさえもほとんど話そうとしないのに私たちは困惑しました。

E医師の手術報告書では、ジャンの夫は術後補助療法しか効果がないことを「よく理解した」とありますが、私たち家族は、彼女の命がどうなってしまうのか、身体中にがんが広がっているということ以外は何もわからなかった、というのが本当のところです。私たちは知らなかったし、姉も知りませんでした。腫瘍内科医と話すことを必死に求めても、話すことができたのは診断を聴いてから5日も経ってからでした。家族として、思いました。診断内容と、生検手術のあと数日のあいだに私たちが経験したコミュニケーションと、どちらのほうが奇妙だったか、と。

ゴールドスミス家は、質問魔になりました。私は、姉とともに過ごし、世話をするため引っ越しました。私たち一家は、情報、包み隠さない言葉、説明、医師とのコミュニケーション、そしてとりわけ、ジャンの望むことすべてを求めていたのです。振り返ってみると、とくに今は医療コミュニケーションの研究者としてみると、私たちの道は半狂乱のステップであふれていました。私は姉の介護者として、しつこく激しく振る舞いました。医療についての交渉としては必ずしも質の良いものとは言えなかったのですが。D医師がやっと風邪から回復したその火曜日は、薄暗い日でした。先生との面接はほんの短い時間で、私の記憶によれば15分以下でした。私たちは大勢で彼のオフィスに行きました。父、ジャン、私、ジャンの夫、ジャンの親友でした。D医師は、この面会の約束を歓迎してくれました。先生は、おそらく原発不明の転移性がんで、ジャンは1年はもたないだろう、と話しました。私たちは皆泣きながら、先生にどうして総合がんセンターに助けを求めることができないのか尋ねましたが、何もできないだろうと先生は答えました。これで、私たちの診断のパート1が終わりです。私たちは、姉が身体中がんになっているということを知りました。でも十分わかってはいませんでした。それは何なのか。それはどこで始まったのか。なぜそうなったのか。私たちにできることは何か。私たちが消耗してしまう困難な世界がありました。私たちの地方の腫瘍科での経験には、あるべき会話がまったくなかったのです。緩和ケアについての話し合いもありませんでした。

私のもう一人の姉妹のカスが、義理のいとこのカレンに電話をしました。彼女は、セントルイスで放射線腫瘍内科医をしていたのです。その電話で、初めて原発不明という言葉を聞きました。原発不明の腺がん（ACUPS）は、細胞病理が不確定な転移がん患者にも使う診断です。組織の細胞診からはがんの始まった部位が示されない、つまりその病気を扱う方法が明確ではないのです。ジャンの生検から1週間経ってから、私たちは基本的なことを遠くの親戚から説明してもらったのでした。

その後に私たちがしたことは、後から考えれば問題のあるものでした。私たちは力ずくででも、テキサスの総合がんセンターでさらに診断と治療を受けようとがんばりました。数週間のあいだ、検査と生検が行われ、正式に原発不明腺がんの診断がつきました。私たちは、化学療法や放射線療法といった強い治療を希望しました。このことは、「1年かそれ以下の余命」という単純な予後診断から「次の治療」への気持ちの移行を示していました。彼女の治療計画はどんどん広がりました。彼女は、ほとんどすぐに、テキサスからジョージアにわたる医師のハーレムを手に入れました。それらの医師は、ばらばらに彼女の病気を扱いました。筋肉、痛み、身体的衰弱、鼠径部と直筋の腫瘍の成長、血液の質など。私たちの9ヵ月の行程を通じて、キッチンには20人以上の医師コックがいました。外科医、婦人科医（2人）、腫瘍婦人科医（2人）、内分泌科医、腫瘍内科医（5人）、放射線腫瘍内科医（2人）、放射線眼科医、眼科医（2人）、皮膚科医、疼痛科と緩和ケア医（3人）、血管科医、病院総合診察医です。私たちは、木のために森を見ることができませんでした。彼女の治療が支配しました。がんの治療を追求する中で、私たちはより強い治療を追い求めていました。それらの多くは、病気の進行に何の効果も与えない一方で、彼女のQOLを無駄に低下させました。

原発不明の転移性がん（ACUPS）は、がんの全診断のうち2～15パーセントにものぼる発生頻度の高いがんです（Hainsworth and Greco, 2000; Shahab and Perry, 2005）。原発不明のがんの中でもさらに深刻な種類が、未分化の原発不明腺がんです。ジャンはそのタイプでした。原発不明のがんの全診断のうち、未分化のタイプはたったの5パーセントです。この病気の発生頻度にもかかわらず、社会の注目と治療法の進歩は、最低限と言えましょう。他のより発生頻度の低いがんにさえも、このがんは水をあけられています。ヘインズワースとグレコ（Hainsworth and Greco, 2000）によると、非常に厳しい予後と治療の効果があがりにくいことが、この領域で取り組みが行われにくいことの理由だろうとのことです。

原発不明腺がん全体の予後は、厳しいものです。これらの患者全体での生存期間の中央値は、3～5ヵ月です。1年以上生存できる人は、全体の25パーセント以下です。肺、脳、肝臓など複数の臓器にがんがある場合、生存期間は週単位です（Hoskin and Makin, 2003, p.256）。ケーガンとステックル（Kagan and Steckel, 2000）によると、原発不明腺がんの治療が難しいのは、それが身体中に転移した後でないと発見できず、ほとんどの場合、腫瘍科的緩和治療として効果のあるものが無くなっているという理由からです。

化学療法による改善は最低限のようで、はっきりしません。30パーセント前後の患者について、短期的には症状と抑うつが和らぎますが（ある医師の論文によれば）、がん患者の生存期間を延ばすということはほとんどありません。化学療法を受けた患者でも、生存期間の中央値は4～5ヵ月です（Hoskins and Makin, 2003）。

このことは、誰よりも、私たちがお世話になった腫瘍内科医がよく知っていました。奇妙で不適切なことなのですが、風邪ひきのD医師が私の姉の予後については最も正直でした。でも、生検手術の5日後になってやっと彼に会うことができるようになった頃には、私たちは先生の知識や姉へのケアについてまったく怪しいと思っていました。先生を信頼していなかったのです。姉の死に至る病いについて先生がまったくはっきりしない説明をしたために、私たちの切迫した回復を求めるナラティヴとあいまって、化学療法と放射線療法の消耗する道を転げ落ちて行ったのだと思います。これらの治療のいくつかは実際に緩和的なものでしたが、多くは違いました。

出かけてゆき、治療を受け、副作用で苦しむということの、木を見て森を見ず的な繰り返しのごく最初の頃に、ジャンと私は、担当の腫瘍内科医にこう尋ねました。「もしこれが効かなかったら何を？」と。まるで私たちの2人ともが、最初の診断を覚えていないかのように。同じプロトコルで訓練されているかのように、先生たちは皆、私たちの考えを次の課題あるいはハードルについて向けさせ、より先の道を見ないようにさせました。皮肉なことに、彼女は遺書を残さず、彼女の牧師としての探求の中で、「愛する人を亡くして悲嘆する家族の支援」についての本棚いっぱいの知識を残して亡くなりました。私たちは彼女が弱ってきていることにある程度気づいていましたし、彼女は自分の死について話すこともありましたが、その死が今起こりつつあること、そして生物医学的な成功を求めずに、QOLの向上を喜びながら生きることは知りませんでした。彼女が失禁するようになり、彼女の腕と頭に固まりが急に見つかっても、病気とその進行について話すことはありませんでした。死ぬことが、彼女の治療にあたった医師から病気の過程の一部として伝えられることはありませんでした。

腫瘍学の訓練プログラムは、化学療法の薬剤の進歩と適用に関する研究が中心となっています。ワイスマン（Weissman, 2003）は、「腫瘍委員会の試験問題の95パーセントはがん疾患とその診断、そして化学療法と放射線療法の管理に関するものである」と述べています（p.860）。このように治療が強調されることによって、終末期の治療と緩和について議論する余地がほとんど残されていないのです。

緩和ケアは、どのような病いであっても、医師と患者のあいだで話し合われるようにならなければなりません。どのような病気でも、早い段階でその病気の過程とその病気の経過の全体を知って話し合うことで、患者と家族は情報と計画を消化する機会を得るでしょう。難しい会話をただ待つだけだったり否認することは、一時的にストレスを軽減してくれますが、終末期が近くなったとき患者と家族にかなりの衝撃を与えます。緩和ケアを医療に統合することは、医学教育、コミュニケーションの訓練、患者のケアを変えることを意味します。それは大きなパラダイム転換なのです。

緩和ケア教育は、医学部で注目を浴びつつあり、授業時間も増えてきています。医学界は緩和ケアを専門性のある領域として認めたばかりであり、この流れは続くでしょう。緩和ケアのフェローシップは、数の上では増加しています。医学のこの領域での専門的な訓練を経験する医師の数は増えています。現在、治療の専門性はかなり細分化されています。緩和ケアチームは、大きな医療システムの掃除係です。緩和ケアの考え方を医療全体の中に統合しなければ、細分化された緩和ケアは、その他の医師が終末期や死について患者と話さなくてもよくしてしまいます。この過程は、医療教育のすべてのプログラムに緩和ケア教育の比重を高めることを通じて変えてゆくことができ、また変えてゆかなければなりません。

患者の視点の章では、終末期の患者は皆、より多くの情報を求め、医師との時間を求めていました。これこそが、私とジャンが同じように求めていたものでした。情報と時間。緩和ケア教育が医学部で定着するにしたがい、患者の視点がカリキュラムの中で重視されるようになるでしょう。SPIKESプロトコルは、難しい知らせを患者に提供することについて緩和ケア医師を教育するための主要な方法です。SPIKESの経験について患者に尋ねた研究によると、医師が患者のために使った時間の長さに比べれば、そのプロトコル自体はそれほど重要ではありません。時間は、誰でも持っている最も貴重な資源です。多くのモデルやプロトコルと同様に、SPIKESプロトコルにも改善の余地があると思います。患者が自分の病気を理解するためのより良い道を発見することは、重要です。多くの例で、患者が希望を持って医師に話している治療の状態は間違っていることをSPIKESプロトコルは明らかにします。患者が望めば知る権利があるのは、彼らがそれを望めばですが、予後についての知識です。SPIKESは、医師のストレスを和らげるために、まず患者に質問をする時間をとっています。

医師は、境界がはっきりしない膨大な仕事量のために、時間がありません。亡くなりゆく患者はさらに時間を減らされてさえいますが、情報を必要としています。もしくは、単に医師との関係を必要としています。医師が彼らに対して割く時間は15分かそれ以下に対し、通常の一人の患者のために割く時間は30分の範囲です。この時間がケアにとって高い優先順位となるように、変化が必要です。病気の理解が間違っていること、そしてコミュニケーションがとれなかったことの辛い思い出は、患者と家族にとっても医師にとっても大きな損失です。時間と情報は、辛い知らせの提供と死の過程を和らげることができるとわかっている2つの構成要素なのです。

イレーヌ・ウィッテンバーグ-ライルス

医療コミュニケーションについて私が最初の大学院のコースを開始してから間もなく、肺がんを患って1年になる私の義理の父が、ある夜の夕食のテーブルで言いました。「頭にまで広がったそうだ」と。それから5ヵ月後、彼はある日の夕方ベッドで安らかに亡くなりました。しかしながら、彼の人生の最後の5ヵ月に起こったことがらは、理想とはほど遠いものでした。人生の最後の日々は、病院で費やされました。インフルエンザの予防接種を待ち、受けました。ホスピスのケアを受けることはできましたが、それはおおよそ6時間だけでした。彼が亡くなった日、午後4時に彼が病院から戻ってきたのを見たことを私は覚えています。彼は、ほとんど歩くことはできませんでした。彼ががんばって呼吸している様子をありありと思い出します。それは、今ではよく知っている死前喘鳴でした。その後の2時間以内に、失禁をするようになりました。でも家族でなんとか彼を着替えさせ、ベッドに寝かせました。彼をベッドに寝かせた私の夫に言った言葉が、最後の言葉でした。「疲れた。本当に休みたい。」

私の義理の父の死は、多くの規準から「良い死」と言えるかもしれません。(彼は、ベッドで眠るように亡くなり、身近な家族は家にいました。）でも、彼の道のりは、私たちの医療の実践の中には多くのひどいことがあることを露わにするもので、それらのことの多くは、緩和ケアの圧倒的な必要性を示しています。彼の道のりは孤独でした。彼は自分の放射線療法の予約のために自分で運転して出かけました。彼の家族は、何が起こっているのかほとんど知りませんでした。彼の奥さんは、彼のケアを自分でなんとかやろうとがんばりました。最後の5ヵ月間はすぐに過ぎてしまい、彼が自分が終末期だということを知っていたかどうかははっきりしません。これが彼の望んだ道であり、家族に負担をかけたくなかったのだと私は思いますが、彼がもし緩和ケアのサービスを受けていたら、彼の道のりはどんなにか違っていただろうと考えずにいられません。医師は前もってケアのプランと病気の進行について話しただろうし、家族はもっと関わったでしょうし（彼が悪い知らせを聴いたときに自分でしたように）、彼の奥さんのために支援サービスを受けることができただろうし、その後の死別サービスも家族は受けることができたでしょう。それよりも大切なことには、彼の人生最後の日々を、病院ではなく家で過ごせたでしょう。

医療コミュニケーションに関する大学院での教育とともに、この経験は終末期のケアの多くの利点を伝え、教育することに私の情熱が向けられた、原点となりました。私の博士論文はホスピスのボランティアに焦点を当てたものであり、私はボランティア・ミーティングやワークショップに参加し、ボランティアの訓練を行う中で、たくさんのストーリーをボランティアから聴いて集めました。私は死に関わったりホスピスで介護をした個人的な経験は少ないので、終末期のケアで現れてくる複雑なコミュニケーションのダイナミクスを本当に理解するためには、もっと関わる経験を持つ必要があると感じました。その1年後、私は緩和ケアを受けず、ホスピスのケアもほとんど経験しなかった旅路に出会いました。私の叔父の旅路です。私は初期の緩和ケアの重要性を理解し始めました。

私の叔父は、秋に肺がんの診断を受け、クリスマスまで病院の入退院を繰り返しました。私がその診断を聴いたとき、緩和ケアについての情報を伝えたいと思いました。でも、友人や家族に止められて、しませんでした。私は、診断を受けたばかりの段階で終末期のケアに関する情報を含めたサービスに関する資料を送ることが適切だと主張しました。私は、友人や家族でさえ、大切な人が終末期の病気になったときにコミュニケーションをとるのがとても難しいのだと理解しました。希望とQOLについて話し合うことは、困難です。たとえ、その危機に巻き込まれていない外部の人でも。友人と家族は、病気が終末期だということにしばしば気づいていますが、そのようなケアのサービスについて触れることは決してありません。

叔父が3月に亡くなる前、私は2回会いました。会うたびに、叔父は病気に打ち勝つと、固く言うのでした。彼が亡くなる2週間前、私の家族はお見舞いのために彼の病室に集まりました。誰も、ホスピスや死、死を迎えることについて話すことはありませんでした。そして、叔父は、新しい治療の選択肢について話し、健康になることを話しました。私はあるときのことをありありと覚えていて、決して忘れることはないでしょう。叔父は皆の前で、叔母に対する愛を宣言し、叔母がどのくらい叔父のことを思ってくれているか、そして彼のために叔母がこの数ヵ月、どんなに良くしてくれたか話してくれました。私はそのときの経験に感謝します。叔父が自分の気持ちを皆に話してくれたことに感謝します。そして、この経験が、緩和ケアについての私の考えと信念を形作る決定的なものとなりました。

彼の旅路は緩和ケアなしで、彼は病気と長い間闘い、勝利をおさめることはできませんでした。病気と闘うという気持ちは、医療についての私たちの文化的な考えと信念に内在する特質です。だから、治る希望からベストのＱＯＬへの希望へと移行することは難しいのです。友人や家族がその同じ考えを持っている場合は、とくに。人生の終わりを知らせることへの恐れ、そして、希望を失ってしまうのではないかという恐れは、現代医学と科学の奇跡的な進歩から考えれば、悲観的な見方のように見えるかもしれません。私は今では、緩和ケアチームが、家族と患者のこの移行を支援してくれるということを知っています。そして、緩和ケアがなければ、患者と家族は病気と闘い続けようとして、患者は不必要な治療を受け、貴重な時間を失ってしまいます。その時間は、愛する人々に最後の考えを伝えあうためにも使えるのです。緩和ケアチームは、死、死にゆくこと、終わっていない仕事などについてオープンなコミュニケーションを行って、患者や家族が健康上の危機についての不確実性に向き合うことを支援します。私の叔父の旅路には緩和ケアはありませんでしたが、彼の病室でのひとときは緩和ケアの意味を持っていました。そして、私に、緩和ケアのサービスの豊かさを垣間見せてくれたのです。

叔父が亡くなってからすぐに、私は地元のホスピスに連絡をとり、患者や家族、ホスピス多職種チームと多くの時間を過ごすようになりました。私は、終末期のケアとその背景を理解するためには、ホスピス・ケアのサービスにより深く関わらなくてはならない、と感じるようになりました。私は、そうすることがこの領域での研究者としての自分の義務であり、責任だと信じました。多くの患者や家族が経験している健康上の危機を私が実際には経験していないならば、私はどのように死や死にゆくことを研究することができるのでしょう。スタッフの責務や日常的な経験、そしてホスピス・ケアが機能している医療システムについて知らなければ、ホスピス・ケアを研究することはできないでしょう。亡くなりゆく患者と話し、彼らの道のりを垣間見ることなしに、死と死にゆくことを研究することはできないでしょう。それと同時に、私は自分自身の死と死にゆくことへの恐れ、そして終末期の患者や家族と話すことへの恐れに直面する必要があると気づきました。このように、私がこの領域に深く関わることに決めたのは、個人的な理由と職業上の理由の両方からです。

地元の病院は、私を彼らの組織に歓迎して迎え入れてくれました。そして、私はその多職種チームのミーティングの正規の出席者となりました。さらに重要なことに、私は、ケースマネージャーとホスピスの入院担当者が最初に患者を訪問するときに同伴する機会に恵まれました。私は、スタッフに彼らの経験、仕事の大変さ、そしてこの仕事の良いところについてインタビューしました。そして、ホスピス・ケアの驚くべき世界を経験し始めていました。私はいくつかのホスピスで過ごすあいだ、死、死にゆくこと、ホスピスといった話題を切り出す努力を見続けてきました。そして、そのようなケアの判断をすることの困難を観察しました。私がホスピスで経験した中でも、鮮明に印象に残っているある患者さんがいます。

あるとき、私は看護師のケースマネージャーに伴って、ホスピス・ケアに登録するかどうかの判断で大変なときを過ごしていた女性のフォローアップに行きました。それは、私の病院訪問の最初の頃でした。私が病室に入ったとき、私は女性のご主人が彼女の傍らに立っていることにすぐ気づきました。患者は泣いて、ホスピスが怖いんだと、ホスピスの看護師に言いました。彼女は、自分にこれから起こること、これからどこに行くのか、そして経験している痛みを恐れていました。看護師と患者がホスピス・ケアとサービスについて話し合うのを、私は見ていました。患者は繰り返し、身体的な痛みについて話し続けました。ご主人は、彼女をさえぎって、それが彼女がホスピスを必要とする理由なんだと諭していました。

そのうちに、突然ご主人が泣き崩れました。そして、奥さんの手を取り、彼女に話しました。「結婚して25年になるけど、君をだましたことはないよ。嘘をついたことはない。今も、嘘は言っていない。君にはホスピスが必要だ。僕にもホスピスは必要だ。僕たちにはホスピスが必要なんだ。」彼は彼女にもたれかかり、2人はすすり泣き始めました。ホスピス看護師と私は静かに部屋を出て、しばらく2人だけにしてあげました。私は彼の言葉と彼の奥さんへの関わり方、そしてそれが明らかに彼女のことを思ってのことだということに、感動しました。このことやその他の経験を思い出して、終末期の患者は、傷つきやすいということはないということを理解しました。傷つくことへの恐れは忘れられています。終末期のケアはこの傷つきやすさを取り除くことができるので、大切な対話、つまり終末期の患者と家族のあいだの重要な会話を作り出すことができるのです。

しかしながら、究極的には、ホスピスの研究からは患者と家族の経験を完全に理解することはできないと私は感じました。たとえば、私は、なぜこんなに多くの患者がホスピスを望まないのか理解できません。なぜ、この女性はそんなにホスピスを恐れているのでしょう。なぜ、そんなに多くの彼女のような患者や家族が、ホスピスでのケアを選びたがらないのでしょう。さらに重要なことに、私は多くの患者を訪問したとき、ホスピスのことを聴いたこともなく、ホスピス・ケアでどんなサービスを受けることができるのか知らず、そして多くの患者が自分はホスピスが適応なのだということを知らない、ということに直面して驚きました。あるホスピスの看護師は、私に教えてくれました。彼女が最初の訪問を約束するために患者に初めて電話するとき、決して「ホスピス」とは言わないのだと。彼女は、この仕事に就いた当初、それをするミスを犯し、彼女の訪問が、しばしば、患者と家族がホスピスについて耳にする最初の機会なのだと気づいたそうです。

ホスピスでの私の経験を考えると、ホスピスの患者には、それまで緩和ケアのサービスを受けていない患者が多くいるということに気づきました。患者の多くは、病院の中でも外でも、さまざまなシナリオを持つ複数の専門家に会っていますが、それらの専門家の誰一人として、終末期の病気やホスピスのケアについて話し合う人はいないのです。ホスピス・ケアにたどり着き、導入される前に、患者と家族は何を経験しているのかについて調べる必要があると私は知りました。すべてのプロセスが始まるところに行く必要がある、実際の医療システム、医師、緩和ケアについてもっと知る必要がある、と感じました。私は病院に行く必要があったのです。

医療の場で個人的な経験がなかったので、私は再び未知への旅に乗り出しました。6ヵ月のあいだ、私は地方の退役軍人病院の老人緩和ケアチームをフォローしました。私は多職種チームミーティングに出席し、フェローとの共同研究に参加し、患者のコンサルテーションに行き、フェローにインタビューしました。病院での期間の最初の頃、雑誌に書いた随筆文の一つで、私は初期の恐れと感情に注目しました。

その病院と患者の巡回の最初の2週間の終わりに、私はまだ、そこにいることで神経質になっていた。私は病院に行く日には意識して、香水をつけなかった。なぜだか自分でもわからない。香水は患者さんの邪魔になると考えたのだと思う。着ていく服もとても気にした。その巡回の間白衣を着続けていた。私は、チームのメンバーに会うミーティングの部屋に着くまでは、白衣を着なかった。白衣を着ていると自分が偽医者になったような気がしたのである。私は、私が本当は彼らの仲間ではないということを、患者と家族に話したかったのである。私は、単なる研究者なのだと。

最初、私は患者を恐れました。患者を傷つけないかと恐れたのです。私は何か悪いことを言ってしまうのでは、と恐れました。患者に何か尋ねられないかと恐れました。白衣のせいで、誰かが私を医師だと間違って、命が救えると期待するのではと恐れました。後には、私の日記の文章には、自分がどれほど彼らの仲間になりたかったかが反映されています。私は、彼らが患者に提供するケアに貢献したいととても思いました。そして、自分がますます病院に時間を費やしていることに気づいたのです。病院から出ようとするたびに、母、親友、夫に電話をしました。彼らに愛を伝え、その日の経験を思い起こし、人生のすべてに感謝しなければならないことを思い出してもらいました。私はよく泣きました。私は、患者や家族、私の会った苦しむ人々、患者と家族のあいだに私が感じることのできる愛情、自分の健康への感謝のために、泣きながら自分のオフィスへ車を走らせました。私は友人と家族に電話をして、私の願いを知ってもらいました。そして、多くの重要な関係の中で、言わないできたことを言いました。

患者、家族、緩和ケアチームのメンバーは、計り知れない経験を生み出しました。全体として、緩和ケアチームと患者が、緩和ケアの提供において関わってくる複雑性とコミュニケーションの難題を理解し始めるためには時間が必要です。終末期のコミュニケーションのニュアンスはより透明になって来ました。私は、これらの経験を、職業としても個人的にも、学び続けます。深く関わってのフィールド研究を1年以上続けた後、私が特権的に観察できる患者は、緩和ケアチームと最初の病院での経験をしてきたと気づきました。

私たちが、個人的なバックグラウンドを伝えるのは、緩和ケアに関する自分の経験をたどり、いくつかの最終的にたどり着いた考えを伝えるためです。第一に、私たちが効果的で十分な終末期ケアをすべての患者に提供するためには、緩和ケアは最初の診断の段階で始められなければなりません。とくに、終末期ケアの一つの側面として、緩和ケアは患者と家族に力を与え、選択の機会を与えるような介入でなければなりません。私は、自分の叔父やその他の人々から、患者によって目標は違うのだということを学びました。患者にはそれぞれの旅路があります。最後まで病気と闘う患者もいる一方で、より実際的なアプローチをとることを望む患者もいます。いずれにしても、緩和ケアによって、病気が致命的なものであり、苦しみは改善できるのだということに気づくことを通じて、死と死にゆくことについてのコミュニケーションが成立しやすくなります。

第二に、初期の段階での緩和ケアは、患者が全緩和ケアチームから完全な効果を得て、チームの専門性を享受することを保証します。つまり、患者、家族、チームの関係を構築するためには、より多くの時間が必要なのです。第三に、緩和ケアへの障壁は、死と死にゆくことに関する偏見のために存在します。米国では一般に、緩和ケア、ホスピス・ケア、終末期医療の目標についての教育が不足しています。その結果、緩和ケアチームのメンバーは、患者と家族に、身分を隠して、それと知られないようにアプローチします。でも、いったい誰を教育するのでしょう。患者を緩和ケアについて尋ねるように教育するのでしょうか。より多くの医師を終末期のケアについて教育する必要があるのでしょうか。緩和ケアに関しては、患者も医師も教育する必要があるので、どちらもイエスと私たちは答えるでしょう。最後に、介護者と家族は緩和ケアの重要な部分です。しばしば、緩和ケアと緩和ケアチームのメンバーは、介護者を通じて患者にサービスを提供します。介護者と家族は、緩和ケアの提供において貴重なリソースであり、もっと注目されるべきです。

ジャップたち（Japp et al., 2005）は、個人的なナラティヴは公的な知識の核心である、と述べています。本書では、個人的ナラティヴを大切にしました。それは、洞察力と勇気、そして進行した末期の病気と終末期のケアの旅に登場するすべての人々に教えてくれるものがあるからです。魂のこもった詳しいストーリーは、問題を明らかにし、修辞的な立場を構築し、感情を明らかにし、伝え、確信させ、判断し、終末期の生活での苦しみの個別の問題に「顔」を与えます。協力者のみなさまと著者によるたくさんの個人的なストーリーが、コミュニケーションと緩和ケアに関する、より大きな公的ナラティヴに意味をもたらすでしょう。

訳者あとがき

本書は、終末期の病いを生きる人々のポリフォニーです。訳者である私は、まったく個人的な理由で本書に出会い、翻訳の機会に恵まれました。著者にならって、訳者のストーリーを最後に添えさせていただきます。

私が本書を手にしたのは、2009年の冬、夫を肺がんで看取って5ヶ月が過ぎた頃でした。夫と最後の日々を過ごした余韻を懐かしむ気持ちが種となって、緩和ケアに関わり続けてゆきたいという気持ちが芽生えていた頃でした。そんなある日、某ネット書店がお勧めしてくれたのが本書でした。早速入手し、何気なく読み始めたところ、そこには、国や医療制度の違いを超えて、終末期の人々を取り囲む医療の状況と人々の心情を伝える声の世界が広がっていたのです。それは、二年間の闘病生活での人々とのふれあいをありありと思い起こさせてくれるものでした。なかでも、私たちを支えてくださったO先生のことを。

O先生との出会いは、私たちを激しく動揺させるものでした。職場検診で肺がんの疑いがありおそらく手術することになるだろうから、できるだけ早く受診するようにと言われた夫は、その翌日、長い待ち時間のすえにやっと診察を受け、その先生から「残念ですが、手術はできません。来年の今頃の命は保証できません」とあっさりと聞かされたのでした。その後、最初の入院で抗がん剤治療を受け、だんだん病人らしくなっていった夫のなかに、先生への好意はすぐに育っていきました。「先生が『話がある』と声をかけにきてくれるんだけど、先生の顔を見ただけでいい話か悪い話か、すぐにわかっちゃうんだ」とは、ある日の夫のつぶやきです。やりたいことはやりたいと、かなりアクティブな闘病生活を送っていた私たちを、はらはらしながら支えてくださったのも先生でした。夫と二人で聞いた最後の説明の場では、「あとどのぐらい時間があるのですか」と言う夫に、「その状態になってから三ヶ月以上生きた人を見たことがないから、もうここまで来たらどのくらいかわからないですよ」と、混じりけのない真実を告げ、そして希望を与えてくださいました。夫は、肺がんの脳転移からがん性髄膜炎を発症して6ヶ月近くが経過していたのでした。そして最後の日、夕方病室にいらした先生は、まったく申し訳なさそうな顔をして、「明日と明後日の土日は病棟を不在にする」とおっしゃいました。私が、これが最後と理解してこれまでのお礼を申し上げたところ、「月曜日にまた来ますから」と言ってくださいました。「また会えたらいいのに」ですね。

先生との二年間には、死にゆくことについての会話が直接交わされることはほとんどありませんでした。しかしながら、避けられない死に私たちと同じように向き合い、置き場のない気持ちを共有してくださっていることが伝わってくる二年間でした。このような一つ一つの言葉と伝わってくる先生のお気持ちが、私たちの二年間を支えてくださいました。

このような懐かしい心持ちで本書を読みながら、人生の終わりの辛さを分かち合い、支える医療のありかたを、そして亡くなりゆく人から受け取るもののよさを、より多くの人々に伝えたいという気持ちが私の中に膨らんできたのです。私は、医療の専門職でもコミュニケーションの研究者でもありませんが、そのような個人的な事情での翻訳です。まずは、新曜社のご決断に感謝いたします。いざ着手すると、難しく、かなりの時間を使ってしまいました。また、翻訳にあたっては、小森康永先生、箱田裕司先生、赤穂理絵先生、栗原幸江先生、荒川博行神父様、藤本陽子さん、木戸美和さん、奥野光さんはじめ、多くのみなさまからのアドヴァイスをいただきました。ありがとうございました。もちろん、翻訳についての最終的な責任は訳者にあります。お気づきの点、ご指摘いただければ幸いです。

改田明子

緩和ケアのコミュニケーション
希望のナラティヴを求めて

初版第1刷発行　2013年10月1日

著　者　サンドラ・レイガン
イレーヌ・ウィッテンバーグ-ライルス
ジョイ・ゴールドスミス
サンドラ・サンチェス-ライリー
訳　者　改田明子
発行者　塩浦　暲
発行所　株式会社　新曜社
〒101-0051 東京都千代田区神田神保町 3-9
電話(03)3264-4973・FAX(03)3239-2958
e-mail：info@shin-yo-sha.co.jp
URL：http://www.shin-yo-sha.co.jp/
印　刷　三協印刷(株)
製　本　難波製本

ISBN978-4-7885-1356-3　C1011

著者紹介

サンドラ・レイガン（Sandra L. Ragan）

Ph.D.（テキサス大学オースティン校）。オクラホマ大学名誉教授。そのキャリアを通じて、緩和ケアと終末期医療におけるコミュニケーションの問題を研究してきた。

イレーヌ・ウィッテンバーグ-ライルス（Elaine M. Wittenberg-Lyles）

Ph.D.（オクラホマ大学）。ノース・テキサス大学准教授。

ジョイ・ゴールドスミス（Joy Goldsmith）

Ph.D.（オクラホマ大学）。ヤング・ハリス・カレッジ（ジョージア州）准教授。

サンドラ・サンチェス-ライリー（Sandra Sanchez-Reilly）

M.D.（ヌエストラ・セニョーラ・デル・ロザリオ大学）。テキサス大学健康科学センター准教授、緩和ケアプログラム委員長。また、南テキサス退役軍人健康ケア・システムで緩和ケア・プログラムを推進、サンアントニオ退役軍人老年研究、教育、臨床センター副所長をも務める。

訳者紹介

改田明子（かいだ　あきこ）

1960年千葉県生まれ。東京大学大学院教育学研究科博士課程単位取得満期退学。現在、二松学舎大学文学部教授。専門は、認知心理学、学生相談。

人名索引

▶ナ　行

▶ハ　行

▶マ　行

▶ヤ　行

▶ラ　行

▶ワ　行

事項索引

文　献

Abraham, A., Kutner, J., and Beaty, B. (2006) Suffering at the end of life in the setting of low physical symptom distress. *Journal of Palliative Medicine, 9* (3), 658-65.

Accreditation Council for Graduate Medical Education (2006) ACGME Board adds hospice and palliative care as new subspecialty. Retrieved August 1, 2006 from www.acgme.org/acWebsite/newsReleases/newsRel_07_20_06.asp.

Alexander, P. (2004) An investigation of inpatient referrals to a clinical psychologist in a hospice. *European Journal of Cancer Care, 13* (1), 36-44.

Alexander, S.C., Keitz, S.A., Sloane, R., and Tulsky, J.A. (2006) A controlled trial of a short course to improve residents' communication with patients at end of life. *Academic Medicine, 81* (11), 1008-12.

Ambuel, B., and Mazzone, M. (2001) Breaking bad news and discussing death. *Primary Care, 28* (2), 249-67.

American Academy on Communication in Healthcare (2004) Upcoming courses and meetings, www.aachonline.org.

American Psychological Association (APA) (2006). End-of-life issues and care: the role of psychology in end-of-life decisions and quality of care issues. Retrieved January 4, 2007 from www.apa.org/pi/eol/role.html.

Amitabha Hospice Service (2007) A brief history of hospice care. Retrieved February 1, 2007 from www.amitabhahospice.org/hospice/general_history.php.

Arnold, S.J., and Koczwara, B. (2006) Breaking bad news: learning through experience. *Journal of Clinical Oncology, 24* (31), 5098-100.

Babrow, A.S. (1992) Communication and problematic integration: understanding diverging probability and value, ambiguity, ambivalence, and impossibility. *Communication Theory, 2* (2), 95-130.

Babrow, A. S. (2001) Uncertainty, value, communication, and problematic integration. *Journal of Communication, 51* (3), 553-74.

Babrow, A.S., and Mattson, M. (2003) Theorizing about health communication. In

T. Thompson, A. Dorsey, K. Miller, and R.A. Parrot（eds）, *Handbook of Health Communication*. Mahwah, NJ: Lawrence Erlbaum.

Back, A.L., Arnold, R.M., Tulsky, J.A., Baile, W. F., and Fryer-Edwards, K.A.（2003）Teaching communication skills to medical oncology fellows. *Journal of Clinical Oncology, 21*（12）, 2433-6.

Baile, W., Buckman, R., Lenzi, R., Blober, G., Beale, E., and Kudelka, A.（2000）SPIKES — a six step protocol for delivering bad news: application to the patient with cancer. *Oncologist, 5*（4）, 302-11.

Bakhtin, M.M.（1981）*The Dialogic Imagination: Four Essays by M. M. Bakhtin*（M. Holquist, ed.; C. Emerson and M. Holquist, trans.）Austin, TX: University of Texas Press.

Bakhtin, M.M.（1984）*Problems of Dostoevsky's Poetics*（C. Emerson, ed. and trans.）Minneapolis, MN: University of Minnesota Press.

Bakhtin, M.M.（1986）*Speech Genres and Other Late Essays*（C. Emerson and M. Holquist, eds, V. McGee, trans.）Austin, TX: University of Texas Press.

Balmer, C.（2005）The information requirements of people with cancer: where to go after the "patient leaflet"? *Cancer Nursing, 28*（1）, 36-44.

Barnard, D., Towers, A.M., Boston, P., and Lambrinidou, Y.（2000）*Crossing Over: Narratives of Palliative Care*. New York: Oxford University Press.

Bateson, G.（1972）*Steps to an Ecology of Mind*. New York: Ballantine Books.［ベイトソン／佐藤良明訳（2000）.『精神の生態学』新思索社］

Baxter, L.（1988）A dialectical perspective on communication strategies in relationship development. In S. Duck（ed.）, *Handbook of Personal Relationships: Theory, Research and Interventions*. New York: John Wiley and Sons.

Baxter, L.（1992）Interpersonal communication as dialogue: a response to the "social approaches" forum. *Communication Theory, 2*（4）, 330-7.

Baxter, L.（1994）A dialogic approach to relationship maintenance. In D.J. Canary and L. Stafford（eds）, *Communication and Relational Maintenance*. New York: Academic Press.

Beach, W.（2002）Between dad and son: initiating, delivering and assimilating bad cancer news. *Health Communication, 14*（3）, 271-98.

Berger, P.L., and Luckmann, T.（1966）*The Social Construction of Reality: A Treatise in the Sociology of Knowledge*. Garden City, NY: Doubleday.［バーガー&ルックマン／山口節郎訳（2003）.『現実の社会的構成：知識社会学論考』新

曜社］
Bern-Klug, M., and Chapin, R.（1999）The changing demography of death in the United States: implications for human service workers. In B. de Vries（ed.）, *End of Life Issues: Interdisciplinary and Multidimensional Perspectives.* New York: Springer.［ドゥ・フリース／野村豊子・伊波和恵監訳（2005）.『人生の終焉：老年学・心理学・看護学・社会福祉学からのアプローチ』北大路書房］
Billings, J. A., and Block, S.（1997）Palliative care in undergraduate medical education: status report and future directions. *Journal of the American Medical Association, 278*（9）, 733-8.
Billings, J., and Kolton, E.（1999）Family satisfaction and bereavement care following death in the hospital. *Journal of Palliative Medicine, 2*（1）, 33-49.
Black, K.（2006）Advance directive communication: nurses' and social workers' perceptions of roles. *American Journal of Hospice and Palliative Medicine, 23*（3）, 175-84.
Bloche, M.（2005）Managing conflict at the end of life. *New England Journal of Medicine, 352*（23）, 2371-3.
Bloom, S.W.（1988）Structure and ideology in medical education: an analysis of resistance to change. *Journal of Health and Social Behavior, 29*（4）, 294-306.
Boyle, D.（2006）Delirium in older adults with cancer: implications for practice and research. *Oncology Nursing Forum, 33*（1）, 61-78.
Brashers, D.E., Neidig, J.L., and Goldsmith, D.J.（2004）Social support and the management of uncertainty for people living with HIV or AIDS. *Health Communication, 16*（3）, 305-31.
Brooks, P.（1984）*Reading for Plot: Design and Intention in Narrative.* New York: Vintage Books.
Brown, B.B., Altman, I., and Werner, C.M.（1992）Close relationships in the physical and social world: dialectical and transactional analyses. In S.A. Deetz（ed.）, *Communication Yearbook 15.* Thousand Oaks, CA: Sage Publications.
Buckman, R.（1998）Communication in palliative care: a practical guide. In D. Doyle, G.W.C. Hanks, and N. MacDonald（eds）, *Oxford Textbook of Palliative Medicine*（2nd edn）New York: Oxford University Press.
Buckman, R.（2005）Breaking bad news: the S-P-I-K-E-S strategy. *Community Oncology, 2*（2）, 138-42.
Burke, K.（1945）*A Grammar of Motives.* Berkeley, CA: University of California

Press.［バーク／森常治訳（1982）．『動機の文法』晶文社］

Burke, K.（1957）*Philosophy of Literary Form*. New York: Vintage Books.［バーク／森常治訳（1983）．『文学形式の哲学：象徴的行動の研究』国文社］

Callahan, D.（2000）*The Troubled Dream of Life: Ln Search of a Peaceful Death*. Washington, DC: Georgetown University Press.［カラハン／岡村二郎訳（2006）．『自分らしく死ぬ：延命治療がゆがめるもの』ぎょうせい］

Campbell, M.L., and Guzman, J.A.（2003）Impact of a proactive approach to improve end-of-life care in a medical ICU. *CHEST, 123*（1），266–71.

Carson, R.（2002）The hyphenated space: liminality in the doctor-patient relationship. In R. Charon and M. Montello（eds），*Stories Matter: The Role of Narrative in Medical Ethics*. New York: Routledge.

Cassell, E.J.（2004）*The Nature of Suffering and the Goals of Medicine*（2nd edn）New York: Oxford University Press.

Center for Medicare and Medicaid Services（2002）Program information on Medicare, Medicaid, SCHIP, and other programs of the Center for Medicare and Medicaid Services. Retrieved February 1，2007 from http://www.cms.hhs.gov/TheChartSeries/02_CMS_Facts_Figures.asp#TopOfPage.

Center to Advance Palliative Care（2007）Organizational website. Retrieved January 25，2007 from http://www.capc.org/.

Charon, R., and Bruner, J.（2002）Narratives of human plight: a conversation with Jermone Bruner. In R. Charon and M. Montello（eds），*Stories Matter: The Role of Narrative in Medical Ethics*. Routledge: NewYork.

Cherny, N., and Catane, R.（2003）Attitudes of medical oncologists toward palliative care for patients with advanced and incurable cancer. Report on a Survey by the European Society of Medical Oncology Taskforce on Palliative and Supportive Care. *Cancer, 98*（11），2502–10.

Christakis, N.A.（2001）*Death Foretold: Prophecy and Prognosis in Medical Care*. Chicago, IL: University of Chicago Press.［クリスタキス／進藤雄三監訳（2006）．『死の予告：医療ケアにおける予言と予後』ミネルヴァ書房］

Clayton, M., Butow, P., Arlond, R., and Tattersall, M.（2005）Fostering coping and nurturing hope when discussing the future with terminally ill cancer patients and their caregivers. *Cancer, 103*（9），1965–75.

Connor, S.R., Egan, K.A., Kwilosz, D.M., Larson, D.G., and Reese, D.J.（2002）Interdisciplinary approaches to assisting with end-of-life care and decision-

making. *American Behavioral Scientist, 46* (3), 340–56.

Costain Schou, K. (1993) Awareness contexts and the construction of dying in the cancer treatment setting: "micro" and "macro" levels in narrative analysis. In L. Clark (ed.), *The Sociology of Death*. Oxford: Blackwell.

Costain Schou, K., and Hewison, J. (1999) *Experiencing Cancer: Quality of Life in Treatment*. Buckingham: Open University Press.

Cowan, C., Catlin, A., and Smith, C. (2004) National health expenditures, 2002. *Health Care Financing Review, 25* (Summer), 143–66.

Coyle, N. (2001) Introduction to palliative nursing care. In B.R. Ferrell and N. Coyle (eds), *Textbook of Palliative Nursing*. Oxford: Oxford University Press.

Craig, R.T. (1999) Communication theory as a field. *Communication Theory, 9* (2), 119–61.

Curtis, J., Patrick, D., Caldwell, E., and Collier, A. (2000) Why don't patients and physicians talk about end-of-life care? Barriers to communication for patients with acquired immunodeficiency syndrome and their primary care clinicians. *Archives of Internal Medicine, 160* (11), 1690–6.

Dar, R., Beach, C., Barden, P., and Cleeland, C. (1992) Cancer pain in the marital system: a study of patients and their spouses. *Journal of Pain and Symptom Management, 7* (2), 87–93.

Dartmouth Atlas of Health Care (1999) Organizational website. Accessed at www.dartmouthatlas.org.

Dartmouth Atlas of Health Care (2006) New study shows need for a major overhaul of how United States manages chronic illness. Retrieved February 17, 2007 from www.dartmouthatlas.org/press/2006_atlas_press_release.shtm.

Daughtery, C.K. (2005) Personal communication, October 18.

Davies, E., Clarke, C., and Hopkins, A. (1996) Malignant cerebral glioma: Part Ⅱ. Perspectives of patients and relatives on the value of radiotherapy. *British Medical Journal, 331* (3071), 1512–16.

Davis, H. (1991) Breaking bad news. *Practitioner, 235* (1503), 522–6.

Davison, K.P. and Pennebaker, J.W. (1997) Virtual narratives: illness representation in online support groups. In K. J. Petrie and J. A. Weinman (eds), *Perceptions of Health and Illness: Current Research and Applications*. London: Harwood.

DeAngelis, T. (2002) More psychologists needed in end-of-life care. *Monitor on*

Psychology 33. Retrieved January 8, 2007 from www. apa. org/monitor/mar02/endlife.html.

de Haes, H., and Teunissen, S. (2005) Communication in palliative care: a review of recent literature. *Current Opinion in Oncology, 17* (4), 345-50.

DeLoach, R. (2003) Job satisfaction among hospice interdisciplinary team members. *American Journal of Hospice and Palliative Care, 20* (6), 434-40.

de Montigny, J. (1993) Distress, stress and solidarity in palliative care. *Omega, 27* (1), 5-15.

de Swaan, A. (1985) *Het Medisch Regiem*. Amsterdam: Meulenhoff.

Dickerson, S., Boehmke, M., Ogle, C., and Brown, J. (2006) Seeking and managing hope: patients' experiences using the internet. *Oncology Nursing Forum, 33* (1), 8-17.

Dillard, J. P. and Carson, C. L. (2005) Uncertainty management following a positive newborn screening for cystic fibrosis. *Journal of Health Communication, 10* (1), 57-76.

Diver, F., Molassiotis, A., and Weeks, L. (2003) The palliative care needs of ethnic minority patients: Staff perspectives. *International Journal of Palliative Nursing, 9* (9), 348-351.

Donelan, K., Hill, C., Hoffman, C., Scoles, K., Hollander, F., and Levine, C. (2002) Challenge to care: informal caregivers in a changing health system. *Health Affairs, 22* (4), 222-31.

Dosanjh, S., Barnes, J., and Bhandari, M. (2001) Barriers to breaking bad news among medical and surgical residents. *Medical Education, 35* (12), 197-205.

Doukas, D., and Hardwig, J. (2003) Using the family covenant in planning end of life care: obligations and promises of patients, families, and physicians. *Journal of the American Gerontology Society, 51* (8), 1155-8.

Dowsett, S.M., Saul, J.L., Butow, P.N., Dunn, S.M., Boyer, M.J., Findlow, R., and Dunsmore, J. (2000) Communication styles in the cancer consultation: preferences for a patient-centered approach. *Psychooncology, 9* (2), 147-56.

Doyle, D., Hanks, G.W.C., and MacDonald, N. (1998) Introduction. In D. Doyle, G. W.C. Hanks, and N. MacDonald (eds), *Oxford Textbook of Palliative Medicine* (2nd edn). New York: Oxford University Press.

DuPre, A. (2005) *Communicating About Health: Current Issues and Perspectives* (2nd edn). New York: McGraw Hill.

Dyeson, T.B. (2005) The home health care team: what can we learn from the hospice experience? *Home Health Care Management and Practice, 17* (2), 125–7.

Earle, C., Neville, B., Landrum, M., Ayanian, J., Block, S., and Weeks, J. (2004) Trends in the aggressiveness of cancer care near the end of life. *Journal of Clinical Oncology, 22* (2), 315–21.

Egbert, N., and Parrott, R. (2003) Empathy and social support for the terminally ill: implications for recruiting and retaining hospice and hospital volunteers. *Communication Studies, 54* (1), 18–34.

Eggly, S., Penner, L., Albrecht, T. L., Cline, R. J. W., Foster, T., Naughton, M., Peterson, A., and Ruckdeschel, J. C. (2006) Discussing bad news in the outpatient oncology clinic: rethinking current communication guidelines. *Journal of Clinical Oncology, 24* (4), 716–19.

Ellingson, L. (2003) Interdisciplinary health care teamwork in the clinic backstage. *Journal of Applied Communication Research, 31* (2), 93–117.

Emanuel, E.J., Fairclough, D.L., Slutsman, J., Alpert, H., Baldwin, D., and Emanuel, L. L. (1999) Assistance from family members, friends, paid caregivers, and volunteers in the care of terminally ill patients. *New England Journal of Medicine, 341* (13), 956–63.

Emanuel, E.J., Young-Xu, U., Levinsky, N., Gazelle, G., Saynina, O., and Ash, A. (2003) Chemotherapy use among Medicare beneficiaries at the end of life. *Annals of Internal Medicine, 138* (8), 639–43.

Engel, G. L. (1977) The need for a new medical model: a challenge for biomedicine. *Science, 196* (4286), 129–36.

Faden, R., and German, P.S. (1994) Quality of life: considerations in geriatrics. *Clinical Geriatric Medicine, 10* (3), 541–51.

Fallowfield, L. and Jenkins, V. (2004) Communicating sad, bad, and difficult news in medicine. *Lancet, 363* (9405), 312–19.

Ferrell, B. (1996) *Suffering*. Sudbury, MA: Jones and Bartlett.

Field, D., and Copp, G. (1999) Communication and awareness about dying in the 1990s. *Palliative Medicine, 13* (6), 459–68.

Field, M.J., and Cassel, C.K. (eds), (1997) *Approaching Death: Improving Care at the End of Life*. Washington, DC: National Academy Press.

Finlay, I.G., Higginson, I.J., Goodwin, D.M., Cook, A.M., Edwards, A.G.K., Hood, K.,

Douglas, H.R., and Norman, C.E.（2002）Palliative care in hospital, hospice, at home: results from a systematic review. *Annals of Oncology: Journal of the European Society for Medical Oncology, 13*（4）, 257-63.

Fisher, E.S., Wennberg, D.E., Stukel, T.A., Gottlieb, D.J., Lucas, F.L., and Pinder, E.I.（2003）The implications of regional variations in Medicare spending: health outcomes and satisfaction with care. *Annals of Internal Medicine, 138*（4）, 288-98.

Fisher, W.（1987）*Human Communication as Narration: Toward a Philosophy of Reason, Value, and Action.* Columbia, SC: University of South Carolina Press.

Fisher, W.（1989）Clarifying the narrative paradigm. *Communication Monographs, 56*（1）, 55-8.

Forbes.com（2007）Hospitals embrace the hospice model. Retrieved January 7, 2007 from www.forbes.com/health/feeds/hscout/2007/01/07/hscout600766.html/.

Ford, T., and Tartaglia, A.（2006）The development, status, and future of healthcare chaplaincy. *Southern Medical Journal, 99*（6）, 675-9.

Foster, E.（2006）*Communicating at the End of Life: Finding Magic in the Mundane.* Mahwah, NJ: Lawrence Erlbaum.

Frank, A.W.（1995）*The Wounded Storyteller: Body, Illness and Ethics.* Chicago, IL: University of Chicago Press.［フランク／鈴木智之訳（2002）.『傷ついた物語の語り手：身体・病い・倫理』ゆみる出版］

Frank, A.W.（2005）Stories by and about us. In L. Harter, P. Japp, and C. Beck（eds）, *Narratives, Health, and Healing: Communication Theory, Research, and Practice.* Mahwah, NJ: Lawrence Erlbaum.

Friedrichsen, M., and Milberg, A.（2006）Concerns about losing control when breaking bad news to terminally ill patients with cancer: physicians' perspective. *Journal of Palliative Medicine, 9*（3）, 673-82.

Gage, B., Miller, S.C., Mor, V., Jackson, B., and Harvell, J.（2000a）*Synthesis and Analysis of Medicare's Hospice Benefit: Executive Summary and Recommendations*（DALTCP No. 100-97-0010）. Washington, DC: U.S. Department of Health and Human Services.

Gage, B., Miller, S.C., Coppola, K., Harvell, J., Laliberte, L., Mor, V., and Teno, J.（2000b）*Important Questions for Hospice in the Next Century*（DALTCP No. 100-97-0010）. Washington, DC: U.S. Department of Health and Human Services.

Geist, P., and Gates, L.（1996）The poetics and politics of re-covering identities in health communication. *Communication Studies, 47*（3），218–28.

Geist-Martin, P., Ray, E. B., and Sharf, B. F.（2003）*Communicating Health: Personal, Cultural, and Political Complexities.* Belmont, CA: Thomson-Wadsworth.

Geriatrics Interdisciplinary Advisory Group（2006）Interdisciplinary care for older adults with complex needs: American Geriatrics Society position statement. *Journal of the American Geriatric Society, 54*（5），849–52.

Gillotti, C. M.（2003）Medical disclosure and decision-making: excavating the complexities of physician-patient information exchange. In T.L. Thompson, A.M. Dorsey, K.I. Miller, and R. Parrott（eds），*Handbook of Health Communication.* Mahwah, NJ: Lawrence Erlbaum.

Girgis, A., and Sanson-Fisher, R. W.（1995）Breaking bad news: consensus guidelines for medical practitioners. *Journal of Clinical Oncology, 13*（9），2449–56.

Glaser, B., and Strauss, A.（1965）*Awareness of Dying.* Chicago, IL: Aldine Publishing Company.［グレイザー＆ストラウス／木下康仁訳（1988）．『「死のアウェアネス理論」と看護：死の認識と終末期ケア』医学書院］

Goffman, E.（1959）*The Presentation of Selfin Everyday Life.* New York: Anchor Doubleday Books.

Goffman, E.（1974）Keys and keyings. In *Frame Analysis: An Essay on the Organization of Experience.* New York: Harper and Row.

Goffman, E.（1976）Replies and responses. *Language and Society, 5*（3），257–313.

Goffman, E.（1981）*Forms of Talk.* Philadelphia, PA: University of Pennsylvania Press.

Goldman, A.H.（1980）*The Moral Foundations of Professional Ethics.* Totowa, NJ: Rowman and Little field.

Golubow, M.（2002）*For the Living: Coping, Caring and Communicating with the Terminally Ill.* Amityville, NY: Baywood Publishing.

Groopman, J.（2004）*The Anatomy of Hope: How People Prevail in the Face of Illness.* New York: Random House.［グループマン／菅靖彦・田中淳一訳（2012）．『病を癒す希望の力：医療現場で見えてきた「希望」の驚くべき治癒力』草思社］

Groopman, J. (2005) A strategy for hope: a commentary on necessary collusion. *Journal of Clinical Oncology, 23* (13), 3151-2.

Hagerty, R., Butow, P., Ellis, P., Lobb, E., Pendelbury, S., Leigh, N., McLeod, C. and Tattersall, M. (2005) Communicating with realism and hope: incurable cancer patients' views on the disclosure of prognosis. *Journal of Clinical Oncology, 23* (6), 1278-88.

Hainsworth, J., and Greco, A. (2000) Neoplasms of unknown primary site. In R. Bast, D. Kufe, R. Pollock, R. Weichselbaum, J. Holland, and E. Frei (eds), *Cancer Medicine* (5th edn) London: BC Decker.

Hall, P., and Weaver, L. (2001) Interdisciplinary education and teamwork: a long and winding road. *Medical Education, 35* (9), 867-75.

Han, P., and Arnold, R. (2005) Palliative care services, patient abandonment, and the scope of physicians' responsibilities in end-of-life care. *Journal of Palliative Medicine, 8* (6), 1238-45.

Hanson, L., Danis, M., and Garrett, J. (1997) What is wrong with end of life care? Opinions of bereaved family members. *Journal of American Geriatric Society, 45* (11), 1334-9.

Harris, M.D., and Satterly, L.R. (1998) The chaplain as a member of the hospice team. *Home Healthcare Nurse, 16* (9), 591-3.

Hauerwas, S. (1986) *Suffering Presence: Theological Reflections on Medicine, the Mentally Handicapped, and the Church.* Notre Dame, IN: University of Notre Dame Press.

Hauerwas, S. (2005) *Naming the Silences: God, Medicine, and the Problem of Suffering.* New York: T and T Clark.

Hauser, J., and Kramer, B. (2004) Family caregivers in palliative care. *Clinics in Geriatric Medicine, 20* (4), 671-88.

Herth, K. (1990) Fostering hope in the terminally ill. *Journal of Advanced Nursing, 15* (11), 1250-9.

Herth, K. (1993) Hope in the family caregiver of terminally ill people. *Journal of Advanced Nursing, 18* (4) 538-48.

Higginson, I. (1998) Defining the unit of care: who are we supporting and how? In E. Bruera and R. Portenoy (eds), *Topics in Palliative Care,* Vol. 2. New York: Oxford University Press.

Hines, S.C., Babrow, A.S., Badzek, L., and Moss, A. (2001) From coping with life to

coping with death: problematic integration for the seriously ill elderly. *Health Communication, 13* (3), 327-42.

Hoffman, M., Morrow, G., Roscoe, J., Hickok, J., Mustian, K., Moore, D., Wade, J., and Fitch, T. (2004) Cancer patients' expectations of experiencing treatment related side-effects: a University of Rochester Cancer Center—Community Clinical Oncology Program study of 938 patients from community practices. *Cancer, 101* (4), 851-7.

Hoskin, P., and Makin, W. (2003) *Oncology for Palliative Medicine* (2nd edn). New York: Oxford University Press.

Hoskins, C., Baker, S., Budin, W., Ekstrom, D., Maislin, G., Sherman, D., Steelman-Bohlander, J., Bookbinder, M., and Knauer, C. (1996) Adjustment among husbands of women with breast cancer. *Journal of Psychosocial Oncology, 14* (1), 41-69.

Howe, J.L., and Sherman, D.W. (2006) Interdisciplinary educational approaches to promote team-based geriatrics and palliative care. *Gerontology and Geriatrics Education, 26* (3), 1-16.

Hudson, P. L., Schofield, P., Kelly, B., Hudson, R., Street, A., O'Connor, M., Kristjanson, L.J., Ashby, M., and Aranda, S. (2006) Responding to desire to die statements from patients with advanced disease: recommendations for health professionals. *Palliative Medicine, 20* (7), 703-10.

Husband, J., and Kennedy, C. (2006) Exploring the role of community palliative care nurse specialists as educators. *International Journal of Palliative Nursing, 12* (6), 277-84.

Japp, P.M., Harter, L.M., and Beck, C.S. (2005) Overview of narrative and health communication theorizing. In L.M. Harter, P.M. Japp, and C.S. Beck (eds), *Narratives, Health, and Healing: Communication Theory, Research, and Practice*. Mahwah, NJ: Lawrence Erlbaum.

Jenkins, C., and Bruera, E. (1998) Conflict between families and staff: an approach. In E. Bruera and R. Portenoy (eds), *Topics in Palliative Care*, Vol. 2. New York: Oxford University Press.

Jocham, H.R., Dassen, T., Widdershoven, G., and Halfens, H. (2006) Quality of life in palliative care cancer patients: a literature review. *Journal of Clinical Nursing, 15* (9), 1188-95.

Johnson, A.J., Wittenberg, E., Villagran, M.M., Mazur, M., and Villagran, P. (2003)

Relational progression as a dialectic: examining turning points in communication among friends. *Communication Monographs, 70* (3) 230–49.

Kagan, A.R., and Steckel, R. (2000) Imagine cancers of unknown primary site. In R. Bast, D. Kufe, R. Pollock, R. Weichselbaum, J. Holland, and E. Frei (eds), *Cancer Medicine* (5th edn). London: BC Decker.

Kalus, C. (2003) Palliative care and psychology. In B. Monroe and D. Oliviere (eds), *Patient Participation in Palliative Care: A Voice for the Voiceless.* New York: Oxford University Press.

Kaur, J. S. (2000) Palliative care and hospice programs. *Mayo Clinic Proceedings, 75* (2), 181–3.

Kayashima, R., and Braun, K. (2001) Barriers to good end-of-life care: a physician survey. *Hawaii Medical Journal, 60* (2), 40–7.

Kaye, J., and Gracely, E. (1993) Psychological distress in cancer patients and their spouses. *Journal of Cancer Education, 8* (1), 47–52.

Kearl, M.C. (1996) Dying well: the unspoken dimension of aging well. *American Behavioral Scientist, 39* (3), 336–60.

Keeley, M. P. (2004a) Final conversations: survivors' memorable messages concerning religious faith and spirituality. *Health Communication, 16* (1), 87–104.

Keeley, M.P. (2004b) Final conversations: messages of love. *Qualitative Research Reports, 5* (1), 34–40.

King, C., Haberman, M., Berry, D., Bush, N., Butle, L., Dow, K., Terrel, B., Growt, M., Gue, D., Hinds, P., Kreuer, J., Padilla, G., and Underwood, S. (1997) Quality of life and the cancer experience: the state of knowledge. *Oncology Nursing Forum, 24* (1), 27–41.

Klitzman, R. (2006) Improving education on doctor-patient relationships and communication: lessons from doctors who become patients. *Academic Medicine, 81* (5), 447–53.

Kopelman, A. (2006) Understanding, avoiding, and resolving end-of-life conflict in the NICU. *The Mount Sinai Journal of Medicine, 73* (3), 580–6.

Kramer, B., Boelk, A., and Auer, C. (2006) Family conflict at the end of life: Lessons learned in a model program for vulnerable older adults. *Journal of Palliative Care, 9* (3), 791–801.

Kübler-Ross, E. (1969) *On Death and Dying: What the Dying Have to Teach*

Doctors, Nurses, Clergy, and Their Own Families. New York: Routledge.［キューブラー・ロス／鈴木晶訳（2001）.『死ぬ瞬間：死とその過程について』中央公論新社］
Lamont, E.B., and Christakis, N.（2001）Prognostic disclosure to patients with cancer near the end of life. *Annals of Internal Medicine, 134*（12）, 1096–105.
Landau, R.（2000）Ethical dilemmas in general hospitals: social workers' contributions to ethical decision-making. *Social Work Health Care, 32*（2）, 75–92.
LaPuma, J., and Lawlor, E.F.（1990）Quality-adjusted life-years. *Journal of the American Medical Association, 263*（21）, 2917–21.
Larson, D.（2003）Exploring the nature of the interdisciplinary team: An excerpt from *The Helper's Journey*. *Hospice Palliative Insights, 4*（2）, 6–8.
Lautrette, A., Ciroldi, M., Ksibi, H., and Azoulay, E.（2006）End-of-life family conferences: rooted in the evidence. *Critical Care Medicine, 34*（Suppl. 11）, 364–72.
Lawton, J.（2000）*The Dying Process: Patients' Experiences of Palliative Care*. London: Routledge.
Lederberg, M.（1998）The family of the cancer patient. In J. Holland（ed.）, *Psychooncology*. New York: Oxford.［ホーランド編／河野博臣監訳（1993）.『サイコオンコロジー：がん患者のための総合医療』メディサイエンス社］
Leipzig, R.M., Hyer, K., Ek, K., Wallenstein, S., Vezina, M.L., Fairchild, S., Cassel, C. K., and Howe, J. L.（2002）Attitudes toward working on interdisciplinary healthcare teams: a comparison by discipline. *Journal of the American Geriatrics Society, 50*（6）, 1141–8.
Leleszi, J., and Lewandowski, J.（2005）Pain management in the end-of-life care. *Journal of the American Osteopathic Association, 105*（3）, S6–S11.
Littlewood, J.（1993）The denial of death and rites of passage in contemporary societies. In D. Clark（ed.）, *The Sociology of Death: Theory, Culture, Practice*. Cambridge, MA: Blackwell.
Loscalzo, M., and Zabora, J.（1998）Care of the cancer patient: response of family and staff. In E. Bruera and R. Portenoy（eds）, *Topics in Palliative Care*, Vol. 2. New York: Oxford University Press.
Maguire, P., and Faulkner, A.（1988a）Communication with cancer patients: 1. Handling bad news and difficult questions. *British Medical Journal, 297*（6653）,

907-9.
Maguire, P., and Faulkner, A. (1988b) Communication with cancer patients: 2. Handling uncertainty, collusion, and denial. *British Medical Journal, 297* (6654), 972-4.
Markowitz, J., Gutterman, E., Sadik, K., and Papadopoulos, G. (2003) Health-related quality of life for caregivers of patients with Alzheimer disease. *Alzheimer Disease and Associated Disorders, 17* (4), 209-14.
Matsuyama, R., Reddy, S., and Smith, T. (2006) Why do patients choose chemotherapy near the end of life? A review of the perspective of those facing death from cancer. *Journal of Clinical Oncology, 24* (21), 3490-6.
McCluskey, L., Casarett, D., and Siderowf, A. (2004) Breaking the news: a survey of ALS patients and their caregivers. *Taylor and Francis Health Sciences, 5* (3), 131-5.
McCormick, T., and Conley, B. (1995) Patients' perspectives on dying and on the care of dying patients. *Western Journal of Medicine, 163* (3), 236-43.
McMillan, S., and Mahon, M. (1994) The impact of hospice services on the quality of life of primary caregivers. *Oncology Nursing Forum, 21* (7), 1189-95.
McPherson, C., and Addington-Hall, J. (2004) Evaluating palliative care: bereaved family members' evaluations of patients' pain, anxiety, depression. *Journal of Pain and Symptom Management, 28* (2), 104-14.
McPherson, C. J., Wilson, K. G., and Murray, M. (2007) Feeling like a burden: exploring the perspectives of patients at the end of life. *Social Science Medicine, 64* (2), 417-27.
Meador, K., and Henson, S. (2000) Growing old in a therapeutic culture. *Theology Today, 57* (2), 185-202.
Meier, D. (2000) Kinder caring. *Hospitals and Health Networks, 74* (12), 84.
Meier, D., and Beresford, L. (2005) Infrastructure supports what is most important in palliative care. *Journal of Palliative Medicine, 8* (6), 1092-5.
Meier, D.E., Back, A.L., and Morrison, R.S. (2001) The inner life of physicians and care of the seriously ill. *Journal of the American Medical Association, 286* (23), 3007-14.
Meier, D., Morrison, R. S., and Cassel, C. K. (1997) Improving palliative care. *Annals of Internal Medicine, 127* (3), 225-30.
Miller, J. (1989) Hope inspiring strategies of the critically ill. *Applied Nursing*

Research, 2（1），23-9.
Mishler, E.G.（1981）*Social Contexts of Health, Illness, and Patient Care.* New York: Cambridge University Press.［ミシュラー／尾崎新訳（1988）.『医学モデルを超えて：医療へのメッセージ』星和書店］
Mishler, E.G.（1984）*The Discourse of Medicine: Dialectics of Medical Interviews.* Norwood, NJ: Ablex Publishing.
Montgomery, B.M.（1993）Relationship maintenance versus relationship change: a dialectical dilemma. *Journal of Social and Personal Relationships, 10*（2）, 205-23.
Mooney, K.（2003）Understanding our place: the importance of professional boundaries. *Hospice and Palliative Care Insights, 3*（2），15-18.
Morrison, R.S., and Meier, D.E.（2004）Palliative care. *The New England Journal of Medicine, 350*（25），2582-90.
Moyers, B.（2000）*On Our Own Terms: Mayers on Dying.* Films for the Humanities and Sciences. Public Affairs Television, Inc. New York.
Mystakidou, K., Tsilika, E., Parpa, E., Katsouda, E., Galanos, A., and Vlahos, L.（2006）Psychological distress of patients with advanced cancer: Influence and contribution of pain severity and pain interference. *Cancer Nursing, 29*（5）, 400-5.
Napier, L.（2003）Palliative care social work. In B. Monroe and D. Oliviere（eds）, *Patient Participation in Palliative Care: A Voice for the Voiceless.* New York: Oxford University Press.
National Center for Health Statistics（1998）New study of patterns of death in the United States. Retrieved February 1, 2007 from www. cdc. gov/nchs/pressroom/98facts/93nmfs.htm.
National Council for Palliative Care, www.ncpc.org.uk.
National Family Caregivers Association（2000）Caregiver survey. Retrieved November 2, 2006, from http://www. thefamilycaregiver.org/who_are_family_caregivers/2000_survey.cfm.
National Hospice and Palliative Care Organization（2007）Organizational Website. Accessed at www.nhpco.org.
Nietzsche, F.W., Kaufmann, W.A., and Hollingdale, R.J.（1967）*The Will to Power.* New York: Random House.［ニーチェ／原佑訳（1993）.『権力への意志』上・下，筑摩書房］

Novack, D.H., Plumer, R., and Smith, R.L. (1979) Changes in physicians' attitude: telling the cancer patient. *Journal of the American Medical Association, 241* (9), 897-900.

Nuland, S.B. (1993) *How We Die: Reflections on Life's Final Chapter.* New York: Random House. [ヌーランド／鈴木主税訳 (1995). 『人間らしい死にかた：人生の最終章を考える』河出書房新社]

O'Neill, B., and Fallon, M. (1997) ABC of palliative care: principles of palliative care and pain control. *British Medical Journal, 315* (7111), 801-4.

Opie, A. (1997) Thinking teams, thinking clients: issues of discourse and representation in the work of healthcare teams. *Sociology of Health and Illness, 19* (3), 259-80.

Palacas, A.L. (1992) Forms of speech: linguistic worlds and Goffman's embedded footings. In Shin Ja J. Hwang and William R. Merrifield (eds), *Language in Context: Essays for Robert E. Longacre,* Summer Institute of Linguistics and the University of Texas at Arlington Publications in Linguistics, 107. Dallas, TX: Summer Institute of Linguistics and the University of Texas at Arlington.

Parrott, R., Silk, K., Weiner, J., Condit, C., Harris, T., and Bernhardt, J. (2004) Deriving lay models of uncertainty about genes' role in illness causation to guide communication about human genetics. *Journal of Communication, 54* (1), 105-22.

Payne, S., and Haines, R. (2002) The contribution of psychologists to specialist palliative care. *International Journal of Palliative Nursing, 8* (8), 401-6.

Penson, R.T., Kyriakou, H., Zuckerman, D., Chabner, B.A., and Lynch, T.J. (2006) Teams: communication in multidisciplinary care. *The Oncologist, 11* (5), 520-6.

Petronio, S. (2002) *Boundaries of Privacy: Dialectics of Disclosure.* Albany, NY: State University of New York Press.

Ptacek, J.T., and Eberhardt, T.L. (1996) Breaking bad news: a review of the literature. *Journal of the American Medical Association, 276* (6), 496-502.

Quill, T.E. (2000) Perspectives on care at the close of life: initiating end-of-life discussions with seriously ill patients-addressing the "elephant in the room". *Journal of the American Medical Association, 284* (19), 2502-7.

Quill, T.E. (2001) *Caring for Patients at the End Of Life: Facing an Uncertain Future Together.* Oxford: Oxford University Press.

Rabow, M.W., and McPhee, S.J. (1999) Beyond breaking bad news: how to help patients who suffer. *Western Journal of Medicine, 171* (4), 260-3.

Ragan, S.L., Mindt, T., and Wittenberg-Lyles, E. (2005) Narrative medicine and education in palliative care. In L.M. Harter, P. Japp, and C.S. Beck (eds), *Narratives, Health, and Healing: Communication Theory, Research, and Practice*. Mahwah, NJ: Lawrence Erlbaum.

Ragan, S.L., Wittenberg, E., and Hall, H.T. (2003) The communication of palliative care for the elderly cancer patient. *Health Communication, 15* (2), 219-26.

Ragsdale, D., Kotarba, J., and Morrow, J. (1992) Quality of life of hospitalized persons with AIDS. *Journal of Nursing Scholarship, 24* (4), 259-65.

Raymer, M. (2006) Death and dying—how social workers help—the role of social work in hospice and palliative care. Retrieved January 24, 2007 from http://www. helpstartshere. org/health_and_wellness/ death_and_dying/how_social_workers_help/how_social_workers_help.html.

Reese, D.J., and Raymer, M. (2004) Relationships between social work involvement and hospice outcomes: Results of the National Hospice Social Work Survey. *Social Work, 49* (3), 415-22.

Reuben, D.B., Levy-Storms, L., Yee, M.N., Lee, M., Cole, K., Wake, M., Nichols, L., and Frank, J.C. (2004) Disciplinary split: a threat to geriatrics interdisciplinary team training. *Journal of the American Geriatrics Society, 52* (6), 1000-6.

Richards, M., Ramirez, A., Degner, L., Fallowfield, L., Maher, L., and Neuberger, J. (1995) Offering choice of treatment to patients with cancer. A review based upon a symposium held at the 10th annual conference of the British Psychosocial Oncology group, *European Journal of Cancer, 31A* (1), 112-16.

Rosen, A., and O'Neill, J. (1998) Social work roles and opportunities in advance directives and health care decision-making. Retrieved October 17, 2005 from the National Association of Social Workers website, www. socialworkers. org/practice/aging/advdirct.asp.

Rosenbaum, M.E., Ferguson, K.J., and Lobas, J.G. (2004) Teaching medical students and residents skills for delivering bad news: a review of strategies. *Academic Medicine, 79* (2), 107-17.

Roth, P. (2006) *Everyman*. New York: Houghton Mifflin.

Ryndes, T., and von Gunten, C.F. (2006) The development of palliative medicine in the USA. In E. Bruera, I.J. Higginson, C. Ripamnoti and C.F. von Gunten (eds)

Textbook of Palliative Medicine. London: Hodder Arnold.
Sabur, S. (2003a) Creating an optimal culture and structure for the IDT. *Hospice Palliative Insights, 4* (4), 22-3.
Sabur, S. (2003b) Measuring the success of the interdisciplinary team. *Hospice Palliative Insights, 4* (4), 47-9.
Sanchez-Reilly, S., Wittenberg-Lyles, E.M., and Villagran, M. (2007) Using a pilot curriculum in geriatric palliative care to improve communication skills among medical students. *American Journal of Hospice and Palliative Medicine, 24* (2), 131-6.
Saunders, C. (1967) *The Management of Terminal Illness*. London: Hospital Medicine Publications.
Saunders, C. (2003) A voice for the voiceless. In B. Monroe and D. Oliviere (eds), *Patient Participation in Palliative Care: A Voice for the Voiceless*. Oxford: Oxford University Press.
Schechner, R. (2002) *Performance Studies: An Introduction*. New York: Routledge.
Schneiderman, L.J., Gilmer, T., Teetzel, H.D., Dugan, D.O., Blustein, J., Cranford, R., Briggs, K.B., Komatsu, G.I., Goodman-Crews, P., Cohn, F., and Young, E.W.D. (2003) Effects of ethics consultations on nonbeneficial life-sustaining treatments in the intensive care setting: a randomized control trial. *Journal of the American Medical Association, 290* (9), 1166-72.
Sell, L., Devlin, B., Bourke, S.J., Munro, N.C., Corris, P.S., and Gibson, G.J. (1993) Communicating the diagnosis of lung cancer. *Respiratory Medicine, 87* (1), 61-3.
Semple, S. (1992) Conflict in Alzheimer caregiving families: Its dimensions and consequences. *Gerontologist, 32* (5), 645-55.
Servaty, H. L., and Hayslip, B. (1997) Death education and communication apprehension regarding dying persons. *Omega, 34* (2), 139-48.
Servaty, H. L., and Hayslip, B. Jr. (1999) The communication apprehension regarding the dying scale: a factor analytic study. In B. de Vries (ed.), *End of Life Issues: Interdisciplinary and Multidimensional Perspectives*. New York: Springer. [ドゥ・フリース／野村豊子・伊波和恵監訳 (2005). 『人生の終焉：老年学・心理学・看護学・社会福祉学からのアプローチ』北大路書房]
Servaty, H.L., Krejci, M.J., and Hayslip, B. (1996) Relationships among death

anxiety, communication apprehension with the dying, and empathy in those seeking occupations as nurses and physicians. *Death Studies, 20* (2), 149-61.

Shahab, N., and Perry, M. (2005) Metastatic cancer, unknown primary site. *Medicine*. Retrieved April 4, 2006, from http://www.emedicine.conm/med/topic1463.htm.

Sharf, B. F., and Vanderford, M. L. (2003) Illness narratives and the social construction of health. In T.L. Thompson, A.M. Dorsey, K.I. Miller, and R. Parrott (eds), *Handbook of Health Communication*. Mahwah, NJ: Lawrence Erlbaum.

Shaw, B., Hawkins, R., Arora, N., McTavish, F., Pingree, S., and Gustafson, D. (2005) An exploratory study of predictors of participation in a computer support group for women with breast cancer. *Computers, Infomatics, Nursing, 24* (1), 18-27.

Sheldon, F. (1997) *Psychosocial Palliative Care: Good Practice in the Care of the Dying and Bereaved*. Cheltenham: Stanley Thornes.

Sherman, D. (1998) Reciprocal suffering: the need to improve family caregivers' quality of life through palliative care. *Journal of Palliative Medicine, 1* (4), 357-66.

Singer, P.A., Martin, D.K., and Kelner, M. (1999) Quality of end-of-life care: patients' perspectives. *Journal of the American Medical Association, 281* (2), 163-8.

Smith, T., Girman, J., and Riggins, J. (2001) Why academic divisions of hematology/oncology are in trouble and some suggestions for resolution. *Journal of Clinical Oncology, 19* (1), 260-4.

Smith, T.J., Coyne, P., Cassel, B., Penberthy, L., Hopson, A., and Hager, M.A. (2003) A high-volume specialist palliative care unit and team may reduce in-hospital end-of-life care costs. *Journal of Palliative Medicine, 6* (5), 699-705.

Speck, P. (2003) Palliative care and chaplaincy. In B. Monroe and D. Oliviere (eds), *Patient Participation in Palliative Care: A Voice for the Voiceless*. New York: Oxford University Press.

Stanley, K. J., and Zoloth-Dorfman, L. (2001) Ethical considerations. In B. R. Ferrell and N. Coyle (eds), *Textbook of Palliative Nursing*. Oxford: Oxford University Press.

Steinhauser, K.E., Christakis, N.A., Clipp, E.C., McNeilly, M., McIntyre, L., and

Tulsky, J. A. (2000a) Factors considered important at the end of life by patients, family, physicians, and other care providers. *Journal of the American Medical Association, 284* (19), 2476-82.

Steinhauser, K., Clipp, E., McNeilly, M., Christakis, N., McIntyre, L., and Tulsky, J. (2000b) In search of a good death: observations of patients, families, and providers. *Annals of Internal Medicine, 132* (10), 825-32.

Stratford, M. (2003) Palliative nursing. In B. Monroe and D. Oliviere (eds) *Patient Participation in Palliative Care: A Voice for the Voiceless.* New York: Oxford University Press.

Striff, E. (2003) Introduction: locating performance studies. In E. Striff (ed.) *Performance Studies.* New York: Palgrave Macmillan.

SUPPORT Investigators (1995) A controlled trial to improve care for seriously ill, hospitalized patients: The Study to Understand Prognoses and Preferences for Outcomes and Treatments (SUPPORT). *Journal of the American Medical Association, 274* (20), 1591-8.

Tamburini, M., Buccheri, G., and Brunelli, C. (2000) The difficult choice of chemotherapy in patients with unrespectable non-small cell lung cancer. *Support Care Cancer, 8* (3), 223-8.

Teno, J.M., Clarridge, B.R., Casey, V., Welch, L.C., Wetle, T., Shield, R., and Mor, V. (2004) Family perspectives on end-of-life care at the last place of care. *Journal of the American Medical Association, 291* (1), 88-93.

The, A. (2002) *Palliative Care and Communication: Experiences in the Clinic.* Philadelphia, PA: Open University Press.

Tolle, S., Bascom, P., Hickam, D., and Benson, J. (1986) Communication between physicians and surviving spouses following patient deaths. *Journal of General Internal Medicine, 1* (5), 309-14.

Tolle, S.W., Tilden, V.P., Rosenfeld, A., and Hickman, S.E. (1999) The Oregon report card: Improving care of the dying. Retrieved February 1, 2007 from www.ohsu.edu/ethics/docs/barriers2.pdf.

Tolstoy, L.N. (2004) *The Death of Ivan Illych and Other Stories.* New York: Spark Publishing.

Thomasma, D.C. (1994) Telling the truth to patients: a clinical ethics exploration. *Cambridge Quarterly of Healthcare Ethics, 3* (3), 375-82.

Tschann, J., Kaufman, S., and Mico, G. (2003) Family involvement in end of life

hospital care. *Journal of the American Geriatric Society, 51* (6), 835-40.

Tulsky, J.A. (2003) Doctor-patient communication. In R.S. Morrison, and D.E. Meier (eds), *Geriatric Palliative Care*. New York: Oxford University Press.

Turner, H., Catania, J., and Gagnon, J. (1994) The prevalence of informal caregiving to persons with AIDS in the United States: caregiver characteristics and their implications. *Social Science Medicine, 38* (11), 1543-52.

Turner, V. (1982) *From Ritual to Theatre: The Human Seriousness of Play*. New York: Performance Arts Journal Publications.

Ufema, J. (2004) Insights on death and dying. *Nursing, 34* (7), 66.

Vachon, M.L.S. (2001) The nurse's role: the world of palliative care nursing. In B. R. Ferrell and N. Coyle (eds), *Textbook of Palliative Nursing*. Oxford: Oxford University Press.

Vanderford, M.L., Jenks, E.G., and Sharf, B. (1997) Exploring patients' experiences as a primary source of meaning. *Health Communication, 9* (1), 13-16.

von Gunten, C.F. (2002) Secondary and tertiary palliative care in U.S. hospitals. *Journal of the American Medical Association, 287* (7), 875-81.

von Gunten, C.F., and Romer, A.L. (2000) Designing and sustaining a palliative care and home hospice program. *Journal of Palliative Medicine, 3* (1), 115-22.

von Gunten, C.F., Ferris, F.D., and Emanuel, L.L. (2000) The patient-physician relationship-ensuring competency in end-of-life care: communication and relational skills. *Journal of the American Medical Association, 284* (23), 3051-7.

Waitzkin, H. (1985) Information giving in medical care. *Journal of Health and Social Behavior, 26* (2), 81-101.

Weeks, J., Cook, E., O'Day, S., Peterson, L., Wenger, N., Reding, D., Harrell, F., Kussin, P., Dawson, N., Connors, A., Lynn, J., and Phillips, R. (1998) Relationship between cancer patients' predictions of prognosis and their treatment preferences. *Journal of the American Medical Association, 279* (21), 1709-14.

Weissman, D. (2001) Medical oncology and palliative care: the intersection of end-of-life care. *Journal of Palliative Medicine 6* (6), 859-61.

Williams, S. (1997) Early morning staff meetings in home hospice. *Home Healthcare Nurse, 15* (1), 242.

Wittenberg-Lyles, E. M. (2005) Information sharing in interdisciplinary team

meetings: an evaluation of hospice goals. *Qualitative Health Research, 15* (10), 1377-91.

Wittenberg-Lyles, E.M. (2007) Narratives of hospice volunteers: perspectives on death and dying. *Qualitative Research Reports, 7* (1), 1-6.

Wittenberg-Lyles, E.M., and Parker Oliver, D. (2007) The power of interdisciplinary collaboration in hospice. *Progress in Palliative Care, 15* (1), 6-12.

Wolfe, J., Klar, N., Grier, H., Duncan, R., Salem-Schatz, S., Emanuel, E., and Weeks, J. (2000) Understanding of prognosis among parents of children who died of cancer: impact on treatment goals and integration of palliative care. *Journal of the American Medical Association, 284* (19), 2469-75.

Yabroff, R., Davis, W., Lamont, E., Fahey, A., Topor, M., Brown, M., and Warren, J. (2007) Patient time costs associated with cancer care. *Journal of the National Cancer Institute, 99* (1), 14-23.

Yurk, R., Morgan, D., Franey, S., Stebner, J., and Lansky, D. (2002) Understanding the continuum of palliative care for patients and their caregivers. *Journal of Pain and Symptom Management, 24* (5), 459-70.

Zachariae, R., Pedersen, C.G., Jensen, A.B., Ehrnrooth, E., Rossen, P.B., and Maase, H. (2003) Association of perceived physician communication style with patient satisfaction, cancer-related self-efficacy, and perceived control over the disease. *British Journal of Cancer, 88* (5), 658-65.